U0188804

Case-Based Device Therapy for Heart Failure

原著 ［美］Ulrika Birgersdotter-Green ［美］Eric Adler

心力衰竭器械治疗
病例精析

主译 周成斌 薛玉梅

中国科学技术出版社
·北 京·

图书在版编目（CIP）数据

心力衰竭器械治疗病例精析 / (美) 乌尔丽卡·比尔格斯多特 – 格林 (Ulrika Birgersdotter–Green), (美) 埃里克·阿德勒 (Eric Adler) 原著 ; 周成斌 , 薛玉梅主译 . -- 北京 : 中国科学技术出版社 , 2025. 1.--ISBN 978-7-5236-0873-9

Ⅰ . R541.605

中国国家版本馆 CIP 数据核字第 2024KJ1271 号

著作权合同登记号：01-2024-1737

策划编辑	郭仕薪　孙　超
责任编辑	方金林
装帧设计	佳木水轩
责任印制	徐　飞

出　　版	中国科学技术出版社
发　　行	中国科学技术出版社有限公司
地　　址	北京市海淀区中关村南大街 16 号
邮　　编	100081
发行电话	010-62173865
传　　真	010-62179148
网　　址	http://www.cspbooks.com.cn

开　　本	889mm×1194mm　1/16
字　　数	323 千字
印　　张	13
版　　次	2025 年 1 月第 1 版
印　　次	2025 年 1 月第 1 次印刷
印　　刷	北京盛通印刷股份有限公司
书　　号	ISBN 978-7-5236-0873-9/R·3310
定　　价	198.00 元

（凡购买本社图书，如有缺页、倒页、脱页者，本社销售中心负责调换）

译校者名单

主　译　周成斌　薛玉梅

副主译　薛　凌　吴　敏　刘　健　滕　云

译校者　（以姓氏汉语拼音为序）

陈　尘　陈浩伟　雷迪斯　李佳妮

林中林　刘慧意　刘　健　娄　琦

马坚锐　莫与京　谭　桐　滕　云

吴　敏　吴怡锦　薛　凌　薛玉梅

易　宏　于芙民　袁海云　周成斌

内容提要

本书引进自 Springer 出版社，由专业领域的临床专家倾力打造，是一部有关心力衰竭器械治疗的经典病例集。书中收录了大量心力衰竭患者采用器械治疗的典型病例，并由病例逐一引出器械治疗的重要内容。全书共五篇，分别介绍了心源性休克的器械治疗、晚期心力衰竭患者的长期器械治疗、长期血流动力学监测和心脏植入式电子器械的远程监测、治疗心律失常的设备管理、心脏再同步化治疗等内容。本书通过典型病例充分展示了近年来心力衰竭器械治疗的新进展及各种器械治疗的应用现状，可供国内广大心血管病专业的临床医师及研究人员借鉴参考。

主译简介

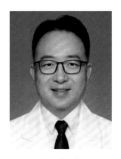

周成斌

胸心外科主任医师，博士研究生导师，广东省心血管病研究所/广东省人民医院体外循环室主任。中国心胸血管麻醉学会体外生命支持分会主任委员，中国医学救援学会体外生命支持技术分会副会长，中国生物医学工程学会体外循环分会常务委员，广东省生物医学工程学会体外循环与体外生命支持分会主任委员。1994年参加外科工作，2007—2008年卫生部公派留学（日本心脏外科临床研修），2012—2013年在本院参加心血管介入培训，参与国内首批胎儿心脏介入治疗。现从事心脏外科体外循环与机械循环支持、急危重症体外生命支持、胎儿心脏病诊治等工作。主持国家自然科学基金和国家重点研发计划课题多项，获中华医学科技进步奖二等奖、宋庆龄儿科医学奖、广东省科技进步奖一等奖等奖项，发表SCI收载论文40余篇。

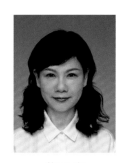

薛玉梅

心内科主任医师，博士研究生导师，广东省老年疾病研究所所长，广东省心血管病研究所/广东省人民医院心内科副主任。广东省医学会心脏起搏与电生理学分会主任委员，中华医学会心电生理和起搏分会第八届委员会委员、女医师联盟副主任委员，美国心脏病学会会员（FACC Fellow），美国心律学会会员（FHRS），中国生物医学工程学会心律分会常务委员兼秘书长，中国医师协会心律学分会委员兼电生理女医师工作委员会副主任委员，广东省医学会心血管病学分会第十一届委员会常务委员，PACE、JCE及《中华心律失常学杂志》《中国心脏起搏与心电生理杂志》《中华心脏与心律电子杂志》期刊编委。曾赴德国、澳大利、美国访问学习。主要研究方向为心脏起搏与心电生理，特别是心房颤动的基础和临床研究，擅长经导管射频消融及起搏器植入治疗各类心律失常。主持并参与国家级和省级课题多项，获广东省科技进步奖二等奖，获中国医师协会授予的"导管消融技术推广奖"（2017年）、第四届"羊城好医生"（2018年）、中国心律学新锐奖（2019年）等荣誉。

译者前言

心力衰竭是各种心脏疾病的严重表现或晚期阶段，高死亡率和高再住院率是其鲜明特征。近年来，随着人口老龄化态势加剧，我国冠心病、高血压、糖尿病、肥胖等慢性疾病发病率呈上升趋势，导致我国心力衰竭患病率持续升高，应用改善心力衰竭预后的药物拯救了大批患者，也造就了终末期心力衰竭患者数量逐年增加。然而，心脏移植的供体数量满足不了终末期心力衰竭患者的需求，器械治疗成为重要的治疗手段，其中包括机械循环支持装置和心脏植入式电子器械装置。

机械循环支持装置有短期和长期之分，治疗的目的有过渡到移植、过渡到恢复、过渡到决策等。目前国产机械循环支持装置已研制并进入市场，未来国产装置的临床使用数量将大幅提升，医务人员需要熟悉和了解该类装置的使用。针对因心律失常导致心力衰竭的患者，植入式心律转复除颤器和心脏再同步化装置治疗等已在临床开展。

本书共五篇。第一篇主要介绍了心源性休克的器械治疗，包括休克患者的评估及血流动力学监测、短期机械循环支持和体外膜肺氧合。第二篇介绍了晚期心力衰竭患者的长期器械治疗，涉及患者的选择、住院和门诊管理等。第三篇介绍了长期血流动力学监测和心脏植入式电子器械的远程监控。第四篇介绍了治疗心律失常设备的管理，以及植入式心律转复除颤器和心脏植入式电子器械应用的适应证、程控调节、故障排除及并发症处理等。第五篇探讨了心脏再同步化治疗的适应证、程控调节、故障排除、希氏束和生理起搏，以及联合左心室辅助装置使用的内容。著者从临床病例入手，逐一介绍了心力衰竭器械治疗的适应证、应用方式、故障排除及并发症的处理等，有利于读者更加贴近对器械治疗临床应用的认识。全书通俗易懂，图文并茂，对从事心力衰竭防治的临床医生、器械研发的工程师均有很好的指导和参考价值。

本书译者均来自广东省心血管病研究所／广东省人民医院，是一群年轻的心血管内、外科医师。我们在翻译工作中得到了国内心血管领域专家的精心指导，在此表示衷心感谢。我们希望读者通过阅读本书，增长对心力衰竭器械治疗的认识，推动终末期心力衰竭治疗的发展，改善终末期心力衰竭患者的预后。由于中外术语规范及语言表达习惯有所不同，中文版可能存在一些疏漏之处，敬请读者批评指正。

周成斌　薛玉梅

目　录

第五篇　心脏再同步化治疗

第一篇

心源性休克的器械治疗
Management of Cardiogenic Shock

Hao A. Tran 著

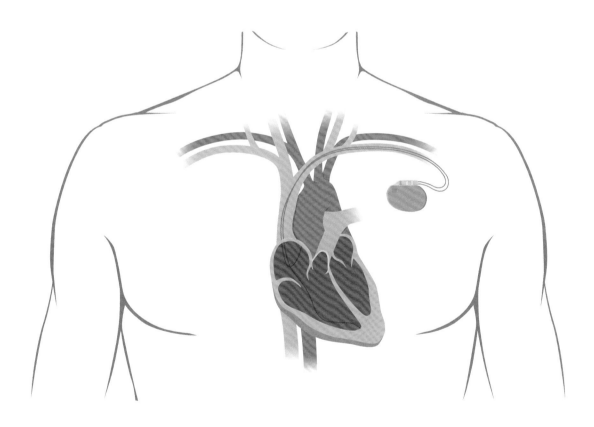

第1章 休克患者的评估及血流动力学监测
Assessment of the Shock Patient and Hemodynamic Monitoring

Jorge Silva Enciso 著

于芙民 译　　周成斌 校

一、病例介绍

患者，女性，50岁，临床表现为劳力性呼吸困难、端坐呼吸和夜间阵发性呼吸困难，既往有乳腺癌化疗史、阵发性心房颤动和糖尿病病史。体格检查时发现患者低血压（83/61mmHg）、心动过速（100次/分）、呼吸急促（20次/分）、心律规则，左心尖处可闻及3/6级喷射性收缩期杂音，颈静脉怒张，肝-颈静脉回流征阳性，下肢中度水肿，肢端末梢发凉。血液检验结果提示，尿素氮33mmol/dl，肌酐1.64mg/dl，总胆红素2.42mg/dl，乳酸2.4mmol/L，N末端脑钠肽前体（NT pro-BNP）6310pg/ml，hs-肌钙蛋白18ng/L。超声心动图提示左心室射血分数为12%，左心室舒张末期内径为6.7cm，右心室功能减退，肺动脉收缩压47mmHg，中至重度二尖瓣反流和重度三尖瓣反流。肺动脉导管检查结果见框1–1所示。

患者开始使用血管活性药物，去甲肾上腺素的剂量已快速调升至11μg/（kg·min），血管加压素为0.04U/h，多巴胺为3μg/（kg·min），米力农为0.25μg/（kg·min）。

二、定义

心源性休克（cardiogenic shock，CS）在急性心肌梗死（acute myocardial infarction，AMI）中的发生率为5%～10%，近20年的住院死亡率一直维持在41%～50%。在急性心肌梗死幸存者中，高达19%的患者会在出院后再次入院，而且其中30%的患者会反复出现心力衰竭的症状。在所有心源性休克的患者中，30%的患者呈现慢性收缩期心力衰竭的急性失代偿状态[1]。心源性休克在老年、女性、糖尿病患者或既往左心室功能障碍的患者中发病率较高。心源性休克通常被定义为，

参　数	数　值	参　数	数　值
右心房压（mmHg）	11	体循环阻力［dyn/（s·cm^5）］	1600
肺动脉压（mmHg）	55/33/39	肺血管阻力（Wood）	237
肺毛细血管楔压（mmHg）	21	右心房压：肺毛细血管楔压比值	0.52
肺动脉氧饱和度（%）	47	肺动脉搏动指数	2.0
主动脉氧饱和度（%）	99	心输出功率（W）	0.41
心输出量（L/min）	2.3	收缩压/舒张压/平均压（mmHg）	106/67/80
心指数［L/（min·m^2）］	1.8	心率（次/分）	132

框1–1　病例检查结果

由于心功能受损和心输出量降低，组织低灌注和缺氧，表现为终末器官功能障碍和生物标志物异常，需要药物或机械循环支持进行干预[1]。然而，因为临床表现复杂，所以定义心源性休克的参数也有所差异。

临床试验中定义心源性休克主要依赖心脏功能的 3 个指标：①收缩压＜90mmHg，使用药物或器械才能使收缩压维持在 90mmHg 以上；②心指数≤2.2 [L/（min·m^2）] 且肺毛细血管楔压≥15mmHg；③神志状态改变，尿量≤30ml/h，乳酸≥2mmol/L。临床试验中心源性休克的临床特征各不相同，导致其定义缺乏统一性，对临床试验结果产生一定的影响。美国心血管造影和介入学会（Society for Cardiovascular Angiography and Intervention，SCAI）开发了一个分期体系，为区分患者亚群和对发病率、死亡率进行风险分层提供了参考。该模式允许对患者病情快速解析和分类，以确定哪些治疗方法将使每个患者受益（表 1-1）[2]。

三、病因

（一）急性心肌梗死

急性心肌梗死占心源性休克的 30%～80%，与非 ST 段抬高型心肌梗死相比，ST 段抬高型心肌梗死中更为常见。ST 段抬高型心肌梗死是 AMI 患者死亡的主要原因，住院死亡率为

表 1-1　SCAI 心源性休克分期

SCAI 休克分期	体格检查	生物标志物	血流动力学
A	• 颈静脉压正常，肺部呼吸音清晰 • 末梢脉搏有力 • 精神状态正常	• 肾功能和血乳酸值正常	• SBP＞100mmHg • CI＞2.5 [L/（min·m^2）] • CVP＜10mmHg • PASAT≥65%
B	• 颈静脉压升高，肺部啰音 • 末梢脉搏有力 • 精神状态正常	• 肾功能轻度损伤 • BNP 升高 • 血乳酸值正常	• SBP＜100mmHg 或 MAP＜60mmHg 或较基线下降＞30mmHg • 脉搏≥100 次/分 • CI≥2.2 [L/（min·m^2）] • PASAT≥65%
C	• 皮肤苍白、花斑 • 容量过负荷，肺部广泛啰音，Killip 分级 3～4 级，双水平正压通气或机械通气 • 急性精神状态改变	• 血乳酸值＞2mmol/L • 血肌酐值翻倍或肾小球滤过率下降＞50%，尿量＜30ml/h • BNP 升高 • 肝功能检测值升高	• 用药物/器械将血压维持在休克 B 期以上 • CI≤2.2 [L/（min·m^2）]，PCWP≥15mmHg，RA/WP≥0.8，PAPi＜1.85，CPO≤0.6W
D	• 同 C 期	• C 期 + 恶化	• C 期表现，需要多种升压药物或添加机械循环支持来维持灌注
E	• 几乎无脉搏，心力衰竭，需要除颤器 • 机械通气	• 血乳酸值＞5mmol/L • 血 pH＜7.2	• 无收缩压和（或）心肺复苏 • PEA 或难治性 VT/VF • 最大限度药物/器械支持，仍低血压

SCAI. 美国心血管造影和介入学会；SBP. 收缩压；CI. 心指数；CVP. 中心静脉压；PASAT. 肺动脉血氧饱和度；MAP. 平均动脉压；BNP. 脑钠肽；PCWP. 肺毛细血管楔压；RA/WP. 右心房压/肺毛细血管楔压；PAPi. 肺动脉搏动指数；CPO. 心输出功率；PEA. 无脉搏电活动；VT/VF. 室性心动过速/心室颤动

36%～50%[3]。心源性休克患者临床表现主要有左心衰竭（78.5%）、重度二尖瓣反流（6.9%）、室间隔破裂（3.9%）、右心衰竭（2.8%）和心脏压塞（1.4%）[4]。在出院患者中，18.6%的患者有30天内再入院的风险（中位时间为10天），最常见的原因是心力衰竭（39%），其次是心肌梗死（15%）和心律失常（11%）[5]。与其他病因的心源性休克相比，急性心肌梗死合并心源性休克患者的心血管并发症因素更多，包括高血压、糖尿病和吸烟。同样，相对于其他病因的心源性休克，由于急性心肌梗死合并心源性休克患者的临床症状严重并伴有显著的代谢紊乱（高乳酸血症、肝功能检测值升高和肾功能障碍），多数患者在发病时需要机械循环支持、机械通气和肾脏替代治疗[6]。

（二）急性心力衰竭

重症监护登记显示急性心力衰竭占心源性休克的46%，住院死亡率为31%。该组患者表现为静脉压较高、血氧低、房性或室性心律失常导致心脏高负荷、肺动脉高压、慢性肾脏病和严重瓣膜疾病，经常需要有创血流动力学监测，并使用血管活性药物和机械循环支持来稳定病情（26%的非缺血性心肌病和61%的急性心肌梗死患者）[6]。可能需要将急性心力衰竭病因扩展到缺血性心肌病与非缺血性心肌病的类型。

（三）非急性心肌梗死

心源性休克的其他病因不太常见，但与心源性休克最常见病因同时发病的有瓣膜性心脏病（瓣膜狭窄或急性关闭不全）（11%）、心肌炎（2%）、应激性心肌病（2%）、产后心肌病、肥厚型心肌病和急性主动脉夹层。这些病因可直接或间接影响心肌功能，使病情迅速恶化（表1-2）。

四、病理生理

当心肌功能严重下降突发心源性休克时，组织灌注不足会对终末器官造成损害，引发心输出量螺旋式下降、血压降低、心肌缺血，心肌缺血会加剧持续休克的恶性循环。抵消这种恶性循环的机制包括血管收缩和液体复苏，目的是维持组织灌注和心输出量。然而，在心源性休克的情况下，组织灌注不足会导致一系列炎症标志物释放。活性氧、一氧化氮合酶、过氧亚硝酸盐和白介素（interleukin，IL）等标志物会促进血管舒张，降低儿茶酚胺敏感性，减弱心肌收缩力，最终影响心肌性能[7]。由于前向血流不足，残存心肌需氧量和消耗量增加，心肌缺血导致全心室功能进一步受损。当左心室功能障碍在休克阶段进展时，肺动脉压力和左心室压力逐步增加，导致室间隔向右心腔移位，减少右心室的前负荷。压力负荷急性变化

表1-2 心源性休克的病因			
急性心肌梗死	心力衰竭	天然或人工瓣膜	心电活动
• 机械性并发症 　– 室间隔破裂 　– 乳头肌断裂 　– 游离壁破裂 　– 心脏压塞 • 二尖瓣反流 • 右心室心肌梗死 • 左心室功能不全	• 心肌病 　– 缺血性心肌病 　– 扩张型心肌病 • 心肌炎 • 应激性心肌病 • 妊娠相关 　– 围产期心肌病 　– 冠状动脉夹层 • 心脏切开术后休克 • 流出道阻塞 　– 肥厚型心肌病	• 狭窄 • 急性反流 • 瓣膜梗阻 • 瓣叶故障 • 瓣膜裂开	• 房性心律失常 • 室性心动过速 • 心动过缓

使右心室功能恶化，导致静脉压上升。右心室结构发生改变，心腔扩张，室间隔向左心室移位，左心室舒张充盈受限，减少冠状动脉和全身灌注，损害终末器官功能[8]。

右心室功能障碍引起的心源性休克与左心室相似，发病机制与不良预后相关。出现急性心肌梗死时，患者会出现局部缺血、心律失常、细胞因子（TNF-α、IL）释放，进一步影响收缩和舒张功能，对后负荷变化的耐受性变差，缺氧引起肺血管收缩，增加微血栓和栓塞风险。对于需要机械通气的患者，前负荷和后负荷的急性变化对右心室功能产生负面影响，特别是需要呼气末正压通气时[9]。随着负荷的急剧变化，右心室心搏量减少，收缩压降低，促使左心室舒张末期充盈减少，这反过来又导致冠状动脉和组织灌注不足。长期右心室收缩力降低导致瓣环和心腔扩张，引起三尖瓣反流。反流量增加进一步导致右心室扩张，心室间相互影响，累及左心室的充盈，从而引发低灌注的恶性循环。由于 20%～40% 的右心室功能源于室间隔和左心室的收缩，一旦心室间相互影响加重，最重要的是维持并提高心室功能以阻止休克的进展。

五、早期休克

初期评估心源性休克患者的临床症状包括低血压（收缩压<90mmHg）、脉搏减弱、颈静脉压升高、呼吸困难、外周发凉、毛细血管充盈迟缓、精神状态改变。不管什么程度，临床呈现的不同特征可以指导临床医生判明哪侧心室受损（表 1-3）。

然而，重要的是要认识到，左心室和右心室功能障碍都可以看到颈静脉压升高。最近的研究表明，>70% 的急性心力衰竭患者表现出左、右侧一致的血流动力学变化（右心房压≥12mmHg相当于肺毛细血管楔压≥30mmHg），并且表明颈静脉压可以预估肺毛细血管楔压[10]。

心电图说明

对于最初表现为急性心肌梗死伴心源性休克

表 1-3　心室功能障碍的临床特征	
左心室功能障碍的特点	**增加心室功能障碍的特点**
• 肺部啰音和（或）喘息 • 最大搏动点的移位 • 二尖瓣或主动脉瓣反流	• 颈静脉压力升高 • 三尖瓣反流 • 肝大 • 肝颈回流征 • 下肢水肿

的患者，心电图检查结果对急性冠状动脉综合征的诊断至关重要。在到达急诊室后 10min 内应安排心电图检查，如果最初的心电图检查结果不能明确诊断，应每 15～30 分钟进行一次心电图检查。任何 ST 段偏移都应及时判断，以便进行急诊冠状动脉介入治疗。2 个或 2 个以上连续导联 ST 段抬高，表明需要紧急冠状动脉再灌注治疗。ST 段压低、ST 段短暂抬高 [≥0.5mm（0.05mV）] 或心前区导联中 T 波对称倒置 [≥2mm（0.2mV）] 都疑似急性冠状动脉综合征[11]。Q 波反映心肌梗死的大小和延伸，预示射血分数降低[12]。室性或房性心律失常也可能是急性冠状动脉综合征，因为高达 6% 的患者在症状出现后 1h 内会表现为室性心动过速或心室颤动。最常见的是，ACS 患者在急性心肌梗死后的 24～48h 内心电图可表现为非持续性的单一形态，通常与区域性缺血相关。持续的室性心动过速不常见，但急性心肌梗死中出现 ST 段抬高，提示梗死区域较大[13]。

六、风险评估

一旦心源性休克的临床诊断成立，血流动力学表现形式对指导治疗至关重要，常见的表现形式为在各种前负荷、容量和全身血管阻力的影响下心指数低下。目前已经定义了一个参照框架来描述心源性休克患者的血流动力学特征。60% 以上的急性心肌梗死伴心源性休克患者有典型的湿冷特征，近 30% 的急性心肌梗死伴心源性休克患者有干冷特征（孤立性低灌注）（表 1-4）。每种情况的死亡率在很大程度上取决于低灌注，与肺部充血情况无关。在 SHOCK 临床试验中，低灌注指尿量＜30ml/h 或外周湿冷，用来确定具有终末器官功能障碍证据的患者。该研究显示，没有肺部充血的低灌注者死亡率为 70%，同时存在低灌注和肺充血的患者死亡率为 60%。没有低灌注伴或不伴肺充血的患者死亡率为 20%[14]。出现湿暖症状的患者与其他症状的患者死亡风险相当。这组患者心指数低，全身血管阻力低，肺毛细血管楔压高。在出现 ST 段抬高的急性心肌梗死患者中，25% 符合系统性炎症反应综合征标准，并且会伴随以下 2 种及以上症状：①心率＞90 次 / 分；②呼吸频率＞20 次 / 分；③体温＞38℃或＜36℃；④白细胞数量＞12×10⁹/L 或＜4×10⁹/L。急性心肌梗死伴有全身炎症反应综合征的患者预后差，死亡风险为 31%，90 天后死亡、休克、心力衰竭和脑卒中的风险增加 2~3 倍[15]。

表 1-4　心源性休克的血流动力学特征		
	容 量	
	干	湿
灌注 暖	• 高心指数 • 低体循环血管阻力指数 • 低至正常肺毛细血管楔压	• 低心指数 • 低至正常体循环血管阻力指数 • 高肺毛细血管楔压
灌注 冷	• 低心指数 • 高体循环血管阻力指数 • 低至正常肺毛细血管楔压	• 低心指数 • 高体循环血管阻力指数 • 高肺毛细血管楔压

分析心源性休克患者的基础可追溯到溶栓治疗急性心肌梗死的早期。1967 年，对由于急性心肌梗死出现左心室功能障碍的患者制订了 Killip-Kimball 分级法来进行临床评估。该分级法分为 4级：Ⅰ级，无临床症状的心力衰竭；Ⅱ级，心力衰竭、颈静脉怒张、肺部啰音和心脏听诊 S₃ 杂音；Ⅲ级，明显肺水肿；Ⅳ级，心源性休克和灌注不

足。该分级至今仍有意义，多项研究仍在验证其与死亡率的关系。最近，一项研究对 Killip 分级的急性心肌梗死患者的短期结果进行了分析，结果表明，该分级是一个独立的死亡预测因素，特别是Ⅱ级及以上患者，心肌梗死后死亡风险为 3~4 倍。Killip 分级越高，患者表现出的并发症越多，包括急性肾脏损伤、新发心房颤动和室性心律失常[16]。

七、风险评分

因为心源性休克表现的异质性和导致休克的原因不同，所以风险预测受限。大约 1/5 的原因与急性心肌梗死无关，然而所有心源性休克患者都有类似的变量可以预测患者的结果，进而有助于预测短期死亡率和经皮机械循环支持（mechanical circulatory support，MCS）生存率。对心源性休克患者进行风险评分的优势在于迅速确定严重程度，并利用心源性休克出现后 24h 内获得的现成数据做出临床决策（表 1-5）。

八、生物标志物

通过生物标志物数据评估心肌损伤的严重程度是最重要的，因为它们可以诊断心源性休克，区分血流动力学特征，确定预后。对生物标志物的连续评估可以预示休克患者的持续状态，确定治疗效果，包括对治疗有反应和无反应的情况。生物标志物一段时间的变化也有助于预测心肌恢复。

在 12h 内的代谢变化中，应获得血细胞计数、动脉血气和血乳酸值。电解质评估、肝脏和肾脏功能参数是评价终末器官灌注的重要因素。应每隔 6 小时检查一次心肌酶，观察变化趋势。经常监测心脏标志物可以监测心肌损伤程度。以下是对心源性休克患者有预后价值的生物标志物。

（一）N 末端脑钠肽前体

该标志物可以帮助预测心源性休克患者的预后。在 IABP 休克试验的一项子研究中，非幸存者的 N 末端脑钠肽前体数值比幸存者更高，特别肾功能受损的患者，这标志着晚期休克阶段和末端

表 1–5　心源性休克中使用的风险评分	
风险评分 / 临床试验	组成部分
休克试验	临床评分：年龄、入院时休克、末梢组织低灌注、缺氧性脑损伤、收缩压、既往冠状动脉旁路移植术史、非下壁心肌梗死、肌酐≥1.9mg/dl。血流动力学评分：左心室每搏做功，左心室射血分数＜28%。这个评分的局限性是基于当时（1993—1999 年）提供的治疗方法，而不是现有的治疗资源[38]
CardShock 试验	急性冠状动脉综合征病因、年龄、既往心肌梗死、既往冠状动脉旁路移植术史、发病时意识模糊、低左心室射血分数、乳酸水平、肾小球滤过率。该风险评估手段在 IABP-SHOCK Ⅱ试验的 384 例患者中得到了验证，预测死亡率的曲线下面积为 0.85[39]
IABP-SHOCK Ⅱ评分	年龄＞73 岁（1 分）、有脑卒中史（2 分）、血糖＞191mg/dl（1 分）、肌酐＞1.5mg/dl（1 分）、乳酸＞5mmol/L（2 分）、经皮冠状动脉介入后 TIMI 血流分级小于 3 级（2 分）。基于分值的风险分级，低级别（0～2 分）、中级别（3～4 分）、高级别（5～9 分）死亡率分别为 23.8%、49.2% 和 76.6%。急性心肌梗死伴心源性休克短期死亡率的曲线下面积为 0.73。用 CardShock 患者进行验证，IABP-SHOCK Ⅱ评分显示相似的曲线下面积（0.73）[40]

器官功能障碍的程度[17]。值得注意的是，高 N 末端脑钠肽前体水平不一定与充盈压升高相关，但是对于进 ICU 的休克患者来说，N 末端脑钠肽前体仍然是死亡的独立预测因素，死亡风险是 N 末端脑钠肽前体＜1200pg/ml 患者的 15 倍[18]。

（二）乳酸

作为组织低灌注的标志物，血乳酸水平与 30 天的高死亡率相关。患者出现 ACS，入院时的血乳酸和其他休克指标，包括收缩压、左心室射血分数和外周低灌注，都是死亡率的预测因素[19]。与急性冠状动脉综合征患者类似，因急性失代偿性心力衰竭进 ICU 的患者可以通过入院时的血乳酸水平来进行风险分层。一项对 754 例因急性失代偿心力衰竭导致心源性休克患者的研究表明，入院时的血乳酸水平对预测双重风险的院内死亡率的能力更强，尤其是血乳酸＞3.2mmol/L 的患者[20]。即使没有休克，与急性心肌梗死相关的心力衰竭患者，血乳酸＞2.5mmol/L 时，30 天的死亡率为 28%[21]。建议每隔 1～4 小时测量一次血乳酸值，反复评估可以了解休克的持续情况。研究表明，入院后 12h 内血乳酸清除率＜10% 的患者是高危人群，血乳酸清除率低与不良预后相关[22]。短期和长期随访表明，入院时的碳酸氢盐水平与高

死亡率相关。在一项对 165 例缺血性心源性休克患者的研究中，碳酸氢盐水平最低为 15.5mmol/L（IQR 12.8～16.6mmol/L），其 1 年内的死亡风险加倍[23]。

（三）肌钙蛋白

心肌肌钙蛋白不仅可以诊断急性心肌梗死，还已被确定为预测死亡率的成功工具。肌钙蛋白升高的程度可以决定急性心肌梗死伴心源性休克患者的预后。在全球急性冠状动脉事件的登记中，分析了 16 318 例出现非 ST 段抬高型心肌梗死患者的 24h 最高肌钙蛋白（Ⅰ 或 T）水平。基线值每增加 10 倍，不良结果就呈显著的线性增长趋势，不良结果包括室性心律失常、心源性休克、新发心力衰竭和死亡。肌钙蛋白升高可作为休克早期和晚期死亡的有力预测因素[24]。此外，住院的前 30 天肌钙蛋白持续升高的患者，预示着持续的心肌损伤和慢性心肌重塑与全因死亡的风险相关[25]。

九、超声心动图

急性期的超声心动图有助于区分心源性休克的病因。对心源性休克患者进行初步评估时，应重点进行超声心动图检查，可以评估左心室和右心室收缩情况、血管内容量状态、是否存在心包积液和心脏压塞。对于急性心肌梗死患者，应用

超声检查机械并发症对于选择合适的治疗确保病情稳定非常重要。在其他心源性休克患者中，超声心动图有助于评估左心室功能、右心室功能和急性瓣膜性心脏病。在 SHOCK 试验中，机械并发症占心源性休克病因的 12%，其中严重的瓣膜性心脏病最为常见（主要是中度二尖瓣反流），其次是室间隔破裂和心脏压塞。此外，出现中度二尖瓣反流的心源性休克患者，30 天内死亡的风险增加 6～7 倍[26]。然而，近年来与 ST 段抬高型心肌梗死患者的机械并发症相关的死亡率已降至 25% 左右，其中游离壁破裂是目前最常见的并发症。由于心脏压塞伴有血流动力学障碍，需要进行心包穿刺[27]。

在继发于急性心力衰竭的心源性休克病例中，发现不同的超声心动图特征对有休克恶化和预后不良患者的风险分层可以提供额外的信息。研究表明，射血分数降低、室壁运动评分指数高、E/e' 比值>13m/s、中至重度二尖瓣反流、左心室流出道梗阻、肺部收缩压升高和右心室受累与住院死亡率上升相关[28]。早期识别高危人群可以快速分诊，对需要加强血流动力学支持的患者，予以静脉注射正性肌力药物和（或）提供机械循环支持。此外，一旦血流动力学稳定后，每天床旁超声心动图可以评估心肌恢复或持续收缩功能障碍、急性心肌梗死后的心肌并发症和短期 MCS 设备的调整。

十、血流动力学监测

对所有心源性休克患者的低灌注迹象进行紧急评估时，建议通过有创动脉连续监测血压、遥测心率和评估心律失常、连续监测血氧饱和度、测定体温和尿量。此外，应密切监测脉压，目标收缩压≥90mmHg，平均动脉压 60～65mmHg。还应插入中心静脉导管，以便给予血管加压药或正性肌力药，监测中心静脉压和混合中心静脉氧饱和度。

通过肺动脉导管（pulmonary artery catheter，PAC）进行有创血流动力学监测对于确定心源性休克至关重要。根据心指数和充盈压可以确定休克的类别和严重程度，并对患者进行风险分层。它还可以提供有关液体状态、混合静脉血氧饱和度评估输氧量是否充足及肺血管阻力的信息。PAC 还可以区分心源性休克和混合性休克，后者在心源性休克病例中占 20%。

尽管过去 10 年 PAC 在心源性休克中的使用减少，但研究表明，PAC 与心源性休克重新分类的纠正、结果的改善和生存率的提高相关。血流动力学监测的目标是通过稳定或提高参数来改善组织灌注，对结果有很大的影响，不仅要关注改善心脏功能，还要降低充盈压。CardShock 研究的一项子分析调查了 PAC 在现实环境中的使用情况，结果显示，由 PAC 管理的患者经常接受强心药、血管抑制药、机械通气、肾脏替代治疗和机械辅助装置治疗。心指数、心输出功率指数和每搏输出量指数是 30 天死亡率的最高预测因素，可以对心源性休克患者进行重新分类[29]。根据获得的血流动力学参数可以在一定程度上做出更好的决策来指导治疗[30]。

PAC 有助于选择启动和维持哪种血管升压药或正性肌力药物，选择哪些患者将从急性机械循环支持单独的左心室辅助、右心室辅助或双心室辅助中获益，并指导药物或机械支持的停用。这一点非常重要，因为任何干预措施都受容量状态、右心室固有功能、体循环和血管阻力、瓣膜病的影响。

通过 PAC 测量可以获得大量血流动力学参数（框 1-2），临床上可以将其纳入决策中。

PAC 还可以评估心源性休克中是否出现右心室梗死。右心室功能障碍（right ventricular dysfunction，RVD）可以通过 PAC 获得血流动力学参数来定义，其中包括以下几点。

(1) 右心房压>10mmHg。

(2) 右心房压与肺毛细血管楔压比值>0.63。

(3) 肺动脉搏动指数<2。该参数表示肺动脉搏动压与右心房压的比值，计算公式为：（肺动脉收缩压－肺动脉舒张压）/右心房压。

框 1-2　测量血流动力学参数		
	平均值	范　围
右心房压（mmHg）	4	-1～8
右心室收缩压（mmHg）	24	15～28
右心室舒张末期压（mmHg）	4	0～8
肺动脉收缩压（mmHg）	24	15～28
肺动脉舒张压（mmHg）	10	5～16
肺动脉平均压（mmHg）	16	10～22
肺毛细血管楔压（PCWP）（mmHg）	9	6～15
心输出量（ml/min）	6	4～8
心指数 $[L/(min \cdot m^2)]$	3.4	2.8～4.2
外周血管阻力 $[dyn/(s \cdot cm^5)]$	14.4（1150）	11.3～17.5（900～1400）
肺血管阻力（Wood）	2.5{200 $[dyn/(s \cdot cm^5)]$}	1.9～3.1{150～250 $[dyn/(s \cdot cm^5)]$}
跨肺压差（mmHg）	<12	肺动脉压平均值 - PCWP 平均值
舒张期肺动脉压差（mmHg）	<7	舒张期肺动脉压 - PCWP 平均值

　　(4) 右心室做功指数<450g · m/m²，由（平均肺动脉压力 - 平均 RAP）× 右心每搏输出量指数来确定。

　　识别 RVD 的标志物很重要，因为 23%～24% 的急性心肌梗死导致的心源性休克出现 RVD（CVP>10mmHg），而 15% 出现严重 RVD（CVP>15mmHg）。更重要的是，双心室衰竭（以 CVP>15mmHg 和 PCWP>15mmHg 为代表）是最常见的血流动力学情况，38% 的患者都出现该情况，与预后不良相关，并经常需要双心室机械支持[31]。

　　在心源性休克中，作为重要预后指标的其他血流动力学参数是心输出功率（cardiac power output, CPO）和心功率指数（cardiac power index, CPI），通过心输出量（cardiac output, CO）和平均动脉压（mean arterial pressure, MAP）获得。CPO 的计算方法是 CO×MAP/451。CPO<0.6W/m² 与心源性休克患者 24h 诊断和实施支持性治疗后的 30 天院内死亡率增加相关[32, 33]。

　　由于 PAC 是一种有创性手术，应慎重指导其插入，有 5% 的病例会发生并发症，包括插入部位血肿、动脉穿孔、肺动脉出血、肺动脉穿孔、心律失常、导管相关血流感染和心内膜炎。

十一、血流动力学风险分析

　　SCAI 分期是根据心源性休克患者的最初表现对其进行分析的有利指标（表 1-1）。每上升一期，院内死亡风险就会增加 1.53～6.8 倍[34]。根据血流动力学指标显示，持续低灌注且恶化的患者会出现双心室衰竭（RAP/PCWP 比值高、心输出功率低、肺动脉搏动指数低），需要多种血管升压药持续支持，成为难治病的风险极高，极需机械循环支持。难治性休克患者的院内死亡率为 40%～67%[35]。因此，心源性休克严重程度的早期识别和快速干预对于患者的生存和改善预后至关重要。

十二、血流动力学目标导向治疗

　　休克急性期有创血流动力学的初步评估可通过明确病情和予以足够的支持措施来稳定病情。对心指数、肺毛细血管楔压、肺动脉血氧饱和度、肺动脉搏动指数的初步测量可以帮助临床医生确定最好的治疗方法。研究表明，在心源性休克早期开始干预，能改善生存结果。急性心肌梗死伴心源性休克患者前12～24h需要MCS，心输出功率<0.6W和血乳酸>4mg/dl的患者生存率为30%，心输出功率>0.6W和血乳酸<4mg/dl的患者生存率为95%。启动MCS后，>50%的患者减少使用强心药，改善心脏功能、氧合、血乳酸水平并获得更低的心率。建立休克治疗方案，强调标准操作，可及时发现需要早期MCS的患者。

尽管及时补充液体可以改善体循环，但微循环功能障碍可能持续存在，表明灌注压不足。因此，改变组织层面的血流至关重要，因为内皮血管活性受损、血细胞流变性降低、血小板聚集、微血栓形成会加速器官衰竭，使MCS的所有努力都白费。通过使用液体、红细胞输注和强心药物优化基于氧输送的 $ScvO_2$、血乳酸、CO_2 静脉 – 动脉差和舌下微循环，这在MCS中同样重要[36]。

十三、确定脱离还是依赖机械循环支持

休克患者的首要目标之一是心肌恢复、存活出院。需要每天评估心脏功能、血流动力学变化、生物标志物变化趋势和血管升压药的需求。当血管升压药和强心药使用量迅速增加，尤其是强心药使用量增加已被证明是预后不良的标志。事实上，使用2种以上强心药的患者与只用1种或不用的患者相比，30天的死亡风险为65%。通过评估血流动力学趋势，临床医生可以迅速确定是否需要增加或减少机械循环支持。一些决定患者何时可以脱离支持治疗的观察性研究和机构治疗策略的具体要求如下所示。

(1) 心指数≥2.2［L/(min · m²]。

(2) 心输出功率>0.6W。

(3) 肺毛细血管楔压≤18mmHg。

(4) 肺动脉搏动指数≥1.5。

(5) 平均动脉压≥65mmHg。

(6) 中心静脉压≤15mmHg。

(7) 心率<120 次 / 分。

(8) 左心室射血分数≥25%。

(9) 三尖瓣环收缩期位移>14mm。

如果没有达到恢复标准，应考虑采用短期MCS（Impella、IABP、VA-ECMO）增加血流动力学支持。如果MCS过程中撤机试验出现该情况，应评估是否需进行高级治疗措施，包括长期左心室辅助装置或心脏移植。

十四、经皮机械循环支持的时机

稳定心源性休克的初始治疗包括静脉输液、使用强心药和血管升压药，但约有8%的患者发展成进行性或难治性休克，预计死亡率高达70%。此外，死亡率随着血管活性药物的使用种类数而迅速增加，使用2种或2种以上的强心药时，生存率仅为35%，并且与心肌耗氧量增加、后负荷增加和血管收缩损害微循环相关[37]。在这些阶段，需要采取积极的干预措施阻止休克加重。经皮或手术植入的短期MCS既可以作为心肌恢复的过渡，当神经功能不明确或多器官功能衰竭妨碍晚期心力衰竭治疗的决策时，又可以作为下一步决策的过渡，包括左心室辅助装置或心脏移植，或过渡到其他长期辅助装置。短期MCS的优点是在进行其他治疗或姑息治疗之前，可以优化血流动力学并潜在逆转终末器官功能障碍。

了解导致心源性休克的初始损伤和潜在心肌储备以抵御循环衰竭是很重要的。治疗心源性休克患者的主要目标是在需要时通过血运重建实现冠状动脉灌注，获得循环支持维持平均血压，减轻左心室和（或）右心室的负荷，减少因后负荷和氧需求增加带来的有害影响。

2015 年 SCAI 关于使用经皮 MCS 的声明建议，对那些经初始支持未能稳定的患者，应尽早放置经批准的 MCS 装置。迅速的心室卸载可以提高心肌性能，并通过以下方式减少机械功率消耗：①降低 PCWC；②最大限度地减少心肌壁应力和心室做功；③减少心肌需氧量；④增强冠状动脉灌注。研究表明，使用 Impella 装置早期实施MCS 与更高的生存率相关，特别是在休克发生后

不到75min就实施MCS的患者中。在一项研究中，287例急性心肌梗死伴心源性休克患者接受了经皮冠状动脉介入治疗，平均左心室射血分数为25%，只有44例存活出院。在经皮冠状动脉介入治疗前或需要大量强心药和血管升压药时，MCS的介入时机与提高生存率相关[37]。

尽管观察和登记数据表明，早期启动MCS有利于改善预后，但在考虑MCS时，适当的患者选择，包括年龄、并发症、血流动力学和实验室检查数值，以及机构经验和设备相关并发症都是必须考虑的关键因素。

十五、休克团队

10年来，我们对心源性休克有了更深入的理解，如注重保护终末器官的灌注，在患者接受常规治疗时尽量减少不良事件。改善心源性休克结果的关键是建立心源性休克早期识别标志物的模式，并选择适当的治疗方法。STEMI门球时间的成功在很大程度上归功于对急救人员的培训，使其能够及早发现因冠状动脉闭塞导致急性缺血的临床症状、心电图和实验室指标。应采用类似的方法对患者进行早期分流，避免耽误心源性休克患者的评估和管理。心脏休克中心证实，根据目前最佳实践标准方案，结果会有所改善。当使用标准方案时，心源性休克患者的生存率会大幅提升。在一项涉及204例患者的研究中，来自INOVA集团的一个工作小组为心源性休克患者制订了管理协议，侧重5个目标，具体如下。

(1) 快速识别心源性休克。

(2) 早期实施有创血流动力学监测。

(3) 尽量减少使用血管升压药和强心药。

(4) 针对左心室和（或）右心室早期植入MCS。

(5) 评估并实现心肌恢复。

作者指出，采用休克团队的方式后，急性心肌梗死和急性失代偿性心力衰竭导致的心源性休克的生存率从47%升高到58%～77%。80%的患者最常见的死因是多器官衰竭。对于需要MCS的患者，每延迟1h，死亡风险增加10%。总之，心

源性休克病因复杂，诊疗需要多学科团队，成员具备临床技能、血流动力学专业知识、经皮MCS植入和管理能力。在三级休克治疗中心，团队主要由介入心脏病专家、高级心力衰竭专家、肾病专家、重症监护专家、心脏外科医生、姑息治疗医生、神经科医生和药剂师组成。在当前科学声明基础上提出了一套心源性休克管理办法（图1-1）。

十六、关键点

- 识别心源性休克的类型和严重程度：急性冠状动脉综合征和非急性冠状动脉综合征。
- 使用血流动力学数据来指导临床决策。
- 使用血管活性药物维持MAP＞65mmHg。
- 血流动力学趋势和生物标志物数据（心输出功率、肺动脉搏动指数、血乳酸、二氧化碳、肌酐）。
- 使用MCS并选择合适的类型来加速早期心室卸载。
- 增强冠状动脉灌注。
- 保护肾脏和肝脏功能。
- 维持血管通路。
- 实现恢复并存活。
- 难治性休克升级到MCS。

十七、病例总结

在患者的血流动力学、临床和灌注状态没有成功改善时，决定开始使用机械循环支持，可明显改善心房和心室充盈压、心指数及血乳酸值。使用MCS稳定数周后，患者顺利进行心脏移植手术，未出现并发症（框1-3）。

十八、结论

心源性休克是一种复杂的综合征，需要采用多学科的方法来改善结局。目前，SCAI分期可以恰当区分心源性休克亚群并确定血流动力学特征。利用PAC血流动力学导向治疗可以确诊心源性休克及其严重程度，其中湿冷是最常见的心源性休克表型。

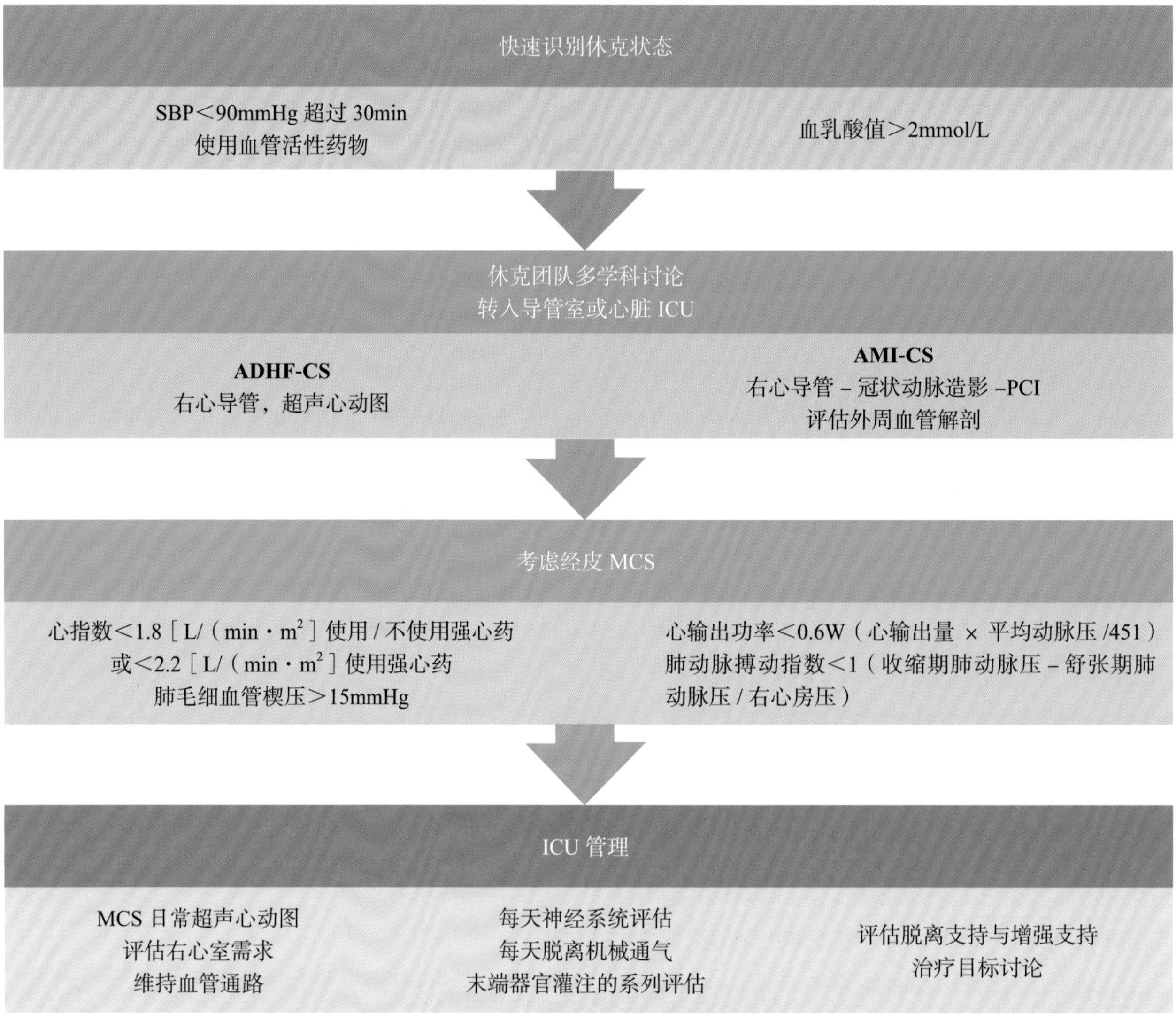

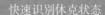

快速识别休克状态

SBP＜90mmHg 超过 30min
使用血管活性药物

血乳酸值＞2mmol/L

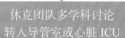

休克团队多学科讨论
转入导管室或心脏 ICU

ADHF-CS
右心导管，超声心动图

AMI-CS
右心导管 – 冠状动脉造影 –PCI
评估外周血管解剖

考虑经皮 MCS

心指数＜1.8 [L/（min·m²）] 使用 / 不使用强心药
或＜2.2 [L/（min·m²）] 使用强心药
肺毛细血管楔压＞15mmHg

心输出功率＜0.6W（心输出量 × 平均动脉压 /451）
肺动脉搏动指数＜1（收缩期肺动脉压 – 舒张期肺动脉压 / 右心房压）

ICU 管理

MCS 日常超声心动图
评估右心室需求
维持血管通路

每天神经系统评估
每天脱离机械通气
末端器官灌注的系列评估

评估脱离支持与增强支持
治疗目标讨论

▲ 图 1-1 心源性休克管理流程

SBP. 收缩压；ADHF-CS. 急性失代偿性心力衰竭 – 心源性休克；AMI-CS. 急性心肌梗死 – 心源性休克；PCI. 经皮冠状动脉介入术；MCS. 机械循环支持

使用血管升压药和强心药有利于初步稳定心源性休克患者的病情，但这些血管活性药物的持续时间较长，其负面影响将会抵消最初的作用。动脉血乳酸值的变化趋势有助于预测和识别难治性心源性休克。早期识别高风险心源性休克患者可以及时采用 MCS 改善心脏功能，避免血管升压药的心脏毒性作用。同样，心肌未能恢复的患者，应考虑长期 MCS。

十九、未来方向

休克团队的工作模式已经在三级医疗中心普及，并很快被许多医院采用。早期动员多学科团队满足患者的医疗和手术需求，既具有高成本效益又可以及时治疗。心源性休克的早期识别也是人工智能嵌入电子病历系统的焦点话题。这些十分普遍的电子病例系统主动收集连续变量，并通过使用最佳实践建议来提醒医护人员。

框 1-3　病例预后		
	使用强心药状态下	机械循环支持后 24h
右心室压（mmHg）	11	8
肺动脉压（mmHg）	55/33/39	44/20/29
肺毛细血管楔压（mmHg）	21	17
肺动脉氧饱和度（%）	47	58
主动脉氧饱和度（%）	99	100
心输出量（L/min）	2.3/1.8	2.9/2.2
心指数［L/(min·m^2)］	1.8	2.2
体循环阻力［dyn/(s·cm^5)］	1600	2041
肺血管阻力（Wood）	237	248
右心房压∶肺毛细血管楔压	0.52	0.47
肺动脉搏动指数比	2	3
心输出功率（W）	0.41	0.51
血压（mmHg）	106/67/80	96/44/79
心率（次/分）	132	88
血乳酸值（mmol/L）	2.4	1.6

参 考 文 献

[1] van Diepen S, Katz JN, Albert NM, Henry TD, Jacobs AK, Kapur NK, et al. Contemporary management of cardiogenic shock: a scientific statement from the American heart association. Circulation. 2017;136(16):e232–68.

[2] Baran DA, Grines CL, Bailey S, Burkhoff D, Hall SA, Henry TD, et al. SCAI clinical expert consensus statement on the classification of cardiogenic shock: This document was endorsed by the American College of Cardiology (ACC), the American Heart Association (AHA), the Society of Critical Care Medicine (SCCM), and the Society of Thoracic Surgeons (STS) in April 2019. Cathet Cardiovasc Interv: Official J Soc Card Angiography Interv. 2019;94(1):29–37.

[3] Ouweneel DM, Eriksen E, Sjauw KD, van Dongen IM, Hirsch A, Packer EJ, et al. Percutaneous Mechanical Circulatory Support Versus Intra-Aortic Balloon Pump in Cardiogenic Shock After Acute Myocardial Infarction. J Am Coll Cardiol. 2017;69(3):278–87.

[4] Hochman JS, Buller CE, Sleeper LA, Boland J, Dzavik V, Sanborn TA, et al. Cardiogenic shock complicating acute myocardial infarction--etiologies, management and outcome: a report from the SHOCK Trial Registry. SHould we emergently revascularize Occluded Coronaries for cardiogenic shocK? J Am Coll Cardiol. 2000;36(3 Suppl A):1063–70.

[5] Mahmoud AN, Elgendy IY, Mojadidi MK, Wayangankar SA, Bavry AA, Anderson RD, et al. prevalence, causes, and predictors of 30–Day readmissions following hospitalization with acute myocardial infarction complicated by cardiogenic shock: findings from the 2013–2014 national readmissions database. J Am Heart Assoc. 2018;7(6).

[6] Berg DD, Bohula EA, van Diepen S, Katz JN, Alviar CL, Baird-Zars VM, et al. Epidemiology of Shock in Contemporary Cardiac Intensive Care Units. Circ Cardiovasc Qual Outcomes. 2019;12(3):e005618.

[7] Prondzinsky R, Unverzagt S, Lemm H, Wegener NA, Schlitt A, Heinroth KM, et al. Interleukin-6, –7, –8 and –10 predict outcome in acute myocardial infarction complicated by cardiogenic shock. Clin Res Cardiol. 2012;101(5):375–84.

[8] Jardin F. Ventricular interdependence: how does it impact on hemodynamic evaluation in clinical practice? Intensive Care Med. 2003;29(3):361–3.

[9] Lahm T, McCaslin CA, Wozniak TC, Ghumman W, Fadl YY, Obeidat OS, et al. Medical and surgical treatment of acute right ventricular failure. J Am Coll Cardiol. 2010;56(18):1435–46.

[10] Drazner MH, Hellkamp AS, Leier CV, Shah MR, Miller LW, Russell SD, et al. Value of clinician assessment of hemodynamics in advanced heart failure: the ESCAPE trial. Circ Heart Fail. 2008;1(3):170–7.

[11] Amsterdam EA, Wenger NK, Brindis RG, Casey DE Jr, Ganiats TG, Holmes DR Jr, et al. 2014 AHA/ACC Guideline for the Management of Patients with Non-ST-Elevation Acute Coronary Syndromes: a report of the American College of Cardiology/American Heart Association Task Force on Practice Guidelines. J Am Coll Cardiol. 2014;64(24):e139–228.

[12] Moon JC, De Arenaza DP, Elkington AG, Taneja AK, John AS, Wang

D, et al. The pathologic basis of Q-wave and non-Q-wave myocardial infarction: a cardiovascular magnetic resonance study. J Am Coll Cardiol. 2004;44(3):554–60.

[13] Gorenek B, Blomstrom Lundqvist C, Brugada Terradellas J, Camm AJ, Hindricks G, Huber K, et al. Cardiac arrhythmias in acute coronary syndromes: position paper from the joint EHRA, ACCA, and EAPCI task force. Europace. 2014;16(11):1655–73.

[14] Menon V, White H, LeJemtel T, Webb JG, Sleeper LA, Hochman JS. The clinical profile of patients with suspected cardiogenic shock due to predominant left ventricular failure: a report from the SHOCK Trial Registry. SHould we emergently revascularize Occluded Coronaries in cardiogenic shocK? J Am Coll Cardiol. 2000;36(3 Suppl A):1071–6.

[15] van Diepen S, Vavalle JP, Newby LK, Clare R, Pieper KS, Ezekowitz JA, et al. The systemic inflammatory response syndrome in patients with ST-segment elevation myocardial infarction. Crit Care Med. 2013;41(9):2080–7.

[16] Zadok OIB, Ben-Gal T, Abelow A, Shechter A, Zusman O, Iakobishvili Z, et al. Temporal Trends in the Characteristics, Management and Outcomes of Patients with Acute Coronary Syndrome According to Their Killip Class. Am J Cardiol.

[17] Lemm H, Prondzinsky R, Geppert A, Russ M, Huber K, Werdan K, et al. BNP and NT-proBNP in patients with acute myocardial infarction complicated by cardiogenic shock: results from the IABP Shock trial. Critical Care. 2010;14(Suppl 1):P146–P.

[18] Januzzi JL, Morss A, Tung R, Pino R, Fifer MA, Thompson BT, et al. Natriuretic peptide testing for the evaluation of critically ill patients with shock in the intensive care unit: a prospective cohort study. Crit Care. 2006;10(1):R37.

[19] Frydland M, Møller JE, Wiberg S, Lindholm MG, Hansen R, Henriques JPS, et al. Lact Prognostic Factor Patients Admitted Suspect ST-Elevat Myocardial Infar. 2019;51(3):321–7.

[20] Kawase T, Toyofuku M, Higashihara T, Okubo Y, Takahashi L, Kagawa Y, et al. Validation of lactate level as a predictor of early mortality in acute decompensated heart failure patients who entered intensive care unit. J Cardiol. 2015;65(2):164–70.

[21] Gjesdal G, Braun OÖ, Smith JG, Scherstén F, Tydén P. Blood lactate is a predictor of shortterm mortality in patients with myocardial infarction complicated by heart failure but without cardiogenic shock. BMC Cardiovasc Disord. 2018;18(1):8.

[22] Attana P, Lazzeri C, Chiostri M, Picariello C, Gensini GF, Valente S. Lactate clearance in cardiogenic shock following ST elevation myocardial infarction: a pilot study. Acute Cardiac Care. 2012;14(1):20–6.

[23] Wigger O, Bloechlinger S, Berger D, Häner J, Zanchin T, Windecker S, et al. Baseline serum bicarbonate levels independently predict short-term mortality in critically ill patients with ischaemic cardiogenic shock. Eur Heart J: Acute Cardiovasc Care. 2016;7(1):45–52.

[24] Jolly SS, Shenkman H, Brieger D, Fox KA, Yan AT, Eagle KA, et al. Quantitative troponin and death, cardiogenic shock, cardiac arrest and new heart failure in patients with non- ST-segment elevation acute coronary syndromes (NSTE ACS): insights from the Global Registry of Acute Coronary Events. Heart. 2011;97(3):197.

[25] Meredith AJ, Dai DL, Chen V, Hollander Z, Ng R, Kaan A, et al. Circulating biomarker responses to medical management vs. mechanical circulatory support in severe inotrope-dependent acute heart failure. ESC Heart Fail. 2016;3(2):86–96.

[26] Picard MH, Davidoff R, Sleeper LA, Mendes LA, Thompson CR, Dzavik V, et al. Echocardiographic predictors of survival and response to early revascularization in cardiogenic shock. Circulation. 2003;107(2):279–84.

[27] Puerto E, Viana-Tejedor A, Martinez-Selles M, Dominguez-Perez L, Moreno G, Martin- Asenjo R, et al. Temporal trends in mechanical complications of acute myocardial infarction in the elderly. J Am Coll Cardiol. 2018;72(9):959–66.

[28] Citro R, Rigo F, D'Andrea A, Ciampi Q, Parodi G, Provenza G, et al. Echocardiographic correlates of acute heart failure, cardiogenic shock, and in-hospital mortality in tako-tsubo cardiomyopathy. JACC Cardiovasc Imaging. 2014;7(2):119–29.

[29] Sionis A, Rivas-Lasarte M, Mebazaa A, Tarvasmäki T, Sans-Roselló J, Tolppanen H, et al. Current use and impact on 30–Day mortality of pulmonary artery catheter in cardiogenic shock patients: results from the CardShock study. J Intensive Care Med. 2019:0885066619828959.

[30] Bellumkonda L, Gul B, Masri SC. Evolving Concepts in Diagnosis and Management of Cardiogenic Shock. Am J Cardiol. 2018;122(6):1104–10.

[31] Lala A, Guo Y, Xu J, Esposito M, Morine K, Karas R, et al. Right Ventricular Dysfunction in Acute Myocardial Infarction Complicated by Cardiogenic Shock: A Hemodynamic Analysis of the Should We Emergently Revascularize Occluded Coronaries for Cardiogenic Shock (SHOCK) Trial and Registry. J Card Fail. 2018;24(3):148–56.

[32] Fincke R, Hochman JS, Lowe AM, Menon V, Slater JN, Webb JG, et al. Cardiac power is the strongest hemodynamic correlate of mortality in cardiogenic shock: a report from the SHOCK trial registry. J Am Coll Cardiol. 2004;44(2):340–8.

[33] Tehrani BN, Truesdell AG, Sherwood MW, Desai S, Tran HA, Epps KC, et al. Standardized Team-Based Care for Cardiogenic Shock. J Am Coll Cardiol. 2019;73(13):1659–69.

[34] Jentzer JC, van Diepen S, Barsness GW, Henry TD, Menon V, Rihal CS, et al. Cardiogenic Shock Classification to Predict Mortality in the Cardiac Intensive Care Unit. J Am Coll Cardiol. 2019;74(17):2117–28.

[35] Basir MB, Kapur NK, Patel K, Salam MA, Schreiber T, Kaki A, et al. Improved Outcomes Associated with the use of Shock Protocols: Updates from the National Cardiogenic Shock Initiative. Cathet Cardiovasc Interv: Official J Soc Card Angiography Interv. 2019;93(7):1173–83.

[36] De Backer D. Detailing the cardiovascular profile in shock patients. Crit Care. 2017;21(Suppl 3):311.

[37] Basir MB, Schreiber TL, Grines CL, Dixon SR, Moses JW, Maini BS, et al. Effect of Early Initiation of Mechanical Circulatory Support on Survival in Cardiogenic Shock. Am J Cardiol. 2017;119(6):845–51.

[38] Sleeper LA, Reynolds HR, White HD, Webb JG, Dzavik V, Hochman JS. A severity scoring system for risk assessment of patients with cardiogenic shock: a report from the SHOCK Trial and Registry. Am Heart J. 2010;160(3):443–50.

[39] Thiele H, Ohman EM, de Waha-Thiele S, Zeymer U, Desch S. Management of cardiogenic shock complicating myocardial infarction: an update 2019. Eur Heart J. 2019;40(32):2671–83.

[40] Poss J, Koster J, Fuernau G, Eitel I, de Waha S, Ouarrak T, et al. Risk Stratification for Patients in Cardiogenic Shock After Acute Myocardial Infarction. J Am Coll Cardiol. 2017;69(15):1913–20.

第 2 章　短期机械循环支持
Temporary Mechanical Circulatory Support

Daniel Walters　Ryan Reeves　著

雷迪斯　译　　周成斌　校

一、病例介绍 1

患者，男性，55 岁，既往有 HIV 感染史和获得性免疫缺陷综合征、烟草滥用、冠状动脉疾病，曾因急性胸痛和急性 ST 段抬高行经皮冠状动脉介入术（percutaneous coronary intervention，PCI），具体罪犯血管未知。患者血压低，动脉压 85/52mmHg，窦性心动过速，心率 112 次 / 分，肺部听诊可闻及湿啰音。急诊血管造影显示左前降支动脉支架血栓形成。在行血管成形和支架植入后，患者仍然持续低血压，需要使用去甲肾上腺素维持血压。于是经右股动脉放置 50ml 的主动脉内球囊反搏（intra-aortic balloon pump，IABP）。患者被送到心脏监护病房，48h 后病情好转。入院后第 3 天撤除了 IABP，伤口通过按压止血，入院后第 5 天出院回家（表 2-1 至表 2-3）。

IABP 介绍

IABP 是第一种被广泛使用的可改变心血管血流动力学的非药物治疗方法，几十年来一直是经皮机械循环辅助的标准治疗装置[1]。至今它仍然是最广泛使用的设备，每年仅因为心源性休克就大约有 5 万例的植入[2]。其使用适应证包括如下：急性或慢性心源性休克，药物治疗无效的失代偿充血性心力衰竭，急性心肌梗死，严重的左主干或三支冠状动脉病变，高危 / 复杂经皮冠状动脉介入的辅助支持，难治性心律失常[3, 4]。IABP 经外周血管插入，沿导丝推进至胸降主动脉近端。反搏的血流动力学效果包括：增加舒张压和冠状动脉灌注，降低后负荷，增加每搏输出量及降低射血做功和心肌氧耗，从而改善心排血量（0.5～1.5L/min）和乳酸代谢清除率[3, 5-7]。血流动力学的获益取决于球囊的位置、心律失常和心动过速的存在、球囊膨胀的时间和全身血管阻力。全身抗凝是推荐使用的，可减少设备相关血栓形成。如果持续出血阻碍了抗凝，推荐设置心率与球囊反搏比率为 1∶1，以减少血流淤滞和血栓形成的可能性。

二、IABP 与急性心肌梗死

最初的报道证实了 IABP 在急性心肌梗死合并心源性休克治疗中的好处，其显著降低了住院死亡率，然而，接受 IABP 的患者更年轻，更多

表 2-1　SCAI/ACC/HFSA/STS 共识声明总结

经皮机械循环支持的推荐适应证

- 急性心肌梗死的并发症
- 非缺血性心肌病的严重心力衰竭
- 急性同种异体心脏移植失败
- 移植后右心室衰竭
- 心脏手术后患者脱离体外循环困难
- 难治性心律失常
- 高危经皮冠状动脉介入治疗的预防性使用*
- 高风险或复杂的室性心动过速射频消融
- 高风险经皮瓣膜介入治疗

---

*. 高危经皮冠状动脉介入治疗包括 70 岁以上，持续缺血、左心室收缩功能不全射血分数＜40%，冠状动脉旁路移植术史，急性冠状动脉综合征伴血流动力学不稳定（肺毛细血管楔压≥15mmHg，平均肺动脉压≥50mmHg），急性心肌梗死后心绞痛，Killip 分级Ⅲ～Ⅳ级和心源性休克

学 会	出版物	年 份	推 荐	推荐级别	证据水平
ACC/AHA/SCAI	经皮冠状动脉介入指南	2011	ST 段抬高的心肌梗死后心源性休克不能通过药物治疗迅速稳定的患者，建议使用血流动力学支持装置	I	B
			对于精心选择的高危患者，插入合适的血流动力学支持装置辅助经皮冠状动脉介入治疗可能是合理的	Ⅱb	C
AHA	机械循环支持使用的科学声明：设备策略与患者选择	2012	紧急非长期的机械循环支持在血流动力学受损、终末器官功能障碍和（或）伴有心脏移植或长期机械循环支持相关禁忌证的心力衰竭患者中使用是合理的，患者有希望随着时间的推移和血流动力学恢复而改善	Ⅱa	C
ISHLT	机械循环支持指南	2013	对于多器官衰竭、败血症或机械通气的患者，应考虑使用短期机械支持，以便在放置长期机械循环支持装置前优化患者临床状态和神经评估	I	C
ACCF/AHA	心力衰竭管理指南	2013	对于急性严重血流动力学损害伴射血分数降低的心力衰竭患者，经过精心挑选，使用非长期机械循环支持（包括使用经皮和体外心室辅助装置）过渡到康复或下一步治疗决定是合理的	Ⅱa	B
ACCF/AHA	ST 段抬高心肌梗死的管理指南	2013	对血流动力学不稳定，需要紧急冠状动脉旁路移植的 ST 段抬高心肌梗死患者使用机械循环支持是合理的	Ⅱa	C
			对于 ST 段抬高心肌梗死后心源性休克的患者，药物治疗不能迅速稳定，使用主动脉内球囊反搏是有用的	Ⅱa	B
			对于难治性心源性休克患者，可以考虑其他用于循环支持的左心室辅助装置	Ⅱb	C

表 2-2 关于使用经皮机械循环支持的学会建议

表 2-3 经皮机械辅助装置特性

装 置	工作原理	入 路	流量（L/min）	禁忌证
主动脉内球囊反搏	气动反搏	股动脉	约 0.5	重度主动脉瓣反流、主动脉夹层、升主动脉瘤、不能耐受抗凝、严重外周动脉疾病
Impella 2.5	连续轴流	股动脉	最高至 2.5	重度主动脉瓣反流或狭窄、机械瓣膜置换术后、大室间隔缺损或房间隔缺损、左心室血栓、严重外周动脉疾病、不能耐受抗凝
Impella CP	连续轴流	股动脉	最高至 3.8	同上
Impella 5.0	连续轴流	股动脉	最高至 5.0	同上
TandemHeart	持续离心泵血流	股动脉、中心静脉	最高至 5.0	心房血栓、严重外周动脉疾病、室间隔缺损、不能耐受抗凝
体外膜肺氧合	持续离心泵血流	股动脉、中心静脉	最高至 7.0	严重外周动脉疾病、右心房血栓、不能耐受抗凝

采用正性肌力药物支持，更积极地接受冠状动脉成形术和旁路移植术[8-10]。这种早期的经验，虽然来源于非随机数据的亚组分析，但足以令人相信 IABP 很快将成为梗死后心源性休克治疗的关键组成部分。

第一个研究反搏在梗死后心源性休克中应用的随机对照试验是 IABP-SHOCK II 试验[11]。600 例梗死后心源性休克的患者被随机分到 IABP 组和标准治疗组。在第 30 天，结局指标全因死亡率没有区别，每组都约为 40%。次要终点包括 ICU 停留时间、乳酸水平、肾功能、大出血、外周动脉缺血时间、脑卒中和败血症，同样没有区别。12 个月的随访证实两组在死亡率、再次血运重建、再梗死和脑卒中方面无差异[12]。试验的局限性包括高交叉率，10% 的 IABP 是在标准治疗组。另外，超过 85% 的 IABP 是在冠状动脉介入治疗后植入的，尚不清楚是否更早的植入会带来更大的好处。鉴于这些发现缺乏 IABP 用于梗死后心源性休克的明确证据，2013 年 ACC/AHA 降低了对 ST 段抬高型心肌梗死后心源性休克患者在药物治疗后不能快速恢复而使用 IABP 的推荐等级，从 I 类推荐改为 II a 类推荐（B 级证据）[13]。

三、病例介绍 2

患者，男性，53 岁，在经历 2 周的间歇性胸痛后，因严重的胸痛和呼吸短促来到急诊室。他迅速出现低血压和缺氧性呼吸衰竭，需要多巴胺支持和气管插管。插管期间，患者血压逐渐降低，心电图显示心前区和肢体导联弥漫性 ST 段压低。他被紧急送到导管室，造影发现左冠状动脉主干完全性血栓闭塞。通过股动脉入路快速为他置入 Impella CP，随后成功使用药物洗脱支架为左冠状动脉进行血管重建。经过 3 天的血流动力学支持，患者最终稳定下来。成功脱离 Impella CP 辅助后，计划在导管室撤除该设备。经桡动脉入路，将一根长鞘管和一根 7mm 外周球囊一起通过长导丝向前推进到达股动脉切开处水平。拔出 Impella CP，球囊充气至 4 个大气压，持续压迫 5min。在此期间，施加轻微的手动压力。随后手动压迫切口 5min，目视检查无外渗，血管造影显示无内渗、外渗、夹层、血栓形成和其他问题后，撤除所有设备，并在桡动脉切口处放置加压绷带。

Impella 概述

Impella 是一种跨过主动脉瓣放置在左心室的轴流泵。这一装置在 2005 年首次获得 CE Mark 批准，2008 年获得 FDA 批准，可通过股动脉、锁骨下动脉或腋动脉入路放置，连续抽取左心室的血流泵入升主动脉。左心室 Impella 装置系列包括 3 种不同口径和最高流量的装置。Impella 2.5 和 Impella CP 分别能提供最高至 2.5L/min 和 3.5L/min 流量，可以经皮放置。更大口径的 Impella 5.0 可提供最高 5.0L/min 的流量，需要外科切开放置。泵位于导管的远端，直径显著大于导管轴。在活化凝血时间大于 250s 后，该装置沿导丝放置在左心室。装置植入后，肝素化盐水通过泵导管持续滴入。放置成功后，作为入路的鞘管被移除，更换为小口径的维护鞘管并固定到位，后者相对于入路鞘管，更有利于远端肢体灌注，降低肢体缺血的风险。为了防止血管内损伤和肢体缺血，植入更大口径的 Impella 5.0 及其维护鞘管时，通常需要采用外科切开和人造血管吻合的方式。

该设备在 21 世纪初首次作为 IABP 的替代品，用于心脏外科术后患者、高危 PCI 患者和急性心肌梗死相关的心源性休克患者的血流动力学支持[14-18]。其他适应证的调查受到临床试验注册问题的限制[19]。FDA 批准 Imlella 2.5 和 Imlella CP 用于选择性和紧急高危 PCI，以及急性心肌梗死 48h 内的心源性休克，使用持续时间长达 4 天。Impella 5.0 被批准用于休克相关的循环支持，使用最长可达 14 天。在临床实践中，根据患者对治疗的反应和并发症的发生，可延长设备的使用时间。

Impella RP 使用类似的原理来减轻右心室负荷和改善肺动脉血流。建立股静脉入路后，该装置通过右心室顺行放置，把血液从右心室的近端流入口泵入肺动脉远端。该装置被批准用于左心室辅助装置植入、心脏移植、心肌梗死、心脏手术后的右心衰竭支持，使用最长可达 14 天[20]。

四、Impella 和心源性休克

评估 Impella 在心源性休克中使用的效果有 2 个重要临床试验。第一个是 2008 年的 ISAR-SHOCK 试验，该试验以随机、非盲法比较 Impella 2.5 与 IABP 在梗死后心源性休克患者中的疗效[17]。Impella 组在心指数方面有显著的改善，增加 0.49L/(min · m²)，IABP 组增加 0.11L/(min · m²)。次要终点包括死亡率、溶血和血乳酸值无统计学差异。每组的死亡率为 46%，突出显示临床试验对象基线风险高。第二个试验（ROCOVER Ⅰ ）是一个前瞻性单组试验，评估 Impella 5.0 在心脏外科手术后的疗效[21]。16 例患者在冠状动脉旁路移植和（或）瓣膜手术或心脏移植术后脱离体外循环被发现心源性休克而立即植入装置。主要安全终点是 30 天或出院时的死亡率和脑卒中率。主要的疗效终点是患者接受下一阶段治疗或康复时的生存率。在植入装置后，心指数从 1.65L/(min · m²) 提高到 2.7L/(min · m²)，平均动脉压从 74.1mmHg 提高到 83.1mmHg，肺动脉舒张压从 28.0mmHg 降至 19.8mmHg。共有 1 例死亡、1 例脑卒中，16 例患者中 15 例自身心脏恢复。30 天生存率为 93%，1 年生存率为 75%[22]。目前

ACC/AHA 关于 Impella 使用的指南表明，对于难治性心源性休克患者，该装置可被视为 IABP 的替代品用于循环支持（Ⅱb 类推荐，C 级证据）[20]。

五、病例介绍 3

患者，男性，74 岁，患有冠状动脉疾病，很久前曾接受冠状动脉旁路移植术，表现为急性失代偿性心力衰竭。射血分数中度下降，一条腱索撕裂导致超声上可见严重的偏心性二尖瓣反流。经过初步治疗后，他仍处于心源性休克，遂被转送至三级医疗中心。到达时紧急安装静脉 – 动脉体外膜肺氧合（extra corporeal membrane oxygenation, ECMO）和 Impella CP，并确认桥血管通畅。24h 后多器官功能衰竭仍持续存在，他被送到导管室植入 TandemHeart 装置（LivaNova PLC, London, UK），插管在左心房。插管通过 Y 形接头接入 ECMO 回路，以便进一步左心室减压，减少严重二尖瓣反流带来的影响（图 2-3）。随着二尖瓣反流程度的减轻，患者的临床情况明显改善。他的尿量明显增加，肝功能恢复，血管活性药物的剂量顺利下调。经过心脏团队的评估，认为进行外科手术修复二尖瓣的风险过高，于是移除左心房的插管，经皮房间隔穿刺使用 Mitraclip（Abbott Vascular, Santa Clara, CA）进行二尖瓣修复。术后 3 天，他的血流动力学改善，成功脱离 ECMO 和 Impella（图 2-1、图 2-2 和图 2-4）。

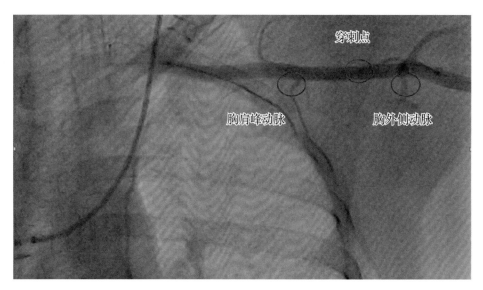

穿刺点

胸肩峰动脉　　　胸外侧动脉

◀ 图 2-1　腋动脉入路
穿刺点理想的位置位于胸肩峰动脉与胸外侧动脉之间。在这两分支之间的腋动脉位于胸外，靠近臂丛神经分支的交叉处近端

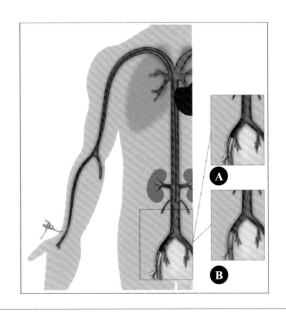

球囊填塞大口径入路

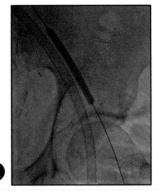

▲ 图 2-2 通过第二入路使用球囊辅助填塞止血，移除股动脉鞘管

A 和 B. 详细说明了桡动脉作为第二入路和主要步骤；C. 透视示患者在抗凝状态下移除 Impella 导管后通过充气球囊止血，球囊旁边是体外膜肺氧合静脉插管（经 2017 Elsevier 许可转载，引自 Pourdjabbar et al, Cardiovascular Revascularization Medicine April-May 2017，pp.215-220.）

TandemHeart 概述

TandemHeart 是一种完全绕过左心室的离心泵。导管经股静脉进入，穿过房间隔进入左心房，血液由泵引出，通过一根股动脉插管回输体内。TandemHeart 的插管不进入左心室，减少了 Impella 使用相关的结构性问题，然而它的安置确实需要房间隔穿刺。该系统可提供最高达 5.0L/min 的流量，回路内需要抗凝。对该设备的研究开始于 21 世纪初，在休克患者和高危冠状动脉介入手术中与 IABP 直接比较，与 Impella 间接比较[23-26]。目前

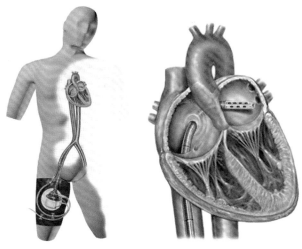

▲ 图 2-3 TandemHeart 装置

FDA 批准该装置的最长使用时间为 6h，但是在临床实践中它的使用如 Impella 一样远超这个时限。

六、TandemHeart 与心源性休克

一组病例证明了 TandemHeart 用于急性心肌梗死合并心源性休克患者的安全性和有效性，30 天死亡率为 44%。这导致了一项随机、前瞻性、非盲法临床试验，以比较 TandemHeart 和 IABP[24]。TandemHeart 被发现可以降低血乳酸值和心内压力，同时具有更高的心功率指数，但两组的死亡率没有差异，随机分配到 TandemHeart 组的患者有较高的肢体缺血和严重出血风险。随后另一组病例发现了相似的血流动力学和并发症发生率，重要的是，30 天和 6 个月的死亡率分别是 40.2% 和 45.3%[27]。一个 Meta 分析比较了经皮 LVAD（包括 TandemHeart 和 Impella）与 IABP，发现经皮 LVAD 有更高的心数和平均动脉压，显著降低肺毛细血管楔压[28]。两组间 30 天死亡率没有差异。经皮 LVAD 组有更高但不显著的腿部缺血发生率（RR=2.59，P=0.31），而 TandemHeart 组更频繁地观察到明显出血（RR=2.35）。

Impella 和 TandemHeart 尚未在心源性休克的情况下进行过对比评估。TandemHeart 用于同种异体移植排斥反应、心脏外科术后心源性休克、植入左心室辅助装置后的右心衰竭[29, 30]。当用于右心支持时，使用双静脉通路，将血液从右心房引

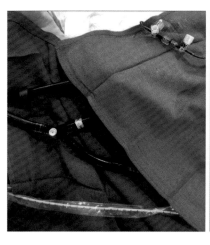
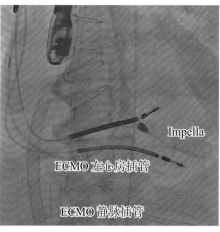

Impella

ECMO 左心房插管

ECMO 静脉插管

◀ 图 2-4　严重的心源性休克可能需要多种支持装置来获得最佳的稳定状态

在这里，静脉-动脉体外膜肺氧合（VA-ECMO）是在患者由于急性二尖瓣反流表现出心源性休克之后启动的。随后放置 Impella CP 来为左心室减压。然而，血流动力学的改善并不理想。通过房间隔穿刺增加一根左心房引流管连接 ECMO 回路以充分使左心室减压，并且减轻二尖瓣反流的影响。放置一根顺行插管用于 ECMO 动脉插管远端肢体的灌注

出回输至肺动脉。该装置使用的相关并发症包括肢体缺血和大出血。

七、特殊考虑

（一）经皮机械循环辅助作为长期 LVAD 或心脏移植的过渡

对于急性失代偿性心力衰竭患者，IABP 被用作移植前或植入长期心室辅助装置前的有效过渡手段[31, 32]。在一项回顾性研究中，32 例因严重低灌注而使用 IABP 的患者，反搏支持可改善临床情况，降低血清肌酐、总胆红素和转氨酶[33]。它也可以在长期心室辅助装置植入或心脏移植前优化心力衰竭患者状况，有利于术后恢复[34]。总的来说，接受长期 IABP 支持的患者并发症率低，并不增加 VAD 植入手术后的出血事件[35]。同样，Impella 系列[36, 37]和 TandemHeart 设备也成功过渡到最终治疗[29]。

（二）PCI 期间经皮机械循环辅助

高危 PCI 是一个快速发展的领域，其定义也在不断地变化。一般而言，当符合以下宽泛的标准中任何一条，可被视为高危：射血分数＜35%，无保护左主干病变或最后的残留血管，活动性 / 持续性缺血或休克，或多支血管病变伴有增加血运重建操作复杂性的因素（如钙化或有风险的大侧支）。经常开展这些干预措施，应考虑使用血流动力学支持。虽然数据有限，一项随机对照研究 PROTECT Ⅱ 将 450 例接受非急诊 PCI 的高危患者随机分组，分别接受 IABP 或 Impella 2.5 治疗[31]。高危的定义为无保护左主干或最后一支通畅血管桥且射血分数＜35%，或三支冠状动脉病变且射血分数＜30%。30 天主要心血管不良事件这一主要结局在两组间无显著差异。然而，在 90 天时 Impella 出现绝对减少的趋势，主要心血管不良事件发生率减少 8.7%（Impella 40.6%vs.IABP 49.3%）。对 90 天数据按方案分析显示，Impella 2.5 组的减少具有统计学意义，这主要是由于再次血运重建减少。亚组分析还表明，在 PROTECT Ⅱ 接受旋磨术的亚组中随机分配到 Impella 组的患者较 IABP 组患者接受更积极的旋磨术[38]。这与再次血运重建需求的总体减少相关，但增加了围术期心肌梗死的发生率。TandemHeart 用于高危 PCI 患者的研究尚未在随机临床试验中开展，但一个系列病例研究发现，在被认为是外科重建血运手术的高风险患者中（STS 评分预测死亡率为 13%），TandemHeart 支持下 97% 的病例获得成功干预，30 天死亡率为 10%，90 天死亡率为 13%，大出血并发症发生率为 13%[26]。

（三）非股血管入路的经皮机械循环辅助

由于各种原因，包括周围血管疾病、体型 / 肥胖、血管钙化和迂曲、主动脉病理改变、下床活动状态和机械循环辅助时间需要延长时，需要考虑植入装置的其他路径。IABP 和 Impella 装置可通过股动脉以外的部位安全地放置，最常见的是腋动脉，而 TandemHeart 并不常规经皮放置在其他路径上。

1989 年首次报道经腋动脉放置 IABP[39]。已发表的病例系列中注意到急性血管并发症的总体发生率较低，最大组的报道中为 0/50，而晚期并发症较少，在同一组中为 2/50[40, 41]。腋动脉入路的一个显著优势是在提供血流动力学支持的同时，可增加患者的活动能力。植入装置后进行物理治疗，特别是对等待心脏移植的患者，被证实可将患者每天的行走距离增加 5 倍[35]。然而，手臂的运动和行走距离的增加可能导致装置移位和技术性并发症，如管道扭折，近 1/4 的患者需要更换泵头[40, 41]。装置可能自发地或操作过程中移位到腹部血管，因此，如果装置回缩到锁骨下动脉，建议通过已置入远端主动脉的导丝向前推进。虽然在导管室调整装置位置是最安全的，但常常通过床旁的影像设备解决装置移位的问题。

由于装置口径不同，通过腋动脉放置 Impella 比放置 IABP 更为复杂，但关于安全性和有效性方面的数据两者是相似的。Impella 经皮操作经验在 2016 年首次被报道，介绍了植入和移除装置的技术[42]。一项多中心研究中，从装置植入到移除的总体血管并发症为 12%，51 例接受腋动脉植入 Impella 的患者中有 6 例出现并发症，其中 80% 以上的装置为 Impella CP[43]。2/3 的患者在平均植入时间 2.5 天后存活至出院，其中 3/4 的患者心脏获得恢复，而另外 1/3 的患者接受了长期左心室辅助装置植入或心脏移植。床旁设备的操作，如同经股动脉放置的 Impella 装置一样，可以在超声心动图指导下进行小的调整，但鉴于插管需穿过主动脉瓣放置，重要的操作或全部操作最好在导管室内完成。

随着左心室辅助装置和心脏移植的持续增长，经皮腋动脉放置 Impella 的数量也日渐增多。在我们的临床实践中，如果没有血管口径或解剖禁忌的问题，并且装置放置时间可能少于 72h，或者是因紧急情况而放置，通常使用股动脉入路。主动脉弓或大血管可能有重要的解剖变异，会影响装置植入左心室，而髂股动脉系统的变异性较小，一旦导丝成功放置，则不太会影响装置的植

入。此外，为了防止臂丛神经损伤，腋动脉入路应在神经束与腋动脉交叉的近端进行。理想的位置是在胸肩峰动脉和胸外侧动脉之间（图 2-1）。在这两个分支之间的腋动脉位于胸外和臂丛神经分支交叉的近端之间。经腋动脉入路放置机械循环辅助装置的步骤见表 2-4。放置并固定装置后，需要经常通过放射学检查和超声心动图检查监测其位置，这对优化装置的性能和临床结果至关重要。

（四）装置撤除

在辅助 PCI 手术后，多种血管缝合装置用于机械循环辅助装置入路的缝合关闭，然而撤除较长时间机械循环辅助装置的最佳方法仍未明确。根据患者的身体状况和血管情况，拔出 IABP 入路的鞘管后可以通过手动按压止血。没有关于止血时间的随机数据，手动按压的最短时间应为 3min/F，如果鞘管较粗，并且考虑抗凝的作用，则需要更长的按压时间。对于体型较大的患者或血管钙化或动脉切开位置理想的患者（在股骨头水平以上或以下，或在股总动脉的一个远端分支），维持血管出血的控制和适当的压力以实现安全、成功的止血可能是困难的。在这些情况下，可在导管室通过另一个动脉入路使用球囊辅助闭合方法移除导管鞘。Impella 入路的鞘管口径明显更大，可以在床旁移除并尝试手动止血，但出血并发症的可能性更高。虽然这两种装置都可以在保留导丝入路的情况下移除并立即更换鞘管，但长时间大口径入路的潜在并发症依然存在，因为最后都需要去除装置并止血。此外，关于装置植入过程的细节，包括位置和髂股血管的解剖，在转院后通常是无法得知的。因此，在导管室取出装置后可立即进行球囊辅助止血和血管造影评估。由于解剖学上的考虑，以及对在胸肌和肱骨头上进行手动止血不熟悉，腋动脉入路鞘管的撤除会带来更大的风险。一般应常规在导管室移除鞘管，采用第二入路和球囊辅助压迫止血。导管室机械循环辅助装置撤除的标准步骤见表 2-5 和表 2-6。

表 2-4 经皮机械循环支持的腋动脉入路
1. 标记三角肌与胸肌之间的沟痕，用透视法评估肱骨头的位置并做好标记
2. 若解剖允许，建立股动脉或同侧桡动脉入路。将 0.035 英寸（1 英寸 ≈2.54cm）导丝放置在腋动脉中，超越预设动脉切开的部位（这可用于出现紧急出血并发症的情况下帮助进入和抢救）。在腋动脉穿刺部位的皮肤上放置一个小的不透射线标记物，用血管造影来确定相对于皮肤标记物的动脉解剖
3. 计划使用胸肩峰动脉和胸外侧动脉分支之间的腋动脉段（图 2-1）。使用超声识别腋动脉（也应识别 0.035 英寸导丝）。使用微创穿刺系统，通过超声引导的方式，获得腋动脉通路。进行血管造影以确定动脉的解剖，如果在胸外侧动脉的远端，考虑手动按压和再次尝试入路以减少臂丛神经的损伤
4. 将标准的 J 头导丝和 5F JR4 导管推进至降主动脉，将 J 头导丝更换成硬导丝，如 Amplatz 导丝
5. 取下微创穿刺鞘管，扩张通路，将机械循环支持鞘管沿硬导丝推进。移除在步骤 2 中放置的非腋动脉入路导丝
6. IABP：将硬导丝换成标准的球囊泵导丝，插入主动脉内球囊反搏（IABP），使得近端标记在气管隆嵴水平 Impella：通过 Impella 鞘将标准 J 头导丝和 5F JR4 导管一起推入升主动脉；将 JR4 导管更换为猪尾导管，用该导管和 J 头导丝穿过主动脉瓣进入左心室
7. IABP：确保 IABP 正常运行，将导管沿手臂或胸部固定，以减少管路在管鞘的位置扭结 Impella：继续以标准方式放置 Impella，沿导丝推进重新定位的鞘管。锁骨下动脉迂曲和左锁骨下动脉远端离断可能使 Impella 的放置复杂化。必须小心保持导丝进入左心室

表 2-5 球囊辅助股动脉切口闭合 *
1. 在适当大小的血管上建立第二个股动脉或桡动脉入路，以便送入可阻断 MCS 动脉切开部位血流的球囊。应停止全身抗凝
2. 股动脉第二入路：使用合适的鞘管进入 MCS 入口的上方靠近髂动脉的位置，进行血管造影。理想情况下，放置硬导丝到需要闭合位置的远端 桡动脉第二入路：使用 Terumo R2P 鞘管进入 MCS 入口的上方靠近髂动脉的位置，进行血管造影。理想情况下，放置硬导丝到需闭合位置的远端
3. 在髂外动脉放置球囊，长度＞40mm，大小与血管直径比例略低于 1∶1
4. 撤除装置和鞘管，允许有 1～2s 的回血时间。在局部施加手动按压，同时球囊缓慢充气，采用完全充气所需要的最小气压
5. 按压松手，检查出血情况，出血量应该很少。必要时可重新施加轻柔的手动按压
6. 5min 后，球囊放气，再施加 5min 手动按压。根据需要进行交替的充气和按压，直到达到止血效果。间断抽吸和冲洗输送鞘 / 导管
7. 抽吸和冲洗输送鞘 / 导管。进行血管造影以评估止血效果和可能的并发症。如果发生周围血管并发症，应进行相应的治疗（血栓抽吸，对影响血流的夹层行血管成形术等）。可立即或在确认 MCS 入口处止血后，对第二入路入口处进行标准的闭合或手动按压

*. 球囊辅助机械循环支持（MCS）装置移除时股动脉切口的闭合
如果使用 0.035 英寸诊断导管，在导丝放置后进行血管造影，则需使用 0.018 英寸导丝。如果正在使用导管鞘或冠状动脉导管，可使用 0.035 英寸导丝在适当的位置造影。确保输送鞘和导管能适应止血所需的球囊大小

表 2-6 球囊辅助腋动脉切口闭合 *

1. 在适当大小的血管上建立第二个股动脉入路或桡动脉入路，以便送入可阻断 MCS 动脉切开部位血流的球囊

2. 股动脉第二入路：进入锁骨下动脉近端，配上合适的导管或鞘管，进行血管造影。理想情况下，放置硬导丝到需要闭合位置的远端

   桡动脉第二入路：将导丝引导至降主动脉，在腋动脉入口前方放置合适的导管，行血管造影。在大多数情况下，桡动脉不能放入足够大的导管来输送大小合适的球囊，因此导管需要先取出。Terumo Destination 鞘管没有亲水涂层，不推荐使用

3. 股动脉第二入路：在锁骨下动脉，邻近椎动脉远端，放置一个长度 >40mm 的球囊，大小与血管直径比例略小于 1:1。如果长鞘或大口径导管未放置到锁骨下动脉，则必须在球囊推进前移除导管

   桡动脉第二入路：在锁骨下动脉，于椎动脉之前，放置一个长度 >40mm 的球囊，大小与血管直径比例略小于 1:1。如果球囊不能通过 MCS 入口，它必须在装置移除后沿导丝向前推进

4. 撤除装置和鞘管，允许有 1~2s 的回血时间。在局部施加手动按压，同时球囊缓慢充气，采用完全充气所需的最小气压

5. 按压松手，检查出血情况，出血量应该很少。必要时可重新施加轻柔的手动按压。当输送鞘/导管的位置可从股动脉入路时，行血管造影确认椎动脉血流

6. 5min 后，球囊放气，再施加 5min 手动按压。然后根据需要进行交替的充气和按压，直到达到止血效果。间断抽吸和冲洗输送鞘/导管

7. 如果有必要，更换输送鞘/导管。进行血管造影以评估止血效果和可能的并发症。如果发生外周血管并发症，应进行相应的治疗（血栓抽吸、对影响血流的夹层行血管成形术等）。可立即或在确认 MCS 入口处止血后，对第二通路入口处进行标准的闭合或手动按压

*. 球囊辅助机械循环支持（MCS）装置移除时腋动脉切口的闭合
如果使用 0.035 英寸诊断导管，在导丝放置后进行血管造影，则需使用 0.018 英寸导丝。如果正在使用导管鞘或冠状动脉导管，可使用 0.035 英寸导丝在适当的位置造影。确保输送鞘和导管能适应止血所需的球囊大小

如果使用 Perclose Proglide 系统（Abbott Vascular；Lake Park，Illinois）开展预缝合，在支持 PCI 后未移除 MCS 装置，或 MCS 装置植入后常规使用预缝合方法，则可在稍后使用预缝合线进行止血。外部缝合端必须固定并以无菌方式覆盖。后闭合技术使用 Perclose 系统闭合 Impella 入路鞘管，可以在移除装置后安全、成功地闭合入路，而不需要在植入装置时预先放置缝合系统。该技术于 2019 年首次报道，技术上依次放置 2 把 Perclose 装置保护入路血管 [44]，总结见表 2-7。当装置植入时间较长后进行血管缝闭时，理论上会增加感染的风险。因此，有必要对患者、介入鞘和 MCS 装置进行细致的准备，以降低这种风险，并且应考虑撤除装置和动脉切开缝合的所有选择。TandemHeart 装置的撤除方法是拔出插管后进行血管修复。

八、选择经皮循环支持装置：临床决策

在确定对急性心肌梗死合并心源性休克患者提供的支持水平时，首要考虑潜在的禁忌证，包括周围血管疾病、心内或血管内血栓、瓣膜病变、感染状态和凝血功能障碍，如果患者在就诊时出现难治性休克，根据可能提供的支持水平，首选的支持方法是放置 Impella CP 装置。

如果先做血管造影且风险区域较大，包括大的前壁心肌梗死或存在严重的多支血管病变，Impella 可能是最佳的 MCS 装置。正在进行的 UNLOAD 试验的数据显示，使用 Impella CP 装置对左心室进行减压的同时延迟血运重建，对 30 天主要心血管不良事件没有影响 [45]，试验和长

表 2-7　动脉切开后闭合技术 *
1. 通过 Impella 复位鞘的侧孔插入 0.035 英寸硬导丝。建议使用一条长于 145cm 的导丝以免导丝意外脱落
2. 在没有血流或者血流很低时，回撤 Impella 导管，使流出口保持在距离复位鞘远端至少 5cm 以上，而导丝并不回撤
3. 在确保装置没有血流且导丝远端远超出 Impella 导管的远端时，保持导丝不动，将导管和导管鞘一起回撤。如果在 Impella 导管远端有足够长度的导丝，则导丝可以和导管、导管鞘同时回撤；否则撤除需按照标准的"退出"方式进行
4. 一旦导管和鞘管离开皮肤穿刺部位，固定导丝，并放置 14F 鞘管
5. 去除鞘管管芯后，可放入第二条 0.035 英寸导丝，移除 14F 鞘管。放置 2 个 8F 鞘管，每根导丝上各 1 个。如果止不住血，可轻轻按压
6. 取出一个鞘管，在裸露的导丝上放置一把 Perclose 装置并使用
7. 去除另一个鞘管，放置第二把 Perclose 装置并使用
8. 如果仍有明显的外渗，可能会放置第三把 Perclose 装置或使用鞘管重新送入导丝，使用球囊辅助切口闭合

*. Impella 装置撤除的后闭合技术

期数据即将完成。在经 PCI 治疗后持续休克的患者中，血管活性药物对其有反应，并且未表现出血管麻痹的迹象，放置 IABP 通常可以提供足够的支持，并允许降低药物支持的级别。在导管室测量左心室舒张末压力和放置肺动脉导管是很普遍的做法，这将有助于指导 MCS 放置后的后续治疗。

随着介入心脏病学领域不断接受高风险患者进行 PCI，MCS 的使用越来越多。在选择装置时，有许多关键因素起作用。必须考虑器械特定禁忌证和出血风险。如果存在严重的左心室收缩功能不全，在仅存的最后一支血管或多支血管上行 PCI 时，或在多血管病变上需要斑块切除时，通常首选 Impella 装置支持。解剖特征、左心室功能不全的严重程度、所需的血运重建数量、是否存在肺动脉高压常被用来决定是否使用 Impella 2.5 或 Impella CP。对于风险最高的患者，如多支血管病变和心脏收缩功能非常差的患者，TandemHeart 可提供最高水平的支持，尽管放置最为复杂，通常需要外科切开。在风险较低的情况下，如主动脉严重狭窄且收缩功能正常的左主干病变或多支血管 PCI，或在收缩功能重度降低的情况下需要斑块切除术的单支血管病变，IABP 的支持可能就足够了。无论选择何种支持方式，适当的术前评估和计划都将最大程度降低并发症的风险，并可增加获得最佳结局的机会。

九、结论

第三个临床病例强调了在最复杂的情况下可能需要的创造力。在特定的情况下，多个支持设备的同时使用可以作为心脏恢复、长期心室辅助装置植入、心脏移植或其他治疗的过渡手段。随着当代经皮介入和外科手术的发展，早期血流动力学的改善对稳定严重失代偿患者，为未来的治疗干预创造最佳条件至关重要。

任何心源性休克在需要使用正性肌力药物时，可以考虑经皮血流动力学支持。支持的水平和持续时间取决于临床情况，通常不能根据最初的表现进行预测。较大的设备提供较强的支持，但也会带来更高的风险，长时间使用会增加并发症。相反，左心室减压和器官灌注不足将使休克状态无法逆转，延迟稳定的病情也不是有意义的恢复。未来支持装置的迭代可能包括更小口径的导管，其功能设计可降低红细胞损伤和血栓形成的风险。医疗中心开发本地或转诊途径进行高级治疗至关重要，而心力衰竭和介入心脏病学界的动力是继续扩大所有患者的选择范围，尤其是病情最严重的患者。

参考文献

[1] Moulopoulos SD, Topaz S, Kolff WJ. Diastolic balloon pumping (with carbon dioxide) in the aorta–a mechanical assistance to the failing circulation. Am Heart J. 1962;63:669–75.

[2] Stretch R, et al. National trends in the utilization of short-term mechanical circulatory support: incidence, outcomes, and cost analysis. J Am Coll Cardiol. 2014;64(14):1407–15.

[3] Santa-Cruz RA, Cohen MG, Ohman EM. Aortic counterpulsation: a review of the hemodynamic effects and indications for use. Catheter Cardiovasc Interv. 2006;67(1):68–77.

[4] Lincoff AM, Popma JJ, Ellis SG, Vogel RA, Topol EJ. Percutaneous support devices for high risk or complicated coronary angioplasty. J Am Coll Cardiol. 1991;17(3):770.

[5] Scheidt S, et al., Intra-aortic balloon counterpulsation in cardiogenic shock. Report of a co-operative clinical trial. N Engl J Med. 1973; 288(19):979–84.

[6] Kapur NK(1), Paruchuri V, Majithia A, Esposito M, Shih H, Weintraub A, Kiernan M, Pham DT, Denofrio D, Kimmelstiel C. Hemodynamic effects of standard versus larger-capacity intraaortic balloon counterpulsation pumps. J Invasive Cardiol. 2015;27(4):182–8.

[7] Kantrowitz A, et al. Initial clinical experience with intraaortic balloon pumping in cardiogenic shock. JAMA. 1968;203(2):113–8.

[8] Sanborn TA, et al. Impact of thrombolysis, intra-aortic balloon pump counterpulsation, and their combination in cardiogenic shock complicating acute myocardial infarction: a report from the SHOCK Trial Registry. Should we emergently revascularize Occluded Coronaries for cardiogenic shocK? J Am Coll Cardiol. 2000;36(3 Suppl A):1123–9.

[9] Anderson RD, et al. Use of intraaortic balloon counterpulsation in patients presenting with cardiogenic shock: observations from the GUSTO-I Study. Global Utilization of Streptokinase and TPA for Occluded Coronary Arteries. J Am Coll Cardiol 1997;30(3):708–15.

[10] Rogers WJ, et al. Temporal trends in the treatment of over 1.5 million patients with myocardial infarction in the US from 1990 through 1999: the National Registry of Myocardial Infarction 1, 2 and 3. J Am Coll Cardiol 2000;36(7): 2056–63.

[11] Thiele H, et al. Intraaortic balloon support for myocardial infarction with cardiogenic shock. N Engl J Med. 2012;367(14):1287–96.

[12] Thiele H, et al. Intra-aortic balloon counterpulsation in acute myocardial infarction complicated by cardiogenic shock (IABP-SHOCK II): final 12 month results of a randomised, open-label trial. Lancet. 2013;382(9905):1638–45.

[13] American College of Emergency P, et al. 2013 ACCF/AHA guideline for the management of ST-elevation myocardial infarction: a report of the American College of Cardiology Foundation/American Heart Association Task Force on Practice Guidelines. J Am Coll Cardiol. 2013;61(4): e78–140.

[14] Siegenthaler MP, et al. The Impella Recover microaxial left ventricular assist device reduces mortality for postcardiotomy failure: a three-center experience. J Thorac Cardiovasc Surg. 2004;127(3):812–22.

[15] Dixon SR, et al. A prospective feasibility trial investigating the use of the Impella 2.5 system in patients undergoing high-risk percutaneous coronary intervention (The PROTECT I Trial): initial U.S. experience. JACC Cardiovasc Interv. 2009;2(2):91–6.

[16] O'Neill WW, et al. A prospective, randomized clinical trial of hemodynamic support with Impella 2.5 versus intra-aortic balloon pump in patients undergoing high-risk percutaneous coronary intervention: the PROTECT II study. Circulation. 2012;126(14):1717–27.

[17] Seyfarth M, et al. A randomized clinical trial to evaluate the safety and efficacy of a percutaneous left ventricular assist device versus intra-aortic balloon pumping for treatment of cardiogenic shock caused by myocardial infarction. J Am Coll Cardiol. 2008;52(19):1584–8.

[18] Engstrom AE, et al, The Impella 2.5 and 5.0 devices for ST-elevation myocardial infarction patients presenting with severe and profound cardiogenic shock: the Academic Medical Center intensive care unit experience. Crit Care Med. 2011;39(9):2072–9.

[19] Ouweneel DM, et al. Experience from a randomized controlled trial with Impella 2.5 versus IABP in STEMI patients with cardiogenic pre-shock. Lessons learned from the IMPRESS in STEMI trial. Int J Cardiol. 2016;202:894–6.

[20] Anderson MB, et al. Benefits of a novel percutaneous ventricular assist device for right heart failure: The prospective RECOVER RIGHT study of the Impella RP device. J Heart Lung Transplant. 2015;34(12):1549–60.

[21] Griffith BP, et al. The RECOVER I: a multicenter prospective study of Impella 5.0/LD for postcardiotomy circulatory support. J Thorac Cardiovasc Surg. 2013;145(2):548–54.

[22] Engstrom, A.E., et al., *The Impella 2.5 and 5.0 devices for ST-elevation myocardial infarction patients presenting with severe and profound cardiogenic shock: the Academic Medical Center intensive care unit experience.* Crit Care Med, 2011. 39(9): p. 2072–9.

[23] Thiele H, et al. Reversal of cardiogenic shock by percutaneous left atrial-to-femoral arterial bypass assistance. Circulation. 2001; 104(24):2917–22.

[24] Thiele H, et al. Randomized comparison of intra-aortic balloon support with a percutaneous left ventricular assist device in patients with revascularized acute myocardial infarction complicated by cardiogenic shock. Eur Heart J. 2005;26(13):1276–83.

[25] Kovacic JC, et al. The Impella Recover 2.5 and TandemHeart ventricular assist devices are safe and associated with equivalent clinical outcomes in patients undergoing high-risk percutaneous coronary intervention. Catheter Cardiovasc Interv. 2013;82(1):E28–37.

[26] Alli OO, et al. Percutaneous left ventricular assist device with TandemHeart for high-risk percutaneous coronary intervention: the Mayo Clinic experience. Catheter Cardiovasc Interv. 2012;80(5):728–34.

[27] Kar B, et al. The percutaneous ventricular assist device in severe refractory cardiogenic shock. J Am Coll Cardiol. 2011;57(6):688–96.

[28] Cheng JM, et al, Percutaneous left ventricular assist devices vs. intra-aortic balloon pump counterpulsation for treatment of cardiogenic shock: a meta-analysis of controlled trials. Eur Heart J. 2009, 30(17):2102–8.

[29] Myers TJ. Temporary ventricular assist devices in the intensive care unit as a bridge to decision. AACN Adv Crit Care. 2012;23(1):55–68.

[30] Kapur NK, et al. Mechanical circulatory support for right ventricular failure. JACC Heart Fail. 2013;1(2):127–34.

[31] Rosenbaum AM, Murali S, Uretsky BF. Intra-aortic balloon counterpulsation as a 'bridge' to cardiac transplantation. Effects in nonischemic and ischemic cardiomyopathy. Chest. 1994;106(6):1683–8.

[32] Norkiene I, et al. Intra-aortic balloon counterpulsation in decompensated cardiomyopathy patients: bridge to transplantation or assist device. Interact Cardiovasc Thorac Surg. 2007;6(1):66–70.

[33] Gjesdal O, et al. Intra-aortic balloon counterpulsation as a bridge to heart transplantation does not impair long-term survival. Eur J Heart Fail. 2009;11(7):709–14.

[34] Imamura T, et al. Prophylactic Intra-Aortic Balloon Pump Before Ventricular Assist Device Implantation Reduces Perioperative Medical Expenses and Improves Postoperative Clinical Course in INTERMACS Profile 2 Patients. Circ J. 2015;79(9):1963–9.

[35] Koudoumas D, et al. Long-Term Intra-Aortic Balloon Pump Support as Bridge to Left Ventricular Assist Device Implantation. J Card Surg. 2016;31(7):467–71.

[36] den Uil CA, et al. Short-term mechanical circulatory support as a bridge to durable left ventricular assist device implantation in refractory cardiogenic shock: a systemic review and meta-analysis. Eur J Cardiothorac Surg. 2017;52(1):14–25.

[37] Lima B, et al. Effectiveness and Safety of the Impella 5.0 as a Bridge to Cardiac Transplantation or Durable Left Ventricular Assist Device. Am J Cardiol. 2016;117(10):1622–8.

[38] Cohen MG(1), Ghatak A, Kleiman NS, Naidu SS, Massaro JM, Kirtane AJ, Moses J,Magnus Ohman E, Džavík V, Palacios IF, Heldman AW, Popma JJ, O'Neill WW. Optimizing rotational atherectomy in high-risk percutaneous coronary interventions: insights from the PROTECT II study. Catheter Cardiovasc Interv. 2014;83(7):1057–64. https://doi.org/10.1002/ccd.25277. Epub 2013 Nov 18.

[39] McBride LR, Miller LW, Naunheim KS, Pennington DG. Axillary artery insertion of an intraaortic balloon pump. Ann Thorac Surg. 1989;48(6):874–5.

[40] Estep JD, Cordero-Reyes AM, Bhimaraj A, et al. Percutaneous placement of an intra-aortic balloon pump in the left axillary/subclavian position provides safe, ambulatory long-term support as bridge to heart transplantation. JACC Heart Fail. 2013;1(5):382–8.

[41] Umakanthan R, Hoff SJ, Solenkova N, et al. Benefits of ambulatory axillary intra-aortic balloon pump for circulatory support as bridge to heart transplant. J Thorac Cardiovasc Surg. 2012;143(5):1193–7.

[42] Tayal R, Barvalia M, Rana Z, et al. Totally percutaneous insertion and removal of impella device XE "Impella device" using axillary artery in the setting of advanced peripheral artery disease. J Invasive Cardiol. 2016;28(9):374–80.

[43] McCabe J, Khaki A, Nicholson W, et al. Safety and efficacy of percutaneous axillary artery access for mechanical circulatory support with the impella © devices: an initial evaluation from the axillary access registry to monitor safety (ARMS) multicenter registry. J Am Coll Cardiol. 2017;70(18 Supplement B43).

[44] Thawabi M, Cohen M, Wasty N. Post-Close Technique for Arteriotomy Hemostasis After Impella Removal. J Invasive Cardiol. 2019;31(6):E159 PubMed PMID: 31158816.

[45] Kapur NK, Alkhouli MA, DeMartini TJ, et al. Unloading the Left Ventricle Before Reperfusion in patients With Anterior ST-Segment-Elevation Myocardial Infarction. Circulation. 2019;139(3):337–46. https://doi.org/10.1161/CIRCULATIONAHA.118.038269.

第 3 章　体外膜肺氧合
Extra Corporeal Membrane Oxygenation

Kimberly Hong　Scott Chicotka　Travis Pollema　著
马坚锐　译　　袁海云　校

一、病例介绍

患者，女性，32 岁，患有肺动脉高压（WHO 分类 1 类），因右下叶肺炎入院。她的超声心动图提示严重的肺动脉高压，肺动脉收缩压为 110mmHg；右心室增大且功能不全；卵圆孔未闭，左向右分流；轻度二尖瓣反流。她一开始接受了持续高流量吸氧治疗，但仍持续缺氧，SaO_2 为 80%。于是决定对患者进行静脉 - 静脉体外膜肺氧合（veno-venous extra corporeal membrane oxygenation，VV-ECMO）插管，作为过渡到恢复或移植的治疗。在接下来 5 天的 VV-ECMO 和高流量供氧辅助下，她的 SaO_2 维持在 90% 以上，但经历了多次焦虑发作和明显的氧饱和度下降。此外，没有足够的右至左分流来提供左心室含氧的前负荷，也没有减轻右心室负荷并增加通过肺循环的前向血流。尽管 VV-ECMO 血流增加到 5L/min，但这仍然没有解决她的右心室衰竭。患者开始出现终末器官功能恶化的迹象，如与右心衰竭恶化一致的 NT pro-BNP 和肌酐水平升高。尽管增加依普前列腺素的剂量，她的右心功能仍继续恶化。很明显她需要右心功能的支持，遂决定转换为静脉 - 动脉体外膜肺氧合（veno-arterial extra corporeal membrane oxygenation，VA-ECMO）。建立股动脉 - 股静脉 ECMO，给予 3.5L/min 的充足流量，患者血流动力学状况明显改善，尿量几乎立即增加，肌酐下降。然而第 2 天，她开始经历持续的低氧饱和度，SaO_2 约为 80%。

二、概述

体外膜氧合（extra corporeal membrane oxygenation，ECMO）近年来进展显著，根据插管策略，可用于辅助支持危及生命的呼吸和（或）心力衰竭[1]。ECMO 是一种临时的支持设备，通常在等待终末器官功能恢复时使用，可作为不稳定患者胸内手术的支持，或作为移植的过渡治疗[2]。近年来，ECMO 的使用率有所提高，自 2017 年至今，每年 ECMO 的应用超过 1.2 万套。这在一定程度上是由于 ECMO 是可以提供全面心肺支持的唯一临时机械支持设备，以及该设备的技术改进简化了其实施。尽管 ECMO 的使用越来越广泛，但相关的发病率和死亡率仍然很高。这在很大程度上受全面心肺支持患者的敏感度、ECMO 自身设置和存在的相关血管、血栓和感染风险所影响。本章的目的是描述患者的选择标准、具体适应证和禁忌证，以及预期的并发症和管理策略。

三、ECMO 支持的机制

ECMO 是心肺生命支持的一种形式，血液从静脉系统引出，使用机械泵经过体外循环进入氧合器，再通过静脉（如 VV-ECMO）或动脉系统（如 VA-ECMO）返回体内。前者可为肺衰竭提供支持，而后者可完全绕过心脏和肺提供心肺支持。氧合器串联在机械泵上，用于血红蛋白的氧合，同时去除二氧化碳。通过调节泵流量和氧合器的气体流量，分别控制氧供和 CO_2 去除。

四、血管入路方式

采用何种插管策略取决于适应证、内在的心功能和血管通路的方式。了解插管选择和通路对于排除并发症，以及通过 X 线、透视和超声心动图确认最佳的插管位置都是非常重要的。与 VV-ECMO 相比，VA-ECMO 的一个重要特点是提供了一个绕过心脏和肺的平行回路，而 VV-ECMO 提供了一个与心脏和肺串联的回路。因此，VV-ECMO 为所有器官提供相同的氧合，而在 VA-ECMO 中可能发生差异性低氧血症。

在 VV-ECMO 中，最常见的插管策略是双插管。经右颈内静脉插入静脉回流管，放置至上腔静脉与右心房交界处或右心房；经股静脉插入静脉引流管，放置至下腔静脉与右心房交界处。另外，也有一种单插管策略，利用单管双腔插管，通过右颈内静脉放置。单管双腔插管将下腔静脉和上腔静脉的血液分别通过远端和近端的开口引出，并通过第二个管腔将氧合血送回到三尖瓣。与涉及静脉和动脉系统插管的 VA-ECMO 不同，VV-ECMO 回路只包含在静脉系统中。正因为如此，如果双插管策略中的插管开口彼此靠得很近，就会有血液再循环的风险。

在 VA-ECMO 中，可在中心（血液直接从右心房引流并返回至近端升主动脉）或外周部位（血液从近端股静脉或颈内静脉引流并返回颈总动脉、腋动脉或股动脉）进行插管[6]。在中心置管情况下，由于血液直接返回升主动脉，内在的心肺功能不会影响氧合或导致差异性低氧血症。此外，中心置管需要开胸，因此可以同时放置经心尖或左心房的引流管。中心置管方式的局限性是一方面需要外科开放式入路，另一方面是主动脉插管限制了患者的活动能力。

五、患者的选择

VV-ECMO 和 VA-ECMO 的主要目标都是恢复组织灌注和避免永久性终末器官功能不全。适应证可分为三大类，即肺支持、心脏支持或心肺支持[7]（表 3-1 和表 3-2）。

表 3-1　静脉 - 动脉体外膜肺氧合适应证	
• 心源性休克 • 急性冠状动脉综合征 • 心律失常电风暴（对其他措施无效） • 脓毒症致严重心肌抑制 • 药物过量 / 毒性致严重心肌抑制 • 心肌炎 • 肺栓塞 • 单纯心脏外伤 • 急性过敏反应	• 其他原因 　- 心脏术后：心脏外科术后无法脱离体外循环 　- 心脏移植术后：心脏或心 - 肺移植术后出现原发性移植物功能不全 　- 慢性心肌病：作为长期心室辅助装置支持或决策的过渡治疗 　- 高危心脏介入治疗围术期的支持 　- 过渡到移植

表 3-2　静脉 - 静脉体外膜肺氧合适应证	
• 急性呼吸窘迫综合征 • 严重细菌性或病毒性肺炎 • 吸入综合征 • 肺泡蛋白沉积症 • 肺移植 • 移植后原发性移植物功能障碍 • 过渡到肺移植 • 术中循环支持	• 提供肺脏休息的体外辅助 • 气道堵塞 • 肺挫伤 • 烟尘吸入 • 肺过度通气 • 哮喘持续状态 • 其他：肺出血或大咯血、先天性膈疝、胎粪吸入综合征、烟尘吸入

如前所述，需要 ECMO 支持的患者死亡率很高，在 ELSO 登记中，只有 60% 的 VV-ECMO 患者和 42% 的 VA-ECMO 患者可以存活出院[8]。这是由 ECMO 患者选择的精准度、与随着支持时间推移而增加的设备相关的并发症风险所决定的。适当的患者选择，包括排除持续不可逆的终末器官功能损伤且长时间循环支持也不太可能恢复的患者，对于减轻一些并发症风险是非常重要的。表 3-3 列出了 ECMO 的绝对和相对禁忌证。

六、管理策略和问题处理

尽管 VA-ECMO 几乎能提供完全的心肺支持，但上述并发症限制了其长期应用。患者在 VA-

	表 3-3　ECMO 禁忌证
绝对禁忌证：大部分是没有出路的徒劳治疗	• 心功能不能恢复且不适合心脏移植或不适合左心辅助装置永久替代治疗 • 已知的严重脑损伤 • 组织灌注不充分的长时间 CPR • 严重慢性器官功能衰竭（肺气肿、肝硬化、肾衰竭） • 依从性（没有社会支持的患者的经济、认知、精神或社会局限性） • 播散性恶性肿瘤 • 未经目击的心搏骤停 • 未修复的主动脉夹层 • 严重主动脉反流 • 开展外周 VA-ECMO，但存在周围血管疾病
相对禁忌证	• 抗凝问题 • 高龄 • 肥胖

ECMO. 体外膜肺氧合；CPR. 心肺复苏；VA-ECMO. 静脉 – 动脉体外膜肺氧合

ECMO 后的生存取决于支持下的适当管理，从而允许器官功能恢复和成功脱机或过渡到最终治疗，如永久的机械循环支持或移植。以下是患者在 ECMO 中遇到的常见问题。

（一）低血压

ECMO 患者的一个常见问题是低血压。具体表现为较低的平均动脉压数值，以及管路中的"颤动"，这是由于旋转泵的负压在流入管处形成间歇性抽吸。流量不足不仅会导致血压下降，还会造成组织损伤和湍流，加重血液成分的溶解，进一步加剧机体对管路的炎症反应。了解泵流量取决于流入管的尺寸和前负荷，即流入管部位（右心房或下腔静脉）的血容量，对解决低血压问题至关重要。可感知和无感知的血液或液体流失导致的血管内容量减少，以及感染或炎症反应引起的血管舒张性休克是低血压常见的原因。除了液体复苏，管理措施还包括降低泵流量或转速。当然，循环停止的机械原因也需要考虑。具体来说，心

脏压塞或动脉夹层，也应排除。正因为如此，体表或经食管超声心动图成像对于排除心脏压塞及确认引流管和灌注管的位置都是重要的诊断手段。

（二）差异性低氧：VA-ECMO

在外周插管的 VA-ECMO 中，来自股动脉的氧合血逆行至升主动脉，并与来自左心室的低氧血混合。因此，在外周插管中，VA-ECMO 氧合血逆行，并对抗自身心输出量。在主动脉内自身心排血量与 ECMO 血流混合的点称为混合点。在心功能较差的个体中，对 ECMO 流动的阻力很小，来自 ECMO 的含氧血液可以流经主动脉弓，向头部血管和冠状动脉提供氧气。在这种情况下，混合点靠近头臂动脉和颈总动脉。

对于心功能恢复的患者，由于肺水肿、左侧充盈压升高、肺栓子、肺炎或急性呼吸窘迫综合征（acute respiratory distress syndrome，ARDS）导致肺功能持续不佳的患者，低氧血液从心脏喷射出来，导致混合点更远。这是值得关注的，因为如果低氧血抵抗 ECMO 流动，而混合点在头臂动脉和颈动脉的远端，大脑将被低氧血液灌注。具体来说，低氧血液将灌注上肢、心脏和大脑，而氧合血将灌注下胸部脏器、腹部脏器和下肢。这种现象被称为 Harlequin 综合征或南北综合征。因此，监测右手的动脉 SaO_2 是必需的，可以帮助确定诊断，并启动干预措施以改善肺部的氧合和通气，包括联合使用 Impella、IABP 或外科左心室引流来卸载左心室。中心插管，将流入管置入升主动脉，上半身 VA-ECMO 供应头部血管和全身，降低与自身心排血量的竞争效应，从而消除 Harlequin 效应。

（三）再循环：VV-ECMO

在 VV-ECMO 中，由于整个回路在静脉系统中，有再循环的风险。这是因为灌注管里的含氧血液被吸回引流管，从而形成两个平行回路，即一个是含氧血在 VV-ECMO 回路，另一个是患者的缺氧内在循环。外周氧合饱和度低，回路中

SVO_2 高，或流入和流出回路中都有鲜红的血，都提示这种情况。通过超声心动图和容积状态确定插管位置是排除再循环故障的重要第一步。具体来说，如果引流管和灌注管放置的距离太近，或者灌注管没有朝向三尖瓣，就有更高再循环比例的风险。此外，因为总会有一定的再循环血液，增加总血量可以减少再循环比例。

（四）左心室引流策略

在 VA-ECMO 中，特别是在支持心源性休克的情况下，每天评估患者心功能是至关重要的。主动脉无搏动血流意味着主动脉瓣没有打开，因为心功能不足以克服 ECMO 流出的压力。左心室舒张末期压升高，导致左心室扩张、肺水肿和患者自身循环的血液氧合不足。此外，如果左心室不减压，左心室内的血液会淤滞发生血栓，增加发生中心和外周栓塞的危险。有创血流动力学监测包括通过肺动脉导管监测肺毛细血管楔压和动脉置管监测动脉搏动血流，都是重要的。超声心动图也可直接观察主动脉瓣的开放情况和评估左心室功能。管理包括平衡 ECMO 流量以获得足够的组织灌注和后负荷，并考虑正性肌力药物支持。如果在滴定了正性肌力药、血管扩张药和（或）ECMO 参数后，左心室仍不能充分卸载，则需要考虑机械卸载。可以通过左心房引流并入静脉回流回路，也可以通过外科入路直接卸载左心室。其他经皮策略包括主动脉内球囊反搏和 Impella 2.5、Impella CP 和 Impella 5.0 装置。在这些装置中，Impella 在降低左心室舒张末期压力方面更有效[9]。

七、并发症

尽管 ECMO 可以提高患者出院生存率，但它合并显著的并发症，并发症发生率与支持的持续时间直接相关。一项包含 1866 例患者的 20 项研究的 Meta 分析发现出血是最常见的并发症之一（40.8%），其次是透析（46%）、感染（30.4%）、肢体缺血（16.9%）和脑卒中（5.9%）。在 VA-ECMO 中，该技术的应用存在潜在风险。最常见的并发症可分为以下几类，即血液、血管、神经系统和感染相关的并发症。

（一）血液相关的并发症

体外循环管道和氧合器中的血液与非内皮化表面之间是直接接触的，因此在所有个体中抗凝都是必要的。接受 ECMO 的患者发生出血和血栓性并发症的风险都很高。

出血是在 ECMO 支持的危重患者中观察到的最常见并发症。一项回顾性研究分析了 149 例 ECMO（111 例 VA-ECMO 和 38 例 VV-ECMO），89 例（60%）发生至少 1 种出血事件[12]。最常见的出血并发症包括 ECMO 插管部位出血（37%）、血胸或心脏压塞（17%），5 例（2.2%）患者发生颅内出血。可以预期的是，有出血并发症的患者生存预期较差（aHR=2.17，95%CI 1.07～4.41，P=0.03）。多种因素可能导致高风险出血，包括全身抗凝、血小板功能障碍、过滤器和离心泵引起剪应力溶血、设备回路中失血、肝素诱导血小板减少、全身炎症、获得性血管性血友病综合征、凝血和纤溶激活。为了避免血液相关并发症，应监测活化凝血时间（activated clotting time，ACT）、部分凝血活酶时间（activated partial thromboplastin time，aPTT）、凝血酶原时间和血小板计数。在某些情况下，使用血栓弹力图（thromboelastography，TEG）可以为每个患者量身定制抗凝方案，并允许减少血液制品的输注。aPTT 的目标值为 50～75s，抗凝血因子 Xa 为 0.3～0.7U/ml，ACT 为 180～220s，血小板（有争议）为 5 万～10 万 /mm^3。在肝素诱导的血小板减少症患者中，可以使用比伐卢定和阿加曲班进行抗凝，其 aPTT 目标值为 50～60s[13]。

与出血一样，血栓形成也是一种常见的并发症，如果血栓发生在特定部位，甚至会产生灾难性后果。最常见的血栓形成位置是在氧合器内[11]。尽管氧合器上的凝血块形成会影响其功能，但由于氧合器是凝血块和动脉系统之间的屏障，患者没有发生栓塞事件的风险。对于血流搏动性低的患者，发生在泵和回路内氧合器远端或心脏内的血栓就会有全身性栓塞的风险。每天观察氧合器和管道，以及监测 D- 二聚体水平（急性升高可预测氧合器失效），对于评估管道更换至关重要[11]。

（二）血管相关的并发症

许多并发症与血管插管部位相关，20% 的股血管插管病例需要进行外科干预[14]。急诊时动脉插管可增加血管损伤的风险。大尺寸导管的插入和患者血流动力学的不稳定会更加剧肢体缺血风险。插管的远端负面效应可造成远端缺血，导致动脉血栓形成和坏疽。与 ECMO 插管相关的最常见血管并发症是下肢缺血（16.9%）、骨 - 筋膜室综合征（10.3%）和截肢（4.7%）[10]。导管尺寸大于 20F、小的体表面积和外周动脉疾病会增加肢体缺血的风险[15]。通过在股动脉近端预先放置一个小的顺行灌注插管，可以绕过那些使肢体缺血高风险的 ECMO 动脉插管阻塞区域（图 3-1）这种并发症可以被缓解。在没有做到这一点的情况下，用多普勒经常监测双侧远端血流可以识别那些后续需要顺行插管的患者。

（三）神经系统相关的并发症

神经系统相关的并发症是常见并发症，包括认知障碍、周围神经病变、颅内缺血和出血性、缺氧性脑死亡。根据 Meta 分析的数据，缺血性脑卒中和出血性脑卒中的合并发生率为 5.9%～7.8%[16]。缺血性或出血性脑卒中的发生是一个不良预后的指标，一旦发生，住院死亡率几乎增加了 5 倍，是 ECMO 支持患者的主要死亡原因，特别是颅内

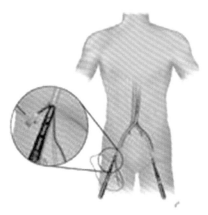

▲ 图 3-1　带右股浅动脉顺行灌注鞘的右股总动脉插管

出血，死亡率为 89.5%[15]。与颅内出血相关的因素包括 ECMO 支持时间延长、抗血栓治疗、凝血功能障碍、需要输血、肾衰竭。ECMO 转流前存在与颅内出血相关的患者特征包括 ECMO 前心搏骤停、小体表面积和女性[17]。

脑缺氧可导致严重后果，包括脑水肿、癫痫和脑病。虽然循环血栓和心内血栓是缺血性脑卒中的常见原因，但严重高碳酸血症快速纠正使血管收缩导致的低灌注，血管舒张性休克导致的全身性低血压，或镇静导致的大脑自动调节障碍，都可能造成全身性缺血。诱发个体颅内出血的因素包括血液与 ECMO 管道表面接触释放细胞因子导致全身炎症反应，以及凝血通路的激活。这些因素都会导致血栓形成前状态和凝血病变。此外，当血液通过氧合器、泵和回路循环时，包括血小板、红细胞和 VWF 在内的血液成分被溶解，使患者容易贫血和出血[17]。

ECMO 患者神经系统事件在临床上可能具有挑战性，特别是当患者可能需要深度镇静甚至瘫痪时。使用 CT、脑电图和经颅多普勒有助于评估脑损伤的范围和严重程度。神经损伤的生物标志物包括胶质纤维酸性蛋白和神经元特异性烯醇化酶。在怀疑神经损伤的情况下，除了影像学，这些生物标志物也有帮助诊断的价值[16]。

（四）感染相关的并发症

ECMO 患者存在院内感染的风险高，超过53% 的患者在 ECMO 支持的 14 天内会发生感染。这种高感染率是由于插管的有创性、复苏时置入的其他血管导管、ECMO 患者的典型并发症，包括需要机械通气、持续肾脏替代治疗和大量输血需求。3%～18% 的患者出现血流感染，其中下呼吸道感染是最常见的来源。与脑卒中相似，感染与死亡率的增加相关，死亡率高达 60%。值得注意的是，在急性冠状动脉综合征和心源性休克患者中，控制体温的热交换器和伴随出现的全身炎症反应综合征可能会混淆对感染的监测。生物标志物，如降钙素原和 C 反应蛋白的趋势，可监测危重患者中细菌和真菌感染的存在，可能有助于早期检测感染[18]。

八、结论

在我们的病例中，患者发生了 Harlequin 综合征，她的低氧血症是由于严重肺水肿和肺炎伴保留的左心室功能。我们通过增加 ECMO 流量至 3.8L/min，气管插管、机械通气和增加患者吸氧浓度，利尿来减少肺水肿，来处理这种情况。该策略发挥了作用，随着这些措施的调整，她的右手 SaO$_2$ 增加到 88%～93%，这是 ECMO 支持患者可接受的范围。

患者的移植评估仍在继续，但气管插管、股血管插管伴正常氧饱和度低的状态使她无法活动，而且越来越不适应。在接下来的 10 天里，她慢慢地减少 VA-ECMO 的依赖，最终拔管，脱离了 ECMO 的支持。

上述病例突出了在 VV-ECMO 和 VA-ECMO 过程中可能遇到的许多并发症。在处理这些并发症的设置中，有许多方法来调整和重新调整 ECMO 患者的病情。它们通常需要多种方法，要积极地根据原发病的诊断和患者病情的急性或意外变化来改变策略。

九、关键点

• 原发病的诊断对成功的 ECMO 实施非常重要。

• ECMO 并发症一旦发生，需要进行彻底的问题处理。

• 患者病情的变化有时需要改变 ECMO 策略。

• ECMO 支持可作为恢复、决策、移植或其他策略的过渡治疗。

• 在 ECMO 患者的诊治中，多学科团队是必不可少的。

参考文献

[1] Abrams D, Combes A, Brodie D. Extracorporeal membrane oxygenation in cardiopulmonary disease in adults. J Am Coll Cardiol. 2014. ;63(25 Pt A):2769–2778.

[2] Gattinoni L, Carlesso E, Langer T. Clinical review: Extracorporeal membrane oxygenation. Crit Care. 2011;15(6):243.

[3] Extracorporeal Life Support Organization. International summary–January 2020. 2020. https://www.elso.org/Portals/0/Files/Reports/2020_January/International%20Summary%20January%202020_page1.pdf. Accessed 29 June 2020.

[4] Schmidt M, Tachon G, Devilliers C, et al. Blood oxygenation and decarboxylation determinants during venovenous ECMO for respiratory failure in adults. Inten Care Med. 2013;39(5):838–46.

[5] Jayaraman AL, Cormican D, Shah P, Ramakrishna H. Cannulation strategies in adult veno-arterial and veno-venous extracorporeal membrane oxygenation: Techniques, limitations, and special considerations. Ann Card Anaesth. 2017;20(Supplement):S11–8.

[6] Squiers JJ, Lima B, DiMaio JM. Contemporary extracorporeal membrane oxygenation therapy in adults: Fundamental principles and systematic review of the evidence. J Thorac Cardiovasc Surg. 2016;152(1):20–32.

[7] Makdisi G, Wang IW. Extra Corporeal Membrane Oxygenation (ECMO) review of a lifesaving technology. J Thorac Dis. 2015;7(7):E166–76.

[8] ECLS Registry Report. https://www.elso.org/Registry/Statistics/InternationalSummary. aspx. Accessed 7 July 2020.

[9] Donker DW, Brodie D, Henriques JPS, Broomé M. Left ventricular unloading during veno-arterial ECMO: a review of percutaneous and surgical unloading interventions. Perfusion. 2019;34(2):98–105.

[10] Cheng R, Hachamovitch R, Kittleson M, et al. Complications of extracorporeal membrane oxygenation for treatment of cardiogenic shock and cardiac arrest: a meta-analysis of 1,866 adult patients. Ann Thorac Surg. 2014;97(2):610–6.

[11] Murphy DA, Hockings LE, Andrews RK, et al. Extracorporeal membrane oxygenation-hemostatic complications. Transfus Med Rev. 2015;29(2):90–101.

[12] Aubron C, DePuydt J, Belon F, et al. Predictive factors of bleeding events in adults undergoing extracorporeal membrane oxygenation. Ann Intensive Care. 2016;6(1):97.

[13] Guglin M, Zucker MJ, Bazan VM, et al. Venoarterial ECMO for Adults: JACC Scientific Expert Panel. J Am Coll Cardiol. 2019;73(6):698–716.

[14] Tanaka D, Hirose H, Cavarocchi N, Entwistle JW. The Impact of Vascular Complications on Survival of Patients on Venoarterial Extracorporeal Membrane Oxygenation. Ann Thorac Surg. 2016;101(5):1729–34.

[15] Papadopoulos N, Marinos S, El-Sayed Ahmad A, et al. Risk factors associated with adverse outcome following extracorporeal life support: analysis from 360 consecutive patients. Perfusion. 2015;30(4):284–90.

[16] Xie A, Lo P, Yan TD, Forrest P. Neurologic Complications of Extracorporeal Membrane Oxygenation: A Review. J Cardiothorac Vasc Anesth. 2017;31(5):1836–46.

[17] Fletcher-Sandersjöö A, Thelin EP, Bartek J Jr, et al. Incidence, Outcome, and Predictors of Intracranial Hemorrhage in Adult Patients on Extracorporeal Membrane Oxygenation: A Systematic and Narrative Review. Front Neurol. 2018;9:548.

[18] Pieri M, Greco T, Scandroglio AM, et al. Role of serum biomarkers in the diagnosis of infection in patients undergoing extracorporeal membrane oxygenation. Crit Care. 2012;16(Suppl 1):P26.

第二篇

晚期心力衰竭患者的长期器械治疗
Chronic Device Therapy in the Advanced Heart Failure Patient

Hao A. Tran　著

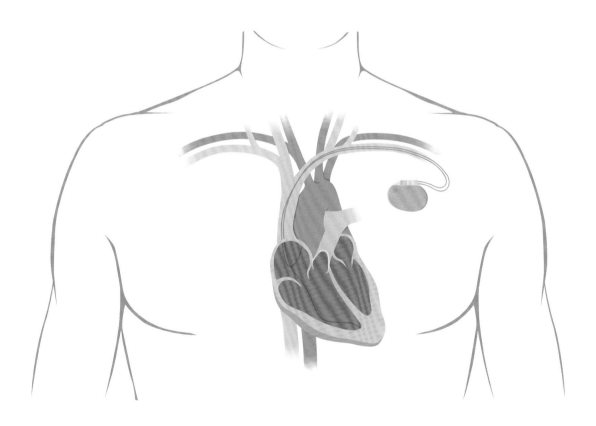

第 4 章 长期机械循环支持的选择标准
Selection Criteria for Durable Mechanical Circulatory Support

Behram P. Mody　Eric D. Adler　著

李佳妮　译　　陈尘　校

一、病例介绍

患者，男性，75 岁，因长期缺血性心肌病导致射血分数减少的心力衰竭，依赖静脉持续泵入米力农，轻度活动加重呼吸困难。他无法独立完成日常活动。目前，他接受大剂量的呋塞米、耐受低剂量的赖诺普利和螺内酯治疗，血压为 95/80mmHg。查体结果显示，颈静脉压为 12cmH$_2$O，双肺底湿啰音，四肢微温，双下肢 2+ 凹陷性水肿。实验室检查显示，N 末端脑钠肽前体 10 000pg/ml，血肌酐 1.9mg/dl（1 年前的一次检查为 1.2mg/dl）。最近一次经胸心脏超声提示舒张期左心室（left ventricle，LV）内径 7.2cm，左心室射血分数 15%，右心室大小正常，收缩功能减弱，中度二尖瓣反流和轻度主动脉反流。对其双心室植入式心律转复除颤器的检查提示双心室起搏 100%，伴有 5 次非持续性室性心动过速。在过去 1 年里，他曾因失代偿性心力衰竭住院 3 次。右心导管检查提示左、右心内充盈压升高，中度毛细血管后肺动脉高压，以及低心排血量非常显著。考虑到患者日渐下降的正性肌力药物作用，请求紧急转诊，以寻求潜在的长期机械循环支持。

二、概述

机械循环支持（mechanical circulatory support，MCS）是一种公认的恢复严重心力衰竭或致命心律失常患者循环的方式。通过提供足够的心排血量，持久的 MCS 或长期的左心室辅助装置（left ventricular assist device，LVAD）可以改善患者的整体情况。持久的 MCS 可以桥接移植（bridge-to-transplant，BTT）、终生替代治疗（destination therapy，DT）或者桥接决策（bridge-to-decision，BTD）。无论适应证是什么，使用 LVAD 在患者康复、生活质量、逆转心脏恶病质和多器官衰竭方面都有很大的益处。通过优化 LVAD 支持下的血流动力学、营养状况和心功能等级，选定的患者可以提高他们成为心脏移植接受者的资格和随后的生存率。

目前 MCS 的 5 种适应证为：①急性心肌梗死致心源性休克；②心脏术后心肌功能障碍；③心肌炎引起的急性心力衰竭；④严重慢性心力衰竭（NYHA Ⅲ b～Ⅳ级），伴有或不伴有致命的持续性心律失常，对最大限度的药物支持无效，1 年死亡率高；⑤慢性正性肌力药物依赖伴终末端器官功能障碍。

有上述临床标准之一且对最大限度药物支持无反应的患者，可以从短期或长期 MCS 中受益。本章的目的是概述长期左心室辅助装置的选择标准。

三、患者选择

对于需要进一步治疗的患者，入选标准并不是像复选框中选择那样简单。它需要满足严格的标准，需要由多学科团队进行详细评估，团队成员包括心胸外科医生、高级心力衰竭心脏病学家、营养师、社会工作者和姑息治疗专家。关于心脏移植的名单有公认的标准，并得到多个学会的认可，学会包括国际心肺移植学会（International Society for Heart and Lung Transplantation，ISHLT）和美国心脏病学会 / 美国心脏协会 / 美国心力衰竭学会（ACC/AHA/HFSA）[1]。直到最近，还没有有效的 LVAD 植入的选择标准。2013 年，ISHLT 发布了新的 MCS 指南，其中包括讨论 LAVD 候选者的章节[2]。在心脏移植和 LVAD 植入的标准之间有一些相似，也有明显的区别。一般来说，任何一种治疗的候选者都应有左心室射血分数严重降低、NYHA Ⅲ～Ⅳ级心力衰竭（heart failure，HF）症状（表 4-1）、对指南指导的药物治疗不耐受，并且有因失代偿性心力衰竭多次住院史。

（一）INTERMACS 分级

患者选择的一个重要考虑因素是机械辅助循环支持跨机构注册登记（Interagency Registry for Mechanically Assisted Circulatory Support，INTERMACS）分级。INTERMACS 分级将 LVAD 植入前的晚期心力衰竭（NYHA Ⅲ～Ⅳ级）患者的严重程度进行了亚分类（表 4-2）[4, 5]。根据 INTERMACS 数据库的最新分析，在美国全国范围内接受左心室辅助装置的最大患者类别是 INTERMACS 3 级（病情稳定但依赖正性肌力药

物），其次是 2 级（应用正性肌力药物同时心力衰竭仍进展性恶化）和 1 级（严重心源性休克），分别占所有植入物的 38%、33.7% 和 15.9%[6]。INTERMACS 1 级和 2 级患者早在 LVAD 植入 3 个月时就与死亡率增加相关（1 级：HR=1.98，$P<$ 0.0001；2 级：HR=1.59，$P<$0.0001）。因此，对于 3 级或者更严重的患者，LVAD 会有更好的生存结果[7, 8]。

（二）指征

长期 MCS 通常适用于尽管采用了最佳药物和（或）心脏同步化治疗后临床情况仍持续恶化的晚期心力衰竭患者。有三组患者受益于长期 MCS（图 4-1）。第一组由终末期心力衰竭患者组成，尽管给予最大可耐受的药物支持，有或没有短期 MCS 支持，但血流动力学仍不稳定，并且符合心脏移植标准。这些患者接受 LVAD 植入"过渡到移植"。第二组患者与前一组相似，但不是移植候选者。因此，这些患者接受左心室辅助装置作为"最终治疗"。与前两组相似，最后一组患者出现心源性休克，但尚不排除进行心脏移植的可能性，在这组患者中，长期 MCS 的指征是"过渡到决策"。

表 4-1　心力衰竭和心功能分级			
ACC/AHA 心力衰竭分级		**NYHA 心功能分级**	
A	心力衰竭风险高，但无结构性心脏病或心力衰竭症状		
B	有结构性心脏病，但无心力衰竭的体征或症状	Ⅰ	身体活动不受限制。普通的体育活动不会引起心力衰竭症状
C	既往或目前有慢性心力衰竭症状的结构性心脏病	Ⅰ	身体活动不受限制。普通的体育活动不会引起心力衰竭症状
		Ⅱ	身体活动轻微受限制。休息时很舒适，但普通的体育活动会导致心力衰竭症状
		Ⅲ	身体活动明显受限制。休息时舒适，但低于平时活动可引起心力衰竭症状
		Ⅳ	都有心力衰竭症状，或休息时心力衰竭症状明显
D	难治性心力衰竭需要专门干预	Ⅳ	都有心力衰竭症状，或休息时心力衰竭症状明显

ACC. 美国心脏病学会；AHA. 美国心脏协会；NYHA. 纽约心脏协会[3]

分级	类型	血流动力学状态	治疗时限
	表4-2　INTERMACS 分级		
1	严重心源性休克（"一败涂地"）	危及生命的低血压和迅速升级的正性肌力药物支持，伴有重要器官低灌注，通常表现为酸中毒和乳酸水平的恶化	数小时之内
2	进展性恶化（正性肌力药物支持下病情仍恶化）	依赖正性肌力药物支持并表现出营养状况、肾功能、液体潴留或其他主要状态指标稳步恶化的迹象。也可以是顽固性容量超负荷的患者，伴有灌注不足的证据，因快速性心律失常、心肌缺血或其他不耐受而无法维持正性肌力药物输注	数日之内
3	状态稳定但对正性肌力药物依赖（依赖药物的稳定）	在反复记录无症状低血压、症状恶化或进行性器官功能障碍（通常为肾脏）后，静脉注射低至中等剂量的正性肌力药物（或有临时循环支持装置）后临床稳定	数周至数月
4	静息症状（频繁发作）	可耐受在家口服药物治疗，但在休息或日常生活中经常出现充血性心力衰竭症状	数周至数月
5	不能耐受体力活动（居家）	在休息时感到舒适，但不能从事任何活动，通常待在家里，没有充血性心力衰竭症状	紧急程度随器官功能和营养状况而变化
6	体力活动有限（行走受限）	休息时感到舒适，能做一些轻微的活动，但做几分钟有意义的活动就会感到疲劳	紧急程度随器官功能和营养状况而变化
7	NYHA Ⅲ级	临床上较稳定，合理水平内的活动较舒适。通常可以行走一个街区以上	未指明

INTERMACS. 机械辅助循环支持跨机构注册登记

接受 LVAD 作为过渡到移植的患者应符合心脏移植的条件。我们目前的做法是应用以下 BTT 标准，但不限于这些标准。

• 心脏移植的合适候选人。

• NYHA Ⅳ级心力衰竭症状。

• 尽管有最大限度的药物支持，但在获得供体心脏之前，死亡的危险迫在眉睫。

• 无不可逆的肝、肾衰竭，但在多器官移植的情况下可能会有例外。

• 无显著的肺动脉高压。

• 为移植和可能的长期 LVAD 支持提供充分的心理准备和外部社会心理支持。

• 血流动力学数据，尽管有适当的药物管理［即血管活性和（或）收缩性药物］，心指数≤ $2.2L/(min \cdot m^2)$，肺毛细血管楔压≥20mmHg。

• 通过超声心动图和血流动力学评估可接受的右心功能。如果有证据表明患者有严重的右心功能障碍，则评估患者是否可以进行双心室辅助装置支持（biventricular assist device，BiVAD）过渡至移植手术。

• 左心室收缩功能在没有设备支持的情况下无法恢复。

• 慢性正性肌力药物依赖伴 1 年高风险死亡率。

• 容纳设备的患者身体尺寸（体表面积）如下所示。

– HeartMate Ⅱ≥$1.5m^2$。

– HeartMate 3＞$1.2m^2$。

– Syncardia TAH≥$1.7m^2$。

– HeartWare HVAD≥$1.0m^2$。

终生替代治疗装置的标准基于医疗保健服务中心的当前要求，如下所示。

• 不适合心脏移植。

• NYHA Ⅳ级症状持续至少 90 天。

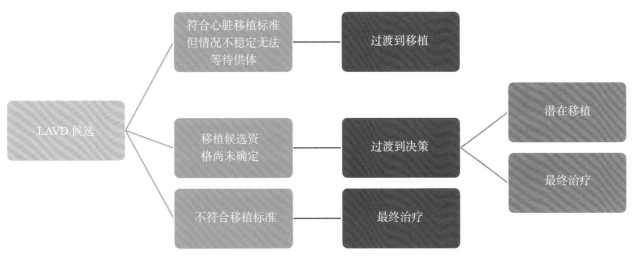

▲ 图 4-1　左心室辅助装置的适应证和植入策略
LAVD. 左心室辅助装置

• 预期寿命不超过 2 年，并且满足以下所有条件。

– 在过去 60 天中至少 45 天内，最佳的药物治疗［包括使用 β 受体阻滞药和血管紧张素转换酶抑制药（如果耐受）］对症状没有反应。

– 左心室射血分数＜25%。

– 运动受限，峰值氧耗≤14ml/（kg·min）；或者因症状性低血压，肾功能下降或肺充血加重，持续需要静脉注射正性肌力药物治疗。

– 合适的身体尺寸支持 VAD 植入。

此外，临床感觉虚弱、不依从药物治疗史和社会因素被认为是 LVAD 支持的相对禁忌证（图 4-2）。

（三）常规考虑因素

在选择晚期移植患者特别是心脏移植患者时，年龄是非常重要的考虑因素。与几乎所有的医学干预类似，年龄与左心室辅助装置植入后的生存期呈负相关[6, 9]。根据最新的 INTERMACS 年度报告，年龄＞65 岁的患者在早期（＜3 个月）和晚期死亡率方面风险较高（HR=1.41，$P<0.0001$；HR=1.16，$P<0.0001$）[6]。大多数项目通常会考虑对 70 岁或 70 岁以下的患者进行移植；因此，接受左心室辅助装置作为 BTT 策略的患者通常需要在这一年龄层[1]。然而，高龄并不是 LVAD 植入的

绝对禁忌证，尤其是选择 DT 的患者。与年龄＜70 岁的患者相比，年龄≥70 岁的患者植入 LVAD 有相似的结果，特别是有良好的功能恢复、2 年生存率和生活质量[10]。

体表面积（body surface area，BSA）是放置长期左心室辅助装置前评估的一个重要因素。历史上，LVAD 的 BSA 临界值≥1.5m²，使女性和儿童处于不利地位。由于 LVAD 的使用率较低，该人群的等待期死亡率较高[11, 12]。目前这一代的 LVAD 是小型连续血流泵，可允许 BSA 最低至 1.0m²。根据 INTERMACS 注册表的回顾性分析，接受 LVAD 的较小 BSA 患者（BSA≤1.5m²）往往为女性、西班牙裔，并静脉使用血管收缩药物[13]。与较大 BSA 患者（BSA≥1.5m²）相比，他们有更多的围术期出血、驱动线感染，但右心室衰竭和肾功能不全的发生率较低。最重要的是，两者的总体生存率没有差异。

（四）心血管方面的考虑因素

大多数项目是在左心室扩张且射血分数降低（＜35%）的患者中植入长期 LVAD。LVAD 植入首选扩张的左心室，因为扩张的左心室可以方便地沿长轴放置泵输入管，避免碰及左心室游离壁和室间隔。不过，保留左心室射血分数并不是绝对的禁忌证。LVAD 植入在终末期限制性心肌

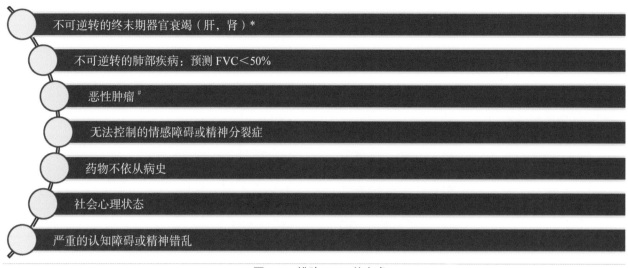

不可逆转的终末期器官衰竭（肝，肾）*

不可逆转的肺部疾病：预测 FVC＜50%

恶性肿瘤#

无法控制的情感障碍或精神分裂症

药物不依从病史

社会心理状态

严重的认知障碍或精神错乱

▲ 图 4-2　排除 MCS 的考虑

*. 以上禁忌证除非左心室辅助装置作为多器官移植的过渡时才被考虑；#. 肿瘤病史的评估基于复发或转移和总体生存能力

MCS. 机械循环支持；FVC. 最大肺活量

病（restrictive cardiomyopathy，RCM）患者中是可行的，如肥厚型心肌病、浸润性心脏病或化疗 / 放疗诱导的心肌病。RCM 患者通常继发于小左心室尺寸、低心搏出量和明显的舒张功能障碍。因此，药物管理具有挑战性，总体预后较差 [14, 15]。一项针对接受 LVAD 治疗的终末期 RCM 患者的研究指出，与药物治疗相比，无论 RCM 的病因如何，植入 LVAD 与提高生存率相关 [16]。此外，研究发现，与那些左心室舒张末直径＞46mm 的患者相比，≤46mm 的终末期 RCM 患者平均生存时间缩短（112 天 vs. 678 天，P＜0.01）。因此，LVAD 植入是终末期大左心室的 RCM 患者的治疗选择。

由于各种原因，瓣膜性心脏病在植入 LVAD 时也会成为一个挑战。LVAD 卸载左心室可损害主动脉瓣（aortic valve，AV）的打开，并通过增加心室压（主动脉 – 左心室压）来缩短收缩期瓣叶打开的时间 [17]。AV 不开放的结果是瓣膜周围会产生血栓，以及瓣叶的恶化及融合。这种病理的结果即可能导致主动脉瓣狭窄（aortic stenosis，AS），也可能因为瓣叶挛缩，产生中央性开口，引起主动脉瓣关闭不全（aortic insufficiency，AI）。因此，理论上植入前存在的 AI 在植入后会加重，

导致心力衰竭恶化，这是由于血液在没有真正卸载 LV 的情况下进行闭环流动。历史上，在这种情况下主动脉瓣生物瓣膜与 LVAD 一起植入，但这种额外的操作通常需要延长心脏停搏的时间，增加生物瓣膜产生血栓的长期风险和死亡率 [18]。在当代，中至重度原发 AI 采用主动脉瓣缝合修复技术，以减少 AI 进一步恶化的潜在风险 [2]。已存在的主动脉生物瓣膜在植入时不需要切除或更换。然而，有主动脉机械瓣膜的患者可能需要用生物瓣膜替换或手术关闭。尽管患者接受了充分的抗凝治疗，主动脉机械瓣膜仍存在血栓栓塞的风险，因为瓣膜不活动或间歇性打开，会导致血栓的形成，随后可能发生栓塞。

继发性三尖瓣反流（tricuspid valve regurgitation，TR）可以是双心室扩张和衰竭的结果。右心室（right ventricle，RV）衰竭是 LVAD 植入后的即刻并发症，可加重 TR。RV 衰竭通常是多因素的，跨肺血管的血流受限（右心室后负荷高），围术期液体复苏（右心室扩张和 TR 恶化），并导致室间隔左移（三尖瓣瓣叶受限）。目前还没有植入长期 LAVD 的禁忌证，但需要进一步的研究来评估伴随的三尖瓣置换或干预的效果。功能性二尖瓣反流通常随着左心室被 LVAD 卸载而改善，因此在植

入前无须担心。

（五）右心室衰竭

RV 衰竭是 LVAD 植入后并发症率和死亡率升高的主要原因之一[19, 20]。它不仅可以在手术后立即发生，甚至可以在以后的时间内发生（即指标住院出院后）。一般来说，RV 功能由前负荷、后负荷、收缩力、心室相互依赖性和心律决定[21]。随着时间的推移，左心室功能障碍基本上会导致右心室扩张和功能障碍，这是高右心室后负荷的结果。长期升高的肺毛细血管楔压（pulmonary capillary wedge，PCW）可导致肺血管系统重塑，最终产生毛细血管后肺动脉高压[22]。RV 后负荷的增加导致 RV 扩张，并可能恶化 TR 和肝充血。放置 LVAD 后，左心室的更多卸载使室间隔向左移动，并增加静脉回流至扩张和功能不全的 RV。这种功能受损的心室导致右心室搏出量和心输出量下降。左心室前负荷受到影响，导致 LVAD 流量减少和终末器官灌注减少。

右心室功能的评估通常通过各种心脏成像方式（超声心动图、心脏 CT 和 MRI）和 Swan Ganz 导管有创血流动力学进行。预测右心室衰竭最重要的血流动力学参数包括中心静脉压与 PCN 比值、肺动脉搏动指数、右室每搏功指数和肺血管阻力[19, 23]。异常的 RV 血流动力学应在术前得以优化，采用利尿药、正性肌力药物、肺血管扩张药和短期 MCS，改善终末器官灌注。值得注意的是，RV 功能可能在容量过负荷状态下被高估，或在正性肌力药物、短期 MCS 下被低估。因此，在患者经过容量的优化和减少右心室用药后，对右心室进行重复血流动力学评估是很重要的[24]。

超声心动图是客观和主观表征右心室功能的重要工具。然而，传统的二维（2D）或多普勒超声心动图在评估右心室功能时存在局限性，这主要是因为右心室位于胸骨后的位置和检查者之间的差异性。评估 RV 功能不全的方法一直不一致，部分因为 RV 功能不全的定义不同，缺乏可重复的定量测量分析。有趣的是，带二维应变的右心室检查比三尖瓣环平面收缩位移（tricuspid annular plane systolic excursion，TAPSE）或三尖瓣环收缩速度峰值（S'）更能提供对心室整体功能的评估，并且可以从负载状态或多普勒角度独立获得[25, 26]。应变成像可以检测到心肌亚临床恶化而在二维或多普勒图像上无异常。这项新技术的进一步研究正在晚期心力衰竭人群中进行。最近，一些研究表明术前 RV 纵向应变较大（更大的负值）与 LVAD 植入后 RV 衰竭相关[27, 28]。

风险评分已被开发用于预测右心室衰竭和潜在的右心室辅助设备的需求，但由于风险评分来自具有不同指征（BTT vs. DT）的异质性 LAVD 人群（搏动 vs. 连续）的回顾性单中心数据，存在局限性[24, 29]。最近的一项 Meta 分析评估了 36 个主要的单中心病例对照研究，以确定 LVAD 植入后（植入后 2 周内）RVF 的预测因素。该研究发现了与 RVF 发生相关的多个变量：使用支持设备治疗终末器官功能障碍（机械通气、主动脉内球囊泵和持续肾脏替代治疗），各种生物标志物（NT pro-BNP、INR、白细胞计数），血流动力学参数（中心静脉压、右心室每搏做功指数、平均动脉压），超声心动图评估（右心室功能定性、右心室 / 左心室直径比、右心室游离壁纵向收缩压应力）。该 Meta 分析存在固有的局限性，显然右心衰竭是多因素的，从大数据中预测具有挑战性。

四、终末期器官的考量

（一）肾功能

很多终末期心力衰竭患者往往有肾功能障碍，通常归因于中心静脉压高或慢性低心排状态引起的心肾综合征。在患者经过血流动力学优化后，对 LAVD 植入前的肾功能进行全面评估，包括血清肌酐、血尿素氮、24h 尿液收集计算肌酐清除率和蛋白尿等[2]。当选择慢性肾病患者进行 LVAD 支持时，目标是希望 LVAD 植入后逆转肾损害和预防血液透析。

肾功能不全通常在 LVAD 植入后 30 天内随

着肾小球滤过率（glomerular filtration rate，GFR）的改善而显著改善[30]。另外，急性肾损伤也可在术后立即发生，由于植入手术期间的血流动力学波动和右心衰竭，其中一些患者甚至需要暂时的血液透析。术后持续静脉血液透析的需求与年龄较大（53 岁）、术前使用主动脉内球囊泵、低血清总蛋白（平均 5.8g/dl）和低白蛋白（平均 1.2g/dl）水平相关[31]。

既往存在的终末期肾衰竭需要长期血液透析是 LAVD 的一种禁忌证，因为研究显示该队列中死亡率极高[2]。在选择需要进行透析的 LVAD 患者时，可以考虑以下注意事项：LVAD 支持的患者通常不能很好地耐受与血液透析相关的容量转移，需要考虑频繁的低流量报警；在全国范围内，接受过处理 VAD 功能障碍培训的透析中心非常有限；缺乏搏动性血压会使血液透析过程中频繁地监测血压，使患者烦恼。

（二）肝功能

终末期心力衰竭患者通常发展为充血性肝病，这是全身静脉压升高和全身低灌注引起慢性缺血性损伤的结果[32]。输出量低导致的缺血性肝炎综合征造成小叶中心型坏死、血清转氨酶水平升高。术前肝功能障碍已被证明与生存率低和其他围术期并发症相关，围术期并发症包括右心衰竭、肾衰竭和需要输血的出血事件[33, 34]。设计终末期肝病模型（Model for End-Stage Liver Disease，MELD）评分最初是为了预测经颈静脉分流术患者的生存期[35, 36]。MELD 评分参数即血清肌酐、总胆红素和国际标准化比值。最近，该预后评分已被用于预测 LAVD 植入和心脏移植患者的死亡率[33, 37, 38]。

严重肝功能障碍（MELD 评分 ≥12.6 分）与术后 90 天和 1 年生存率较低、神经系统事件发生率较高相关，并且由于 LVAD 植入后早期出血，需要再次探查[39]。一般来说，无论基线肝功能障碍如何，植入后肝功能指标均有改善，提示充血性肝病的逆转。MELD 评分的一个组成部分是

INR，在 LVAD 支持下评估肝功能时可能不准确，因为患者通常服用华法林，这会增加 INR 数值。评价肝功能障碍的另一种方法是 MELD-XI 评分（即 MELD 评分不含 INR），该评分已被验证用于预测未口服抗凝血药的肝硬化患者的生存期，并与 MELD 评分相关（表 4–3）[40]。事实上，MELD 和 MELD-XI 评分 <17 分已被证明可以预测 VAD 期间的生存、全程和原位心脏移植后的生存[34]。此外，MELD 或 MELD-XI 评分升高（≥17 分）的患者可能受益于肝脏成像和肝科医生的评估。

（三）肺功能

一般来说，患有严重阻塞性或限制性肺疾病的患者在 LVAD 植入后，可能需要更长时间的机械通气支持，延长重症监护病房时间。终末期心力衰竭患者的肺活量测量基线值较差。术前肺功能检查（pulmonary function tests，PFT）的异常可能是由于胸腔积液、间质水肿、反应性纤维化、既往肺梗死和伴有压缩性肺不张的肺容量减少[41]。若用力肺活量、1s 用力呼气量、一氧化碳扩散量均小于 50% 预测值，应不考虑 LVAD 的使用。此外，如果肺功能检查异常，要考虑评估阻塞性睡眠呼吸暂停。目前，基线 PFT 结果与 LVAD 预后之间没有相关性[42]。事实上，LVAD 植入后 PFT 通常会恶化，这可能是由多因素造成的，包括因为 LVAD 占用的胸腔空间受到限制、呼吸肌无力、心脏停搏液引起的直接肺损伤，以及胸骨切开和肺部操作产生的机械改变。

（四）血液功能

LVAD 患者需要口服抗凝血药和抗血小板药来预防泵血栓形成。首选的抗凝血药是维生素 K 拮抗药，其目标通常是 INR 2～3。基线血小板减少和贫血是血液功能紊乱的标志，在选择长期 LVAD 时仔细检查。重要的是在植入前评估和解决这些异常的原因，以避免未来的不良事件。

术前血小板减少症（血小板计数 ≤148×10^3/μl）已被证明与植入后 90 天住院死亡率高度相关[43]。通常在围术期需要使用肝素延长抗凝时间。使用

表 4-3　MELD 与 MELD-XI		
	组　成	公　式
MELD	1. 血清总胆红素（mg/dl） 2. 血清肌酐（mg/dl） 3. INR	3.78 × Ln（胆红素）+11.2 × Ln（INR）+9.57 × Ln（肌酐）+6.43
MELD-XI	1. 血清总胆红素（mg/dl） 2. 血清肌酐（mg/dl）	5.11 × Ln（胆红素）+11.76 × Ln（肌酐）+9.44

MELD. 终末期肝病模型；MELD-XI.MELD 不包含 INR；INR. 国际标准化比值；Ln. 对数

体外循环和全身肝素化可使 LVAD 患者更容易发生肝素诱导的血小板减少症（heparin-induced thrombocytopenia，HIT）[44]。筛查抗血小板 4 复合体抗体，可以避免肝素暴露和在围术期使用替代的抗凝血药，从而预防 HIT 患者潜在的血栓形成和血小板减少。

LVAD 植入后出血更常见的原因是获得性血管性血友病综合征（acquired von Willebrand syndrome，aVWF）。LVAD 的高剪切应力导致 VWF 的多聚体蛋白水解。高分子 VWF 多聚物的减少导致 VWF 功能下降，从而引发血小板功能障碍和出血。出血通常发生于黏膜表面（口腔、胃肠道），甚至可导致女性月经过多、鼻出血、血尿和颅内出血。除 aVWF 外，胃肠道出血也可由动静脉畸形引起。LVAD 的恒流灌注造成长期的低脉压，影响神经血管生理，增加血管腔内压，松弛平滑肌，使黏膜下静脉丛膨胀，导致血管发育不良[45]。幸运的是，最新一代连续 LVAD 显著降低了消化道出血的发生率[46]。无论如何，大多数中心将通过结肠镜对潜在的 LVAD 候选人进行消化道恶性肿瘤或动静脉畸形的筛查，因为这些表现增加了植入后潜在出血的风险。

五、社会心理因素

在考虑需要长期 LVAD 支持的患者时，选择那些遵守药物治疗和门诊随访的患者是很重要的。LVAD 的护理负担很高。它需要携带重达 14 磅（1 磅 ≈ 454g）的设备和电池。在驱动线出口部位换药和坚持口服抗凝血药只是冰山一角。LVAD 的维护需要良好的卫生和对 LVAD 警报的警惕监测，警报可能是设备故障的信号。因此，建议每一个多学科团队都有一个有执照的高级临床社会工作者，接受过评估潜在 LVAD 候选者的培训[2]。社会工作者进行全面的社会心理评估，包括患者的社交网络、潜在照顾者的计划和药物滥用史（包括非法药物和酒精）。

斯坦福移植综合社会心理评估（Stanford Integrated Psychosocial Assessment for Transplantation，SIPAT）评分是评估潜在实体器官移植候选者的常用工具（图 4-3）[47]。得分是根据 18 个问题的答案计算出来的，这些问题涵盖了 4 个社会心理领域，包括患者的准备情况、社会支持、社会心理稳定性和生活方式。SIPAT 评分现在被用于评估潜在的 LVAD 候选者，其问题正在修改为专门与设备相关的知识。支持在这类患者人群中使用 SIPAT 的证据一直存在争议。一项大型单中心回顾性研究发现 LVAD 植入前 SIPAT 评分高与不良事件的负担（包括再入院、设备更换和植入后死亡）相关[48]。然而，另一项单中心回顾性研究得出结论，SIPAT 得分高并不预示累计再入院[49]。尽管 SIPAT 评分有其局限性，但它是一种快速而客观的评估，机构可以考虑将其作为一种质量指标，来评估他们在计划中承担的社会心理风险程度，但不能用于对候选人资格做出绝对的决定[50]。

六、结论

经过多学科团队的审查，该患者被认为是 LVAD 的合适人选。手术植入一个恒流 LVAD，围

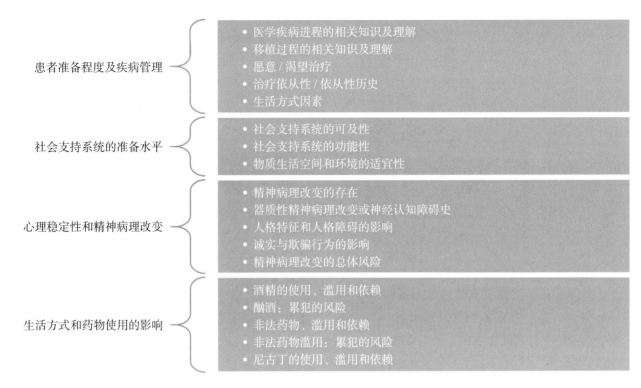

患者准备程度及疾病管理	• 医学疾病进程的相关知识及理解 • 移植过程的相关知识及理解 • 愿意 / 渴望治疗 • 治疗依从性 / 依从性历史 • 生活方式因素
社会支持系统的准备水平	• 社会支持系统的可及性 • 社会支持系统的功能性 • 物质生活空间和环境的适宜性
心理稳定性和精神病理改变	• 精神病理改变的存在 • 器质性精神病理改变或神经认知障碍史 • 人格特征和人格障碍的影响 • 诚实与欺骗行为的影响 • 精神病理改变的总体风险
生活方式和药物使用的影响	• 酒精的使用、滥用和依赖 • 酗酒：累犯的风险 • 非法药物、滥用和依赖 • 非法药物滥用：累犯的风险 • 尼古丁的使用、滥用和依赖

▲ 图 4-3　斯坦福移植综合社会心理评估评分评估

术期需要 1 单位红细胞。患者术后病程因右心衰竭而复杂化，在短暂的静脉利尿药治疗后，逐渐脱离米力农用药，右心衰竭得以缓解。住院 12 天后，患者出院时血清肌酐为 1.1mg/dl（LVAD 植入前为 1.9mg/dl）。复查经胸超声心动图显示舒张末左心室内径为 6.1cm，可见二尖瓣反流和主动脉反流。他一直遵守药物治疗和门诊随访，现在可以不受任何限制地进行日常活动，并享受与孙辈们在一起的时光。

七、关键点

• 长期 MCS 是一种改善心排血量、活动能力、生活质量、逆转恶病质和多器官衰竭的完善方法。

• LVAD 的适应证包括桥接移植、桥接决策和终生替代治疗。

• 选择长期 LVAD 需要多学科团队的全面评估。

• 对于满足 INTERMACS 3 级或更高级别的患者，首选 LVAD 植入，可以给予更好的生存结果。

• LVAD 植入前的心脏考量包括评估左心室腔的大小，有无基础瓣膜性心脏病和右心衰竭。

• LVAD 植入后，肾脏和肝脏损伤通常会逆转。

• 社会心理评估对于确定高危患者特征（包括不遵守医嘱、药物滥用和神经认知障碍）很重要。

参考文献

[1] Mehra MR, Canter CE, Hannan MM, et al. The 2016 international society for heart lung transplantation listing criteria for heart transplantation: a 10-year update. J Heart Lung Transplant. 2016;35(1):1–23. https://doi.org/10.1016/j.healun.2015.10.023.

[2] Feldman D, Pamboukian SV, Teuteberg JJ, et al. The 2013 international society for heart and lung transplantation guidelines for mechanical circulatory support: executive summary. J Heart Lung Transplant. 2013;32(2):157–87. https://doi.org/10.1016/j.healun.2012.09.013.

[3] Yancy CW, Jessup M, Bozkurt B, et al. 2013 ACCF/AHA guideline for the management of heart failure. Circulation. 2013;128(16). https://doi.org/10.1161/cir.0b013e31829e8776.

[4] Slaughter MS, Pagani FD, Rogers JG, et al. Clinical management of continuous-flow left ventricular assist devices in advanced heart failure. J Heart Lung Transplant. 2010;29(4 Suppl):S1–39. https://doi.

org/10.1016/j.healun.2010.01.011.

[5] Kirklin JK, Naftel DC, Stevenson LW, et al. INTERMACS database for durable devices for circulatory support: first annual report. J Heart Lung Transplant. 2008;27(10):1065–72. https://doi.org/10.1016/j.healun.2008.07.021.

[6] Kirklin JK, Pagani FD, Kormos RL, et al. Eighth annual INTERMACS report: Special focus on framing the impact of adverse events. J Hear Lung Transplant. 2017;36(10):1080–6. https://doi.org/10.1016/j.healun.2017.07.005.

[7] Estep JD, Starling RC, Horstmanshof DA, et al. Risk assessment and comparative effectiveness of left ventricular assist device and medical management in ambulatory heart failure patients: results from the ROADMAP study. J Am Coll Cardiol. 2015;66(16):1747–61. https://doi.org/10.1016/j.jacc.2015.07.075.

[8] Starling RC, Estep JD, Horstmanshof DA, et al. Risk assessment and comparative effectiveness of left ventricular assist device and medical management in ambulatory heart failure patients: the ROADMAP study 2–Year results. JACC Heart Fail. 2017;5(7):518–27. https://doi.org/10.1016/j.jchf.2017.02.016.

[9] Kirklin JK, Naftel DC, Pagani FD, et al. Seventh INTERMACS annual report: 15,000 patients and counting. J Heart Lung Transplant. 2015;34(12):1495–504. https://doi.org/10.1016/j.healun.2015.10.003.

[10] Adamson RM, Stahovich M, Chillcott S, et al. Clinical strategies and outcomes in advanced heart failure patients older than 70 years of age receiving the HeartMate II left ventricular assist device: a community hospital experience. J Am Coll Cardiol. 2011;57(25):2487–95. https://doi.org/10.1016/j.jacc.2011.01.043.

[11] Adachi I, Khan MS, Guzmán-Pruneda FA, et al. Evolution and impact of ventricular assist device program on children awaiting heart transplantation. Ann Thorac Surg. 2015;99(2):635–40. https://doi.org/10.1016/j.athoracsur.2014.10.010.

[12] Morgan JA, Weinberg AD, Hollingsworth KW, Flannery MR, Oz MC, Naka Y. Effect of gender on bridging to transplantation and posttransplantation survival in patients with left ventricular assist devices. J Thorac Cardiovasc Surg. 2004;127(4):1193–5. https://doi.org/10.1016/S0022–5223(03)00801–8.

[13] Zafar F, Villa CR, Morales DL, et al. Does small size matter with continuous flow devices? JACC Hear Fail. 2017;5(2):123–31. https://doi.org/10.1016/j.jchf.2016.09.009.

[14] Kushwaha SS, Fallon JT, Fuster V. Restrictive cardiomyopathy. N Engl J Med. 1997;336(4):267–76. https://doi.org/10.1056/NEJM199701233360407.

[15] Ammash NM, Seward JB, Bailey KR, Edwards WD, Tajik AJ. Clinical profile and outcome of idiopathic restrictive cardiomyopathy. Circulation. 2000;101(21):2490–6. https://doi.org/10.1161/01.cir.101.21.2490.

[16] Grupper A, Park SJ, Pereira NL, et al. Role of ventricular assist therapy for patients with heart failure and restrictive physiology: improving outcomes for a lethal disease. J Heart Lung Transplant. 2015;34(8):1042–9. https://doi.org/10.1016/j.healun.2015.03.012.

[17] Robertson JO, Naftel DC, Myers SL, et al. Concomitant aortic valve procedures in patients undergoing implantation of continuous-flow left ventricular assist devices: An INTERMACS database analysis. J Heart Lung Transplant. 2015;34(6):797–805. https://doi.org/10.1016/j.healun.2014.11.008.

[18] Pal JD, Klodell CT, John R, et al. Low operative mortality with implantation of a continuous-flow left ventricular assist device and impact of concurrent cardiac procedures. Circulation. 2009;120(11 Suppl):S215–9. https://doi.org/10.1161/CIRCULATIONAHA.108.844274.

[19] Kormos RL, Teuteberg JJ, Pagani FD, et al. Right ventricular failure in patients with the HeartMate II continuous-flow left ventricular assist device: incidence, risk factors, and effect on outcomes. J Thorac Cardiovasc Surg. 2010;139(5):1316–24. https://doi.org/10.1016/j.jtcvs.2009.11.020.

[20] Kavarana MN, Pessin-Minsley MS, Urtecho J, et al. Right ventricular dysfunction and organ failure in left ventricular assist device recipients: a continuing problem. Ann Thorac Surg. 2002;73(3):745–50. https://doi.org/10.1016/s0003–4975(01)03406–3.

[21] Arrigo M, Huber LC, Winnik S, et al. Right ventricular failure: pathophysiology, diagnosis and treatment. Card Fail Rev. 2019;5(3):140–6. https://doi.org/10.15420/cfr.2019.15.2.

[22] Guazzi M, Naeije R. Pulmonary hypertension in heart failure: pathophysiology, pathobiology, and emerging clinical perspectives. J Am Coll Cardiol. 2017;69(13):1718–34. https://doi.org/10.1016/j.jacc.2017.01.051.

[23] Morine KJ, Kiernan MS, Pham DT, Paruchuri V, Denofrio D, Kapur NK. Pulmonary artery pulsatility index is associated with right ventricular failure after left ventricular assist device surgery. J Card Fail. 2016;22(2):110–6. https://doi.org/10.1016/j.cardfail.2015.10.019.

[24] Fitzpatrick JR, Frederick JR, Hsu VM, et al. Risk score derived from pre-operative data analysis predicts the need for biventricular mechanical circulatory support. J Heart Lung Transplant. 2008;27(12):1286–92. https://doi.org/10.1016/j.healun.2008.09.006.

[25] Fukamachi K, McCarthy PM, Smedira NG, Vargo RL, Starling RC, Young JB. Preoperative risk factors for right ventricular failure after implantable left ventricular assist device insertion. Ann Thorac Surg. 1999;68(6):2181–4. https://doi.org/10.1016/s0003–4975(99)00753–5.

[26] Drakos SG, Janicki L, Horne BD, et al. Risk factors predictive of right ventricular failure after left ventricular assist device implantation. Am J Cardiol. 2010;105(7):1030–5. https://doi.org/10.1016/j.amjcard.2009.11.026.

[27] Grant ADM, Smedira NG, Starling RC, Marwick TH. Independent and incremental role of quantitative right ventricular evaluation for the prediction of right ventricular failure after left ventricular assist device implantation. J Am Coll Cardiol. 2012;60(6):521–8. https://doi.org/10.1016/j.jacc.2012.02.073.

[28] Bellavia D, Iacovoni A, Scardulla C, et al. Prediction of right ventricular failure after ventricular assist device implant: systematic review and meta-analysis of observational studies. Eur J Heart Fail. 2017;19(7):926–46. https://doi.org/10.1002/ejhf.733.

[29] Matthews JC, Koelling TM, Pagani FD, Aaronson KD. The right ventricular failure risk score a pre-operative tool for assessing the risk of right ventricular failure in left ventricular assist device candidates. J Am Coll Cardiol. 2008;51(22):2163–72. https://doi.org/10.1016/j.jacc.2008.03.009.

[30] Quader M, Goodreau AM, Johnson RM, Wolfe LG, Feldman GM. Impact of renal function recovery utilizing left ventricular assist device support. J Card Surg. 2020;35(1):100–7. https://doi.org/10.1111/jocs.14320.

[31] Topkara VK, Dang NC, Barili F, et al. Predictors and outcomes of continuous veno-venous hemodialysis use after implantation of a left ventricular assist device. J Heart Lung Transplant. 2006;25(4):404–8. https://doi.org/10.1016/j.healun.2005.11.457.

[32] Wadia Y, Etheridge W, Smart F, Wood RP, Frazier OH. Pathophysiology of hepatic dysfunction and intrahepatic cholestasis in heart failure and after left ventricular assist device support. J Heart Lung Transplant. 2005;24(4):361–70. https://doi.org/10.1016/j.healun.2004.09.012.

[33] Matthews JC, Pagani FD, Haft JW, Koelling TM, Naftel DC, Aaronson KD. Model for endstage liver disease score predicts left ventricular assist device operative transfusion requirements, morbidity, and mortality. Circulation. 2010;121(2):214–20. https://doi.org/10.1161/CIRCULATIONAHA.108.838656.

[34] Yang JA, Kato TS, Shulman BP, et al. Liver dysfunction as a predictor of outcomes in patients with advanced heart failure requiring ventricular assist device support: Use of the Model of End-stage Liver

Disease (MELD) and MELD eXcluding INR (MELD-XI) scoring system. J Heart Lung Transplant. 2012;31(6):601–10. https://doi.org/10.1016/j. healun.2012.02.027.

[35] Malinchoc M, Kamath PS, Gordon FD, Peine CJ, Rank J, ter Borg PC. A model to predict poor survival in patients undergoing transjugular intrahepatic portosystemic shunts. Hepatology. 2000;31(4):864–71. https://doi.org/10.1053/he.2000.5852.

[36] Kamath PS, Wiesner RH, Malinchoc M, et al. A model to predict survival in patients with end-stage liver disease. Hepatology. 2001;33(2):464–70. https://doi.org/10.1053/ jhep.2001.22172.

[37] Chokshi A, Cheema FH, Schaefle KJ, et al. Hepatic dysfunction and survival after orthotopic heart transplantation: application of the MELD scoring system for outcome prediction. J Hear Lung Transplant. 2012;31(6):591–600. https://doi.org/10.1016/j. healun.2012.02.008.

[38] Deo SV, Daly RC, Altarabsheh SE, et al. Predictive value of the model for end-stage liver disease score in patients undergoing left ventricular assist device implantation. ASAIO J. 59(1):57–62. https://doi.org/10.1097/mat.0b013e31827c0c77.

[39] Yalcin YC, Muslem R, Veen KM, et al. Impact of preoperative liver dysfunction on outcomes in patients with left ventricular assist devices. Eur J Cardio-Thoracic Surg. 2019. https://doi.org/10.1093/ejcts/ezz337 December.

[40] Heuman DM, Mihas AA, Habib A, et al. MELD-XI: A rational approach to "sickest first" liver transplantation in cirrhotic patients requiring anticoagulant therapy. Liver Transplant. 2007;13(1):30–7. https://doi.org/10.1002/lt.20906.

[41] Mohamedali B, Bhat G, Yost G, Tatooles A. Changes in spirometry after left ventricular assist device implantation. Artif Organs. 2015;39(12):1046–50. https://doi.org/10.1111/ aor.12507.

[42] Sajgalik P, Kim C-H, Stulak JM, et al. Pulmonary function assessment post-left ventricular assist device implantation. ESC Heart Fail. 2019;6(1):53–61. https://doi.org/10.1002/ ehf2.12348.

[43] Lietz K, Long JW, Kfoury AG, et al. Outcomes of left ventricular assist device implantation as destination therapy in the post-REMATCH era: implications for patient selection. Circulation. 2007;116(5):497–505. https://doi.org/10.1161/ CIRCULATIONAHA.107.691972.

[44] Muslem R, Caliskan K, Leebeek FWG. Acquired coagulopathy in patients with left ventricular assist devices. J Thromb Haemost. 2018;16(3):429–40. https://doi.org/10.1111/ jth.13933.

[45] Gurvits GE, Fradkov E. Bleeding with the artificial heart: Gastrointestinal hemorrhage in CF-LVAD patients. World J Gastroenterol. 2017;23(22):3945–53. https://doi.org/10.3748/ wjg.v23.i22.3945.

[46] Goldstein DJ, Naka Y, Horstmanshof D, et al. Association of clinical outcomes with left ventricular assist device use by bridge to transplant or destination therapy intent: the multicenter study of MagLev technology in patients undergoing mechanical circulatory support therapy with HeartMate 3 (MOME. JAMA Cardiol. 2020. https://doi.org/10.1001/jamacardio. 2019.5323 January.

[47] Maldonado JR, Dubois HC, David EE, et al. The Stanford Integrated Psychosocial Assessment for Transplantation (SIPAT): a new tool for the psychosocial evaluation of pre-transplant candidates. Psychosomatics. 2012;53(2):123–32. https://doi.org/10.1016/j. psym.2011.12.012.

[48] Sperry BW, Ikram A, Alvarez PA, et al. Standardized psychosocial assessment before left ventricular assist device implantation. Circ Heart Fail. 2019;12(1). https://doi.org/10.1161/ circheartfailure.118.005377.

[49] Bui QM, Braun OO, Brambatti M, et al. The value of Stanford integrated psychosocial assessment for transplantation (SIPAT) in prediction of clinical outcomes following left ventricular assist device (LVAD) implantation. Heart Lung. 2019;48(2):85–9. https://doi.org/10.1016/j.hrtlng.2018.08.011.

[50] Adler ED. Of parachutes and heart pumps. Circ Hear Fail. 2019;12(1). https://doi.org/10.1161/circheartfailure.118.005745.

第 5 章　左心室辅助装置的住院管理
LVAD Inpatient Management

Johannes Steiner　Hao A. Tran　著

陈　尘　译　吴　敏　校

一、病例介绍

患者，女性，61 岁，既往有弥漫性大 B 细胞淋巴瘤病史，接受以多柔比星为基础的化疗、胸部放疗和自体干细胞移植后，双心室收缩功能受损并持续恶化。患者心功能迅速失代偿，需要正性肌力药物和经皮机械循环支持（Impella CP，Abiomed Inc，Danvers，MA，USA）治疗。经胸超声心动图显示左心室射血分数为 10%，左心室舒张末期内径为 5.5cm，中度右心功能衰竭，中至重度三尖瓣反流。肺动脉导管测压显示右心房平均压为 15mmHg，肺动脉压为 46/24mmHg，肺动脉搏动指数（pulmonary artery pulsatility index，PAPI）为 1.5。

该患者最终被列入心脏移植名单，并接受了紧急的 HeartWare 心室辅助装置（HeartWare，Framingham，MA，USA）和三尖瓣瓣环植入。初始泵速为 2500 转 / 分，术后立即给予肾上腺素、米力农、血管加压素和一氧化氮。脱离体外循环后，当泵速增加到 2600 转 / 分时该装置仅能提供 2.5L/min 的流量。经食管超声心动图（transesophageal echocardiogram，TEE）显示，严重右心室收缩功能障碍和重度三尖瓣残余反流，心室辅助泵持续抽吸导致室间隔膨向左心室。

尽管采用包括强心药和肺血管扩张药在内的右心室药物支持策略，但左心室辅助装置（left ventricular assist device，LVAD）仍无法增加流量，无法提供足够的全身灌注，最终需要置入经右心房 – 肺动脉入路的临时右心室辅助装置（right ventricular assist device，RVAD）Centrimag RVAD（Abbott，Pleasanton，CA，USA）。术后胸部正位 X 线片提示 RVAD 已植入到位，但 LVAD 流入道朝向室间隔而不是二尖瓣（图 5–1）。

二、术前优化

INTERMACS 1～2 级（INTERMACS 分级，更危重的患者分值更低）的晚期心源性休克患者，与强心药依赖、甚至可以活动的稳定心力衰竭患者相比，LVAD 置入后的住院死亡率和住院时间均显著增高[1-3]。早期植入 VAD 既可获益，但又存在潜在风险，故植入的理想时间仍然存在争议[4]，不过，术前调整的重要性及其对术后结局的影响是公认的。

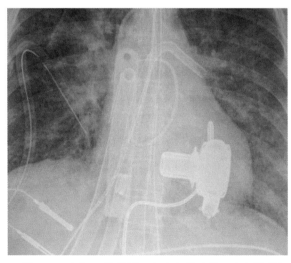

▲ 图 5–1　胸部 X 线片提示左心室辅助装置流入管道朝向室间隔而不是二尖瓣，Centrimag 从右心房到肺动脉的插管到位，中度肺水肿

1. LVAD 植入前右心衰竭失代偿。无论右心衰竭的定义是什么，LVAD 植入后右心衰竭始终与较差的临床结果相关，较差的临床结果包括住院时间延长、器官功能恶化、桥接移植成功率降低、短期和长期死亡率增加[5]。上一章已经介绍了这些内容，这里将讨论几个要点。

(1) 术前右心室收缩功能障碍尤其容易受到体外循环、围术期容量变化、因肺水肿和（或）正压通气引起的右心室后负荷增加的影响。

(2) 虽然有短期 RVAD，但持久的长期 RVAD 治疗目前还没有获得认可。

(3) 多种风险评分、超声心动图或血流动力学指标与术后右心衰竭相关，然而尚未确定单一的指标来指导患者选择[6]。

(4) 强烈建议高危患者在植入前进行血流动力学指导的心力衰竭管理，积极利尿、使用支持右心室的正性肌力药物甚至肺血管扩张药治疗，将心力衰竭患者的中心静脉压（central venous pressure，CVP）降低到 15mmHg 以下。

(5) 经侧向开胸的微创入路有可能维持心包的完整性，并降低术后右心衰竭的发生率[7]。

2. 营养不良在终末期心肌病中很常见，它会影响术后伤口愈合和院内感染的发生率。

白蛋白水平低于 3.5mg/dl 会增加术后 VAD 的死亡率[8]。然而，改善植入前营养状态要数周的时间，这需要权衡延迟 VAD 植入的潜在风险。

3. 活动性感染需要在植入前排除。潜在的感染源，包括留置导管和牙齿感染，应予以排除或接受治疗。术前应预防性给予抗生素[9]。

4. 肾衰竭。尽管在 VAD 植入术后可以立即观察到肾小球滤过率的不断改善，但长期改善的证据仍不足。在 VAD 植入后的临床过程中，持续肾功能不全会升高并发症率和死亡率。

永久性透析仍然被视为禁忌证，尤其是终身替代治疗的 VAD 患者，并可能导致桥接心脏移植的 VAD 患者被移出心脏移植等候名单；因此，应在术前阶段通过缓解充血性心力衰竭和充分的肾灌注来改善肾功能[10]。

三、术中管理

1. 三尖瓣反流常见于终末期心力衰竭患者，其原因是长期的肺静脉高压、右心房重构和跨瓣电极的存在（表 5-1）。

表 5-1 手术中对瓣膜处理的总结	
瓣膜病类型	同期瓣膜手术
主动脉反流或主动脉瓣机械瓣置换	主动脉瓣中度以上反流，行主动脉瓣修补或闭合
二尖瓣狭窄	二尖瓣生物瓣置换
三尖瓣反流	尚无定论

尽管早期有证据支持在 LVAD 植入术时同时修复三尖瓣的策略[11]，提示术后右心室逆转重构得到改善，但这些结果在后来的文献[12]中并未转化为任何临床益处，仍然是一个临床不确定的领域。

2. 在 LVAD 植入前通常能观察到二尖瓣严重反流，但植入时很少需要手术干预，反流通常随着 LVAD 减轻左心室负荷和逆转重塑而改善。在少见的二尖瓣严重狭窄情况下，通常需要进行二尖瓣人工生物瓣膜置换，改善 LVAD 的流量并降低心内栓塞的风险。

3. 主动脉瓣关闭不全（至少是中度）会在整个心动周期中形成折返回路，严重危及全身灌注和加重左心室负荷。主动脉瓣在 LVAD 支持期间因瓣膜收缩期位移减少而导致反流加重，所以主动脉瓣反流应该在 LVAD 植入时解决，特别是当患者预计使用 LVAD 支持更长时间时。

主动脉瓣反流的外科治疗方案包括完全缝合瓣膜（Park 缝合）或进行人工生物瓣膜置换[13]。

主动脉瓣位置的机械瓣膜通常被缝闭或替换为生物瓣膜，因为在相对低流量状态下，如果患者预计长期使用 LVAD，血栓形成的发生率会增加。

4. 右心室功能障碍。肺水肿、过度输血引起的肺损伤、较长体外循环时间都会对右心室后负荷产生直接影响，应尽量减少这些情况发生。

大多数中心采用正性肌力药和经验性使用肺血管扩张药，如吸入一氧化氮或使用前列腺素，以应对早先存在的肺动脉高压和围术期右心室功能损伤。

为避免增加肺血管收缩和右心室压力，应在撤除体外循环前实现最佳氧合和酸碱平衡。

应密切监测中心静脉压，注意避免右心室过度扩张。

如果右心室衰竭持续存在，应在离开手术室之前选择性地考虑使用临时 RVAD，而不是在离开手术室后紧急进行。这可以通过将体外循环管路转换为右心房至肺动脉的连接来实现，甚至放置临时 RVAD 泵（Centrimag RVAD，Abbott Laboratories，前身为 Thoratec Corporation，Pleasanton，CA，USA）。经皮放置 PVAD（Impella RP，Abiomed Inc，Danvers，MA，USA 或 TandemLife Protek Duo，TandemLife，Pittsburgh，PA）可能在仅需要短期支持的特定病例中发挥突出作用。正如预期的那样，通过计划性的右心室支持，而不是延误或紧急地升级为双心室支持，患者的预后将得到改善[14]。

四、术后管理

1. 初始 LVAD 泵速

理想状态下将在食管超声和血流动力学实时监测下进行泵速调整。"部分"卸载策略可能比提高泵速更可取，特别是 LVAD 植入术后右心衰竭风险升高的患者，以避免右心室的前负荷加重和室间隔向左偏移。这些可能会使已经功能失调的右心室功能恶化，甚至可能在体外循环后出现右心室顿抑。短中期目标包括充分的左心室卸载（通过完全或间歇性主动脉瓣关闭反映出来），减少左心室容积，以及防止右心室负荷过重或室间隔几何结构的破坏。

HeartMate 3 典型的泵速为 5000～6000 转 / 分，HeartWare HVAD 的泵速为 2400～3200 转 / 分。最佳泵速的设置非常依赖于术后容量的控制、全身

血管阻力，因此可能需要不断进行重新评估。

2. 术后血流动力学

引起 VAD 异常的总结见表 5-2。在术后阶段，应处理可能损害右心室功能的肺动脉高压（如酸中毒和缺氧）原因。根据需要通过纠正任何凝血疾病来控制出血。肺血管阻力明显升高但在术后早期没有改善的患者，特别是那些伴有明显右心室功能障碍的患者，口服磷酸二酯酶 -5A 抑制药可以作为一种合理的治疗策略[15]。

五、抗凝管理

将 LVAD 植入时出血风险降到最低的努力通常集中在术前，包括充分逆转抗凝作用以及抗血小板药的完全代谢。术后早期预防闭塞性或非闭塞性血栓形成，需要仔细权衡术后出血风险及其相关并发症。我们从 2013 年报道的 HeartMate Ⅱ 泵血栓形成发生率增加中吸取了宝贵的经验教训[16]。

HeartMate Ⅱ 泵血栓预防试验涉及 9 种被认为会影响血栓形成风险的策略，包括手术技术、抗血栓治疗、泵速和血压管理策略等。

接受肝素桥接、维持泵速在 9000 转 / 分以上、后续接受完全植入技术的患者，在 6 个月内的泵血栓事件发生率明显减少（1.9% vs. 8.9%，$P < 0.01$）[17]。

ISHLT 共识文件提供了 LVAD 植入术后抗凝和抗血小板治疗指南[18]，然而，在术后管理方面，不同的机构之间仍然存在着较大的差异[19]。

1. 术后肝素

术后第一个 24h 后开始使用普通肝素，早期抗 Xa 范围较低，然后逐渐增加肝素剂量达到抗 Xa 的目标范围（0.35～0.5）。在 LVAD 术后患者中可观察到抗凝后的 aPTT 测定与抗 Xa 活性存在显著差异，尤其是在狼疮抗凝物存在的情况下[20]。如果存在严重的胃肠道出血、影响血流动力学的胸腔出血和（或）颅内出血，那么肝素可能会因持续的出血而延迟使用。肝素桥接将持续进行，直到第一次 INR 值达到 2 或更高。对于有肝素诱导血小板减少症病史且无法等待肝素 -PF4 抗体消失的患者，首选凝血酶抑制药进行抗凝。

表5-2 导致异常 VAD 流量的常见术后血流动力学情况						
	低血容量或出血	右心衰竭	心脏压塞	体循环高血压	主动脉瓣关闭不全	室性心律失常
LVAD 流量	低	低	低	低	高	低
LVAD 搏动性	降低，吸壁可能	降低，吸壁可能	降低，吸壁可能	增加	降低	降低，吸壁可能
肺动脉导管数据	CVP 降低	CVP 升高，肺动脉搏动指数、心指数降低	CVP 升高		心指数降低，最终导致 CVP 升高	CVP 升高
平均动脉压	降低或正常	降低或正常	降低	升高	正常	降低或正常
超声	左心室直径减小、主动脉瓣关闭、下腔静脉塌陷	右心室增大、室间隔左偏、下腔静脉增宽	广泛或局限性心包积液导致右心室受压，下腔静脉增宽	无变化	左心室扩张，全心动周期出现主动脉瓣关闭不全	无变化
处理策略	• 容量复苏 • 密切监测胸腔内出血及胸管引流量 • 针对 LVAD 设置及时调整红细胞压积	• 评估 VAD 设置，避免室间隔形态扭曲和右心室超负荷 • 正性肌力药物和肺血管扩张药 • 积极利尿，甚至包括超滤 • 再评估通气设置 • 积极考虑短期右心室机械支持	• 再次开胸探查	• 优化降压药物方案，最后再评估疼痛控制状况	• 超声引导下进行斜坡试验，必要时增加泵速 • 在预期长期 VAD 支持的情况下，考虑主动脉瓣修复或置换	• 评估 VAD 的速度设置、插管方向和容积状态（吸壁事件） • 抗心律失常治疗

泵流量减少及 CVP 显著增加（>20mmHg），需行急诊心脏超声评估排除心脏压塞或其他并发症

VAD. 心室辅助装置；CVP. 中心静脉压；LVAD. 左心室辅助装置

2. 口服抗凝血药

口服维生素 K 拮抗药仍然是 LVAD 植入患者术后长期服用的抗凝血药，通常在拔除胸管后可开始使用。一项调查新型口服抗凝血药（达比加群）效用的小型随机对照试验表明，在新型口服抗凝血药治疗组[21]中，由于血栓栓塞事件的风险增加，该药不得不提早停用。

目前的指南建议 VAD 植入术后的目标 INR 控制在 2~3。据报道，血栓栓塞事件与 INR 数值呈负相关，当 INR 数值低于 1.5 时发生血栓事件的比率最高，而 INR 介于 1.5~1.9 时，血栓的发生率

显著升高。当 INR 数值超过 3 时，出血的发生率会明显升高[22]。因为患者的肝淤血程度、营养状况和服用药物的情况皆不相同，LVAD 患者长期服用华法林治疗是具有挑战性的。LVAD 患者治疗范围内的达标时间百分比（time-in-therapeutic range，TTR）为 31%~51%，明显低于其他情况[23]。患者的抗凝方式因人而异，例如，持续的较低流量状态或存在溶血标志物逐渐上升（如乳酸脱氢酶），那么就要提高抗凝要求，将其增加至正常的上限或者更高的水平；出现无法控制的出血相关并发症，患者经常需要随着时间的推移下调 INR 目标值。

在最新一代的 HeartMate 3 中泵血栓形成事件比较罕见，该泵是专门为减少血液相容性相关事件而设计的，并为不那么激进的抗凝策略提供了合理的依据。对于出血风险较高的患者，最初 HeartMate 3 试验数据表明中期阶段较低的 INR 指标（1.5～2）也是安全的。然而，需要更庞大、更长期的数据才能将这些发现应用于普通人群[24]。

3. 抗血小板治疗方案

关于抗血小板治疗，目前指南建议术后 24～72h 开始服用阿司匹林。若有出血表现，可停止使用或减少阿司匹林剂量。HeartWare HVAD 心室辅助支持的患者降低阿司匹林治疗剂量需要十分谨慎，这是因为证据表明，325mg 剂量阿司匹林与低剂量相比[25]，能更好地减少脑血管事件和降低器械血栓形成的发生率。

在未来，血小板活化测定可能对血栓栓塞并发症高风险患者进行常规危险分层，从而指导为患者量身定制的用药策略，以平衡出血和凝血风险[26]。一些中心使用血栓弹力图进行抗凝管理和调整。尽管很多方案包含每天监测血栓弹力图来评估抗血小板需求直至满意，但各中心的方案各不相同。

六、感染预防

除了出血，驱动线缆相关感染是 LVAD 患者最常见的不良事件之一。在 LVAD 支持的第 1 年，高达 20% 的患者发生驱动线缆相关感染，并且在支持期间累积风险是持续的。

有关感染预防、预防性抗生素使用和驱动线缆出口部位的护理方法在各机构之间有所不同。然而，所有患者都需要接受某种形式的围术期抗生素预防，抗生素至少覆盖革兰阳性菌，许多中心也使用覆盖革兰阴性菌的抗生素，在一些关键试验方案中还会使用抗真菌药物[9]。

驱动线缆出口部位细致的护理在术后是至关重要的，患者需要在术后第 1 周每天更换驱动线缆敷料。医护人员应积极教育患者每天换药和识别驱动线缆出口部位感染的体征和症状。患者应避免淋浴，直到足够的组织生长到丝绒中，并且驱动线缆出口处再无引流液。

大多数感染是由驱动线缆出口部位的创伤造成的，如控制器掉线或驱动线缆固定不稳。使用专用的经皮导联套件及锚定装置可以稳固驱动线缆，从而最大限度地减少出口部位的创伤和张力[27]。若有明确的驱动线缆出口创伤，应考虑预防性使用抗生素。然而，没有证据支持长期预防性使用口服抗生素的疗效[28]。

七、血压管理与血流动力学优化

基于当前 LVAD 的连续性血流特性，主动脉血流存在于整个心动周期。随着 LVAD 转速的增加，舒张压升高，收缩压保持相当恒定，脉压逐渐减小。脉压还受到其他几个变量的影响，包括血管内容积、剩余心脏收缩力和后负荷。因此，动脉血压和波形可以提供关于 LVAD 与心血管系统之间相互作用的额外信息[29]。

连续性血流辅助支持的心排血量与全身血管阻力成反比。因此，平均动脉血压应保持在 70～80mmHg 的范围，以提供足够的心室卸载。最佳的血压控制不仅会影响 LVAD 的血流动力学，还能显著降低出血性脑卒中、主动脉瓣关闭不全和血栓栓塞事件的发生率（图 5-2）[30]。与上一代轴流装置 HeartMate Ⅱ 相比，当前一代离心泵在设定压力梯度变化下的流量变化更大。新设备对前、后负荷的变化更加敏感。在术后早期，利用动脉鞘管监测血压是必要的。当动脉鞘管拔除后，在无明显搏动的情况下，使用多普勒对动脉血压进行可靠的评估。

图 5-3 描述了 VAD 植入后的具体血压控制流程。特别是在 LVAD 终身替代治疗的患者和考虑康复治疗的患者中[31]，按照标准心力衰竭指南，采用循证医学支持的神经激素阻滞药上调剂量。

LVAD 引起心脏逆重构主要依赖于 LVAD 的泵速，以及泵流入管道与升主动脉之间的压差所产生的血流。短期内左心室形状的变化可以通过改变 LVAD 的运行速度来证明（斜坡试验）。

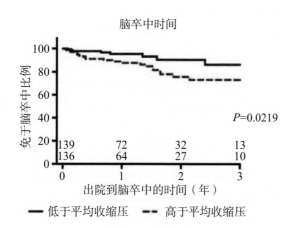

▲ 图 5-2 出院血压控制与继发脑卒中的关系[30]

经许可转载，引自 Nassif et al. J Heart Lung Transplant, 2015. 34(4):503-8.

这些发现为前负荷和后负荷稳定的情况下出院前优化研究（斜坡试验）提供了理论基础。在这期间，VAD 的转速将在心脏超声和（或）肺动脉导管引导下从速度下限增加到速度上限，同时记录包括搏动指数、功率和流量等设备参数，以及血流动力学数据和心脏超声导出的左心室几何形状、二尖瓣反流和主动脉瓣打开频率。

基于这些数据，根据最佳血流动力学结果，如肺毛细血管楔压低于 18mmHg 和中心静脉压低于 12mmHg，设置泵速，次要目标是尽量减少二尖瓣反流和间歇性主动脉瓣开放。没有搏动可能表明设定的泵速快超过有效前负荷，并可能引发心室塌陷和抽吸事件。此外，间歇性主动脉瓣开放可以降低瓣膜血栓形成的发生率并减缓主动脉瓣关闭不全的进展。

在 HeartMate 3 人群中，最近的数据表明62.5% 的患者在基线时表现出良好的血流动力学状态，在泵速优化后可以提高到 81.3% 的患者。大多数患者在 5200～5600 转 / 分的狭窄泵速范围内具有最佳血流动力学，不建议在该设备的速度优化中进行常规斜坡试验，除非有临床问题表明血流动力学不稳定[32-34]。

八、关键点

- LVAD 植入术后 1 年内，2/3 的死亡病例发生在 LVAD 植入的住院期间，这突出了围术期VAD 细致管理的重要性。

- 外科植入技术专注于正确创建泵腔、优化流入道和人工血管的定位、泵在体内的合适位置和固定，这些都会直接影响植入后的并发症，特别是低 VAD 流量和泵的血栓形成。

- LVAD 植入后"最佳"泵速设置取决于术后容量变化、外周血管阻力，因此，需要术后进行不断的调整。其中期目标包括左心室充分卸载负荷（如完全或间歇性主动脉瓣关闭和减少左心室扩张所显示的），以及防止右心室负荷过重或室间隔几何结构的损害。

- 主动脉瓣关闭不全的进展可以因 LVAD 支持期间瓣膜的收缩期偏移减少而加重。应该在LVAD 植入时予以处理，特别是如果患者预计将长期使用 LVAD 支持时。

- 在术后无临床显著出血事件的情况下，应立即开始肝素桥接和抗血小板治疗。

- 预防性使用抗生素仍然是围术期预防感染的标准方案。然而，没有证据支持长期预防性使用口服抗生素。

- 最佳的血压控制（平均动脉压 70～80mmHg）不仅可以使 LVAD 充分发挥辅助循环的作用，还能显著降低出血性脑卒中、主动脉瓣反流和血栓栓塞事件的发生率。

- 在 LVAD 泵速为 5200～5600 转 / 分（HeartMate 3）范围内，大多数患者可获得最佳的血流动力学。如果临床问题提示血流动力学不稳定，用于速度优化的斜坡试验可以提供额外的信息。

- 多学科合作已被证明是最有效的方案，并直接影响出院后的临床结局。

九、病例总结

患者无法脱离右心辅助装置，幸运的是其几天后接受了心脏移植，没有出现任何进一步的术后并发症。该病例说明了患者选择、优化的 LVAD植入技术、围术期右心衰竭管理的重要性，这些方法具有显著影响患者术后结局的潜力。

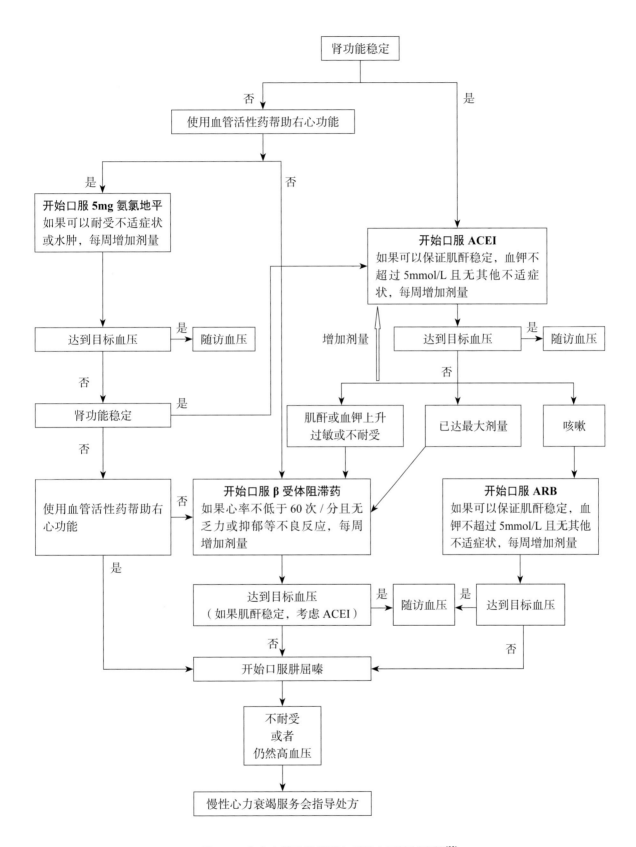

▲ 图 5-3 左心室辅助装置置入后的血压控制流程[33]

有些降压药需要考虑到不良反应，如可乐定可能会引起抑郁或疲乏。ACEI. 血管紧张素转换酶抑制药；ARB. 血管紧张素 II 受体阻滞药（经许可转载，引自 Lampert et al. Ann Thor Surg 2014;97:139-46.）

参 考 文 献

[1] Mehra MR, et al. A fully magnetically levitated left ventricular assist device – final report. N Engl J Med. 2019;380(17):1618–27.

[2] Slaughter MS, et al. Clinical management of continuous-flow left ventricular assist devices in advanced heart failure. J Heart Lung Transplant. 2010;29(4 Suppl):S1–39.

[3] Boyle AJ, et al. Clinical outcomes for continuous-flow left ventricular assist device patients stratified by pre-operative INTERMACS classification. J Heart Lung Transplant. 2011; 30(4): 402–7.

[4] Shah KB, et al. Left ventricular assist devices versus medical management in ambulatory heart failure patients: an analysis of INTERMACS Profiles 4 and 5 to 7 from the ROADMAP study. J Heart Lung Transplant. 2018;37(6):706–14.

[5] Lampert BC. Perioperative management of the right and left ventricles. Cardiol Clin. 2018;36(4):495–506.

[6] Soliman OII, et al. Derivation and validation of a novel right-sided heart failure model after implantation of continuous flow left ventricular assist devices: the EUROMACS (European Registry for Patients with Mechanical Circulatory Support) Right-Sided Heart Failure Risk Score. Circulation. 2018;137(9):891–906.

[7] McGee E Jr, et al. Evaluation of a lateral thoracotomy implant approach for a centrifugal- flow left ventricular assist device: the LATERAL clinical trial. J Heart Lung Transplant. 2019;38(4):344–51.

[8] Critsinelis AC, et al. Predictive value of preoperative serum albumin levels on outcomes in patients undergoing LVAD implantation. J Card Surg. 2018;33(8):469–78.

[9] Kusne S, et al. An ISHLT consensus document for prevention and management strategies for mechanical circulatory support infection. J Heart Lung Transplant. 2017;36(10):1137–53.

[10] Brisco MA, et al. Prevalence and prognostic importance of changes in renal function after mechanical circulatory support. Circ Heart Fail. 2014;7(1):68–75.

[11] Maltais S, et al. Surgical treatment of tricuspid valve insufficiency promotes early reverse remodeling in patients with axial-flow left ventricular assist devices. J Thorac Cardiovasc Surg. 2012;143(6):1370–6.

[12] Robertson JO, et al. Concomitant tricuspid valve surgery during implantation of continuous- flow left ventricular assist devices: a Society of Thoracic Surgeons database analysis. J Heart Lung Transplant. 2014;33(6):609–17.

[13] Jorde UP, et al. Prevalence, significance, and management of aortic insufficiency in continuous flow left ventricular assist device recipients. Circ Heart Fail. 2014;7(2):310–9.

[14] Fitzpatrick JR 3rd, et al. Early planned institution of biventricular mechanical circulatory support results in improved outcomes compared with delayed conversion of a left ventricular assist device to a biventricular assist device. J Thorac Cardiovasc Surg. 2009;137(4):971–7.

[15] Tedford RJ, et al. PDE5A inhibitor treatment of persistent pulmonary hypertension after mechanical circulatory support. Circ Heart Fail. 2008;1(4):213–9.

[16] Starling RC, et al. Unexpected abrupt increase in left ventricular assist device thrombosis. N Engl J Med. 2014;370(1):33–40.

[17] Maltais S, et al. PREVENtion of HeartMate II pump thrombosis through clinical management: the PREVENT multi-center study. J Heart Lung Transplant. 2017;36(1):1–12.

[18] Feldman D, et al. The 2013 international society for heart and lung transplantation guidelines for mechanical circulatory support: executive summary. J Heart Lung Transplant. 2013;32(2):157–87.

[19] Raffini L. Anticoagulation with VADs and ECMO: walking the tightrope. Hematology Am Soc Hematol Educ Program. 2017;2017(1):674–80.

[20] Adatya S, et al. Coagulation factor abnormalities related to discordance between anti-factor Xa and activated partial thromboplastin time in patients supported with continuous-flow left ventricular assist devices. J Heart Lung Transplant. 2016;35(11):1311–20.

[21] Andreas M, et al. Increased thromboembolic events with dabigatran compared with Vitamin K Antagonism in left ventricular assist device patients: a randomized controlled pilot trial. Circ Heart Fail. 2017; 10(5).

[22] Nassif ME, et al. Relationship between anticoagulation intensity and thrombotic or bleeding outcomes among outpatients with continuous-flow left ventricular assist devices. Circ Heart Fail, 2016; 9(5).

[23] Boehme AK, et al. Anticoagulation control in patients with ventricular assist devices. ASAIO J. 2017;63(6):759–65.

[24] Netuka I, et al. Evaluation of low-intensity anti-coagulation with a fully magnetically levitated centrifugal-flow circulatory pump-the MAGENTUM 1 study. J Heart Lung Transplant. 2018;37(5):579–86.

[25] Rogers JG, et al. Intrapericardial left ventricular assist device for advanced heart failure. N Engl J Med. 2017;376(5):451–60.

[26] Consolo F, et al. Platelet activation is a preoperative risk factor for the development of thromboembolic complications in patients with continuous-flow left ventricular assist device. Eur J Heart Fail. 2018;20(4):792–800.

[27] Stahovich M, et al. Reduce Driveline Trauma through stabilization and exit site management: 30 days feasibility results from the multicenter RESIST study. ASAIO J. 2016;62(3):240–5.

[28] Stulak JM, et al. Prevention of percutaneous driveline infection after left ventricular assist device implantation: prophylactic antibiotics are not necessary. ASAIO J. 2013;59(6):570–4.

[29] Patel SR, Jorde UP. Creating adequate pulsatility with a continuous flow left ventricular assist device: just do it! Curr Opin Cardiol. 2016;31(3):329–36.

[30] Nassif ME, et al. Systolic blood pressure on discharge after left ventricular assist device insertion is associated with subsequent stroke. J Heart Lung Transplant. 2015;34(4):503–8.

[31] Birks EJ, et al. Reversal of severe heart failure with a continuous-flow left ventricular assist device and pharmacological therapy: a prospective study. Circulation. 2011;123(4):381–90.

[32] Uriel N, et al. Clinical hemodynamic evaluation of patients implanted with a fully magnetically levitated left ventricular assist device (HeartMate 3). J Heart Lung Transplant. 2017;36(1):28–35.

[33] Lampert BC, et al. Blood pressure control in continuous flow left ventricular assist devices: efficacy and impact on adverse events. Ann Thorac Surg. 2014;97(1):139–46.

[34] Najjar SS, et al. An analysis of pump thrombus events in patients in the HeartWare ADVANCE bridge to transplant and continued access protocol trial. J Heart Lung Transplant. 2014;33(1):23–34.

第 6 章 左心室辅助装置的门诊管理
Outpatient Management of LVAD

Rayan Yousefzai　Marcus Urey　著

陈　尘　译　　周成斌　校

一、病例介绍

患者，男性，39 岁，既往有高血压病史、12 年吸烟史，因呼吸困难加重到医院就诊。就诊时血压为 124/94mmHg，室内空气下氧饱和度为 90%，心率为 120 次 / 分（窦性心动过速）。检查容量超负荷、四肢冰冷。实验室检查结果提示 BNP 升高、肌钙蛋白轻度升高、急性肾衰竭（血清肌酐 1.9mg/dl），肝功能正常。

患者的妻子怀着他们的第二个孩子，还有一个 3 岁的儿子。他是一名退伍军人，正在一所护士学校学习。超声心动图显示左心室严重扩张，功能严重降低（射血分数为 15%），右心室轻度扩张伴功能中度降低，二尖瓣中度反流。他接受了左、右心导管检查，结果显示冠状动脉正常，心室充盈压升高，心输出量低至 3L/min，心指数为 1.5L/（m² · min）。输注米力农和利尿药后，心输出量在正性肌力作用下略有改善。他还接受了 Impella 安装。

患者入院时情况很复杂，他有严重的抑郁症，在住院期间接受了治疗和会诊。他被植入 HeartMate 3 作为心脏移植的过渡，而后出院回家。他的女儿是在 LVAD 植入后出生的。因此他面临着重大的生活变化，抑郁症严重，然后又开始吸烟。考虑到他严重抑郁和再次吸烟，他从心脏移植名单中被除名了。

二、概述

心力衰竭患者的发病率和患病率正在增加。

心力衰竭已成为最大的心血管流行病之一[1, 2]。尽管心力衰竭治疗取得了显著进展，但一部分心力衰竭患者（0.5%~5%）对指南导向药物治疗（guideline-directed medical therapy，GDMT）反应不佳，进展到 D 期心力衰竭，预后极差[3, 4]。LVAD 为这一患者群体提供了一种替代方案，可以提高其生存率和生活质量。LVAD 已被批准作为心脏移植治疗和终身替代治疗的过渡疗法。出院后门诊随诊，LVAD 患者面临显著的生活方式改变和长期管理的挑战，因此本章将回顾 LVAD 患者的门诊管理。

三、院外生活的准备

LVAD 患者的成功和结局取决于患者及其护理人员为院外生活做好充分的准备。出院前，LVAD 患者及其护理人员必须熟悉日常监测、设备维护和日常活动的操作流程。

四、患者和护理人员教育

患者和护理人员的教育是 LVAD 护理的重要步骤，并与结局直接相关。当患者考虑进行 LVAD 和（或）心脏移植时，就应该开始进行教育，包括：①了解 LVAD 警报；② LVAD 的日常护理；③设备管理；④营养；⑤药物安全；⑥局限性；⑦与 LVAD 团队沟通的重要性。制订这些指南是为了让患者及其护理人员为院外的 LVAD 管理做好准备。以下是患者出院的准备过程。

(1) 完成患者和护理人员培训：患者和护理人

员应阅读手册，参加所有培训课程，完成书面知识评估工具并成功通过实践评估。

(2) 检查 LVAD 设备和用品。

(3) 查看联系方式：患者及其护理人员需要了解有关问题的联系方式，在紧急情况下，当地资源、指定的门诊实验室、指定的门诊药房和紧急医疗提供者和服务的联系信息。

五、家庭安全

出院前应评估家庭安全。以下是家庭安全用电所需的：家中的电力，适当接地的插座，用于电源模块和交流适配器的断路器有适当标记，卧室内方便使用的电话，卧室内光线充足的通道，安全浴室，条件良好和光线充足的走廊、楼梯，容易抓住的栏杆，安全地毯和滑道（图 6-1）。

六、康复

心脏康复包括物理治疗、专业治疗和营养治疗，是 LVAD 植入后恢复的重要组成部分。这项工作在手术后和住院期间就开始了，大多数患者将从长期康复中受益匪浅。因此，强烈建议 LVAD 患者出院后通过参加门诊心脏康复计划继续改善其生理活动。LVAD 植入后，左心室负荷减轻，左心室的容积和压力有所改善[5]，通过测量休息和运动时的峰值耗氧量（VO_2）、每分通气量 / 二氧化碳产生量（VE/VCO_2）、心输出量、平均肺动脉和楔压，可以看到血流动力学的显著改善[6, 7]。评估 LVAD 患者的营养状况至关重要，因为有相当比例的晚期心力衰竭患者有营养不良。营养不良的患者容易出现免疫系统功能障碍、愈合受损和感染[8, 9]。LVAD 患者应交由营养师进行评估。炎症的变化可以通过测量 CRP 和前白蛋白来监测营养的代谢反应[10]。

七、优化研究

建议刚植入 LVAD 的患者在出院前进行优化研究。优化研究包括超声心动图，以评估左心室舒张末期直径（LV end-diastolic diameter，LVEDD）、左心室收缩末期直径（LV end-systolic diameter，LVESD）、室间隔位置、主动脉瓣打开频率、主动脉瓣和二尖瓣反流的存在和严重程度、插管位置、左右心室功能。记录 LVAD 的基线参数(包括流量、脉动指数、功率和转速)。

一旦获得基线值，LVAD 转速可以在任一方向上改变 200 转 / 分（HeartMate II）或 100 转 / 分（HeartWare 和 HeartMate 3）。每次转速变化时，允许 2min 后达到稳定，重复上述超声评估和 LVAD 参数记录。在最佳转速下，主动脉瓣应每 3～5 次搏动打开一次，室间隔位于中线，并将瓣膜反流

HeartMate II

HeartMate 3

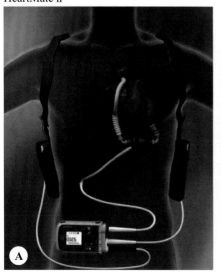

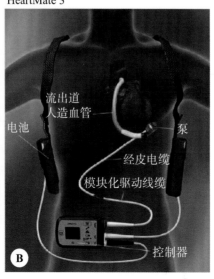

流出道
人造血管

电池

泵

经皮电缆

模块化驱动线缆

控制器

◀ 图 6-1 植入后的 HeartMate 设备对比
HeartMate II（A）和 HeartMate 3（B）是雅培或其相关公司的商标（经许可转载，引自 Abbott，©2020，版权所有）

降至最低。

八、门诊就诊

就诊的频率取决于患者的个人要求。最初较频繁，随后减少次数。就诊的频率取决于 LVAD 计划，但通常最初是每周 1 次，然后是每 2 周 1 次，最终每 4～8 周 1 次门诊就诊。每次就诊需要了解以下内容，即生命体征、LVAD 参数、体格检查、药物检查、心功能评估、实验室数据、LVAD 用品、随访和测试。超声心动图在有医学指征时进行，右心导管置入术（right heart catheterization，RHC）在右心衰竭或疑似 LVAD 功能障碍的情况下用于协助诊断心力衰竭症状。RHC 也可用于评估心脏移植前过渡治疗患者的肺动脉高压。

九、血压管理

血压管理与危及生命的并发症密切相关，如 LVAD 患者泵血栓形成和脑卒中[11]。尽管实施连续血流（continuous flow，CF）LVAD，泵的耐用性和患者生存率已显著提高[12]，但 CF-LVAD 仍然存在明显的并发症[13-17]。

高血压与严重后果相关，包括脑卒中和泵血栓形成[18,19]，这是由后负荷变化引起的 LVAD 流量变化而产生的，与轴流泵相比，离心泵更容易受到后负荷变化的影响[20]。因此，建议患者的血压目标值要远低于一般人群，这与 CF-LVAD 独特的血流动力学和病理生理学相关。目前 ISHLT 指南[21]建议将平均动脉压维持在 80mmHg。

由于血液从左心室持续流向主动脉，准确测量 CF-LVAD 患者的血压具有挑战性。对于设定的转速，流量与压力梯度成反比[22]（图 6-2），导致收缩期流量增加，舒张期流量减少。在终末期心力衰竭患者中，因为收缩力降低，所以收缩压（systolic blood pressure，SBP）较低，导致脉压（pulse pressure，PP）降低。此外，LVAD 患者在整个心动周期中的连续血流导致舒张期间压力衰减进一步降低。因此，脉压可以降到引起心悸或常规使用的血压监测系统可能无法测量的程度。升高 LVAD 转速会减轻左心室负荷并降低收缩压峰值，因为该装置会排出更多的血液，导致主动脉瓣关闭并降低脉压，而降低 LVAD 转速情况则相反（图 6-3）[23]。

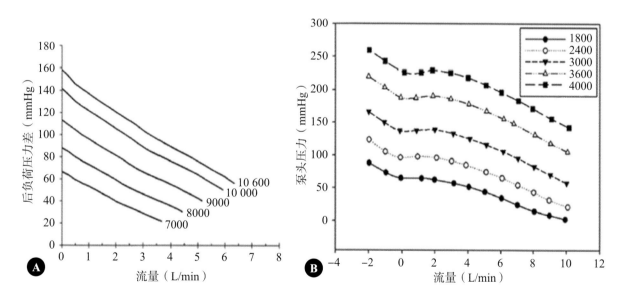

▲ 图 6-2　连续血流左心室装置的流量与后负荷变化的关系

A. HeartMate Ⅱ 轴流连续血流左心室辅助装置（CF-LVAD）；B. HeartWare HVAD 离心式 CF-LVAD。后负荷的增加与流量成反比（经 Elsevier 许可转载，引自 Frazier OH et al. Optimization of axial-pump pressure sensitivity for continuous flow total artificial heart. J Heart Lung Transplant 2010; 29:687–91.）

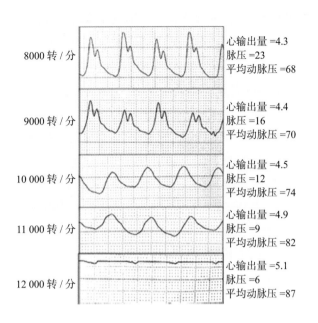

8000 转 / 分　　心输出量 =4.3
　　　　　　脉压 =23
　　　　　　平均动脉压 =68

9000 转 / 分　　心输出量 =4.4
　　　　　　脉压 =16
　　　　　　平均动脉压 =70

10 000 转 / 分　心输出量 =4.5
　　　　　　脉压 =12
　　　　　　平均动脉压 =74

11 000 转 / 分　心输出量 =4.9
　　　　　　脉压 =9
　　　　　　平均动脉压 =82

12 000 转 / 分　心输出量 =5.1
　　　　　　脉压 =6
　　　　　　平均动脉压 =87

▲ 图 6-3　动脉血压的显示

随着左心室辅助装置转速的增加，动脉波形变平，心输出量（L/min）和血压（mmHg）升高（引自 Nelson JA et al. Left ventricular assist devices and noncardiac surgery. Advances in Anesthesia 2018; 36:99–123. ）

测量 LVAD 患者的血压可能具有挑战性。留置动脉导管是测量 CF-LVAD 患者血压的最可靠和最准确的方法，但这种方法是有创的，并且用于重症监护病房的特定患者。通常使用的血压监测装置因为上述低脉压而不可靠。常用血压监测设备有一个连接到压力传感器的袖带。袖带充气到 SBP 之上，然后逐渐放气，直到传感器感觉到振荡增加，从而将其记录为 SBP。当袖带继续放气时，最大振荡记录为平均动脉压，并且可以估计舒张压（diastolic BP，DBP）。在 CF-LVAD 患者中，低脉压显著降低了 SBP 和 MAP 之间的差异。Terumo Elemano 血压监视器（Terumo Elemano，Hatagaya，Shibuya，Japan）可以克服这个问题[24]，但是该设备的生产于 2014 年已停止。

多普勒超声是测量 CF-LVAD 患者血压最常用的方法[25]。然而，根据脉压，多普勒测量是代表 SBP 还是 MAP，这产生了重大争议[24]。多普勒血压作为 MAP 替代值的有效性与脉压密切相关，并且在脉压大的患者中有效性明显更差[26, 27]。在一项研究中[27]，脉压较大与脉压较小的患者多普勒

与动脉监测之间的平均绝对差值分别为 13.6mmHg 和 3mmHg。为了提高准确性，另一项研究同时使用了多普勒和标准自动血压测量[28]。这项研究提出了 3 种血压测量方法，一种是自动血压监测仪，然后是多普勒血压测量。如果自动血压监测仪无法获得血压，则多普勒压力 =SBP=MAP；如果成功获得 1 次血压，多普勒压力 = SBP；如果成功获得 2 次或 2 次以上血压值，则自动血压测量可用于收缩压、舒张压和 MAP 测量。

新一代 CF-LVAD（HeartMate 3）通过创建人工脉冲，为血压测量增加了另一个层面的挑战。该泵每 2 秒将速度降低 2000 转 / 分，持续 0.15s，然后将速度提高 4000 转 / 分，持续 0.20s，然后恢复到设定速度[29]。这些变化的时间与心动周期无关，血压追踪根据心脏和 LVAD 周期之间的关系而变化。这为血压追踪创建了多个组件，因此在 HeartMate 3 中血压的测量和解释更加复杂。无创血压测量方法也需要验证。克服这一挑战的一种方法是在较长时间内测量血压。

大多数 LVAD 患者的 MAP 目标为 60～80mmHg。对于需要高血压药物的患者，建议使用常用的心力衰竭药物。一些研究[30]显示，在 LVAD 患者中使用血管紧张素转换酶抑制药（angiotensin converting enzyme inhibitors，ACEI）和血管紧张素受体 II 阻滞药（angiotensin receptor blocker，ARB）可降低死亡率。也可以使用盐皮质拮抗药（如螺内酯）和钙通道阻滞药（calcium channel blockers，CCB）（如氨氯地平）。

十、驱动线缆出口管理

驱动线缆感染最常见于术后早期，但由于经皮驱动线缆的存在，在 LVAD 的整个支持过程中感染的风险持续存在[31]。自从 LVAD 指征扩大到长期用于终身替代治疗后，LVAD 感染的患病率有所增加[32]。驱动线缆出口部位最容易受到感染，并且常由周围组织的创伤诱发。驱动线缆感染可分为深部感染和浅表感染；两种感染都累及驱动线缆出口部位的周围软组织，并与红斑和（或）

引流相关。深部感染还累及筋膜和肌肉层[33]。我们将重点介绍门诊管理和驱动线缆感染的预防。

目前正在努力通过研究植入技术和出口部位管理来降低驱动线缆感染率。Dean 等[34] 的一项研究表明，与部分暴露在皮肤下的驱动线缆相比，将驱动线缆的整个涤纶丝绒部分植入皮下可显著减少驱动线缆感染（分别为 9% 和 23%）。营养状态已被证明是驱动线缆感染的独立预测因素。在 Imamura 等的一项研究中[35]，LVAD 患者出院时血清白蛋白浓度和低体重指数可预测因驱动线缆感染而再次入院。作者开发了一种评分系统，将患者分为低、中、高风险。这项研究表明，优化营养对 LVAD 患者降低驱动线缆感染率至关重要。

驱动线缆稳定性和出口部位管理对于预防驱动线缆感染至关重要。皮肤部位的创伤与驱动线缆感染增加相关。由于驱动线缆的刚性，避免创伤很困难[36, 37]。驱动线缆固定的一种方法是使用黏合剂，这可能是有效的，但一些患者认为这很不舒服，因此不太可能使用黏合剂。比较之下，Sorbaview 敷料和 Foley 锚的固定方法增加了舒适性并稳固了驱动线缆，这种方法已被更广泛地使用。不同的中心有不同的换药方案，因此 RESIST[38] 是一项多中心前瞻性自我对照研究，旨在评估经皮导线管理试剂盒（percutaneous lead management kit，PLMK）的作用。PLMK 旨在简化换药程序，减少换药频率。

PLMK 改善了至少 50% 的患者的舒适度和稳定性，减少了每周更换 1 次的频率，并降低了驱动线缆感染的风险。PLMK 的内容包括用于去除黏合剂的 Kendall Webcol 拭子（70% 异丙醇）、用于皮肤准备的 Chlorscrub Maxi 拭子棒和棉签、用于防止皮肤刺激的 3M 液体辅料、用于减少出口部位周围细菌定植的 Silverlon 伤口敷料（1.5 英寸 × 1.5 英寸）、帽子、面罩、无菌生理盐水和泡沫聚苯乙烯托盘。

更换敷料的频率取决于植入的时间和驱动线缆部位的状态。新植入的 LVAD 和发生感染的 LVAD，建议每天更换敷料，并根据敷料浸湿程度更换敷料。在干燥的伤口或硬皮伤口中，建议每周更换 2 次敷料。

十一、其他供应商和本地团队的责任

主治医生在照顾 LVAD 患者方面起着至关重要的作用，应了解与 LVAD 相关的并发症。家访护士在照顾 LVAD 患者方面也很重要，包括协助伤口护理、驱动线缆出口部位管理、日常抽血、与 LVAD 团队日常沟通。当地急救人员和急救部门应熟悉 LVAD 护理的基本知识，并根据需要为指定的 LVAD 中心进行适当的分诊和转运。大多数 LVAD 项目都创建了外展计划，教育当地团队参与 LVAD 相关问题的处理[39-41]。通知电力公司将 LVAD 患者列入电力恢复的优先名单，并安排便携式发电机。要求电力公司避免计划停电，并且不要因计费问题而停止服务。当地警察和消防部门应该了解他们所在地区的 LVAD 患者。

十二、药理学考虑

（一）LVAD 对凝血系统的影响

除了溶血，LVAD 还改变凝血因子、血小板和血管性血友病蛋白。LVAD 植入后的前 2 周，凝血因子因消耗而降低[42]。凝血酶原碎片、D- 二聚体、凝血酶 – 抗凝血酶和纤溶酶 – 抗凝血酶水平升高提示 LVAD 患者血栓形成和纤溶系统激活。这些表现在术后更明显，通常在术后 6～12 个月恢复正常，但内皮细胞激活仍持续[42-44]。关于 LVAD 过程中的血小板活化，有些证据相互矛盾[45, 46]。由于大量血管性血友病蛋白的丢失，几乎所有 LVAD 患者都出现了获得性血管性血友病综合征[47]。

（二）抗血栓治疗

由于 LVAD 相关血栓栓塞并发症，LVAD 患者需要接受抗凝和抗血小板治疗。使用的药物和治疗强度因患者因素、血栓形成风险、出血风险和机构而异[48]。在放置 LVAD 之前，大多数患者都因其他适应证而接受抗凝治疗。心力衰竭还可能导致肾衰竭和肝衰竭，从而损害凝血系统。LVAD

手术后出血很常见，应调整抗凝治疗。体外循环结束后使用鱼精蛋白中和肝素。依据标准的活化凝血时间靶向滴定鱼精蛋白剂量。活化凝血时间对残留肝素不敏感，可以使用血栓弹力图[49]。建议在术后第 1 天止血后开始使用肝素抗凝。

（三）长期抗凝治疗

维生素 K 拮抗药（vitamin K antagonists，VKA）通常用于 LVAD 患者的长期抗凝治疗。不同研究的 VKA 抗凝目标不同，指南建议的 INR 为 2.0～3.0。由于经常需要改变剂量，VKA 抗凝具有挑战性。一项研究[50]发现，54% 接受 VKA 治疗的患者需要在不添加任何新药物的情况下调整剂量。LVAD 患者在 INR 治疗范围内的达标时间百分比仅为 31%～51%[51, 52]。患者自测改善了 INR 治疗范围内的达标时间，但 LVAD 患者的结局尚不清楚[52]。

（四）抗血小板治疗

不同机构的抗血小板药物选择和剂量差异很大。大多数机构每天使用 81～325mg 阿司匹林，指南建议将阿司匹林作为首选药物[53]。除阿司匹林外，一些中心还使用双嘧达莫，后者是一种抗血小板药，通过增加循环 AMP 抑制血小板活化，但临床益处尚不清楚[54]。文献综述显示，阿司匹林的剂量为 81～325mg，每天 1 次；双嘧达莫的剂量为 75mg，每天 1～3 次。

（五）护理人员的问题

大多数 LVAD 项目要求 LVAD 患者确定一个固定的护理人员。出院后患者和 LVAD 项目依赖于护理人员。各中心对护理人员的需求存在显著差异。照顾者通常是配偶、家人或密友。护理人员帮助患者进行日常管理，包括驱动线缆敷料更换、设备维护、更换电池、响应警报、管理药物、测量患者生命体征、帮助安排预约和交通、帮助康复[55-57]。护理人员也在心理上支持患者。通常情况下，护理人员必须承诺至少 3 个月的患者日常护理，但对于大多数患者来说，护理时间超过

3 个月并持续患者一生[58]。照顾患者的责任可能很繁重[59, 60]。

Bunzel 等的一项研究[59]报道，26% 的 LVAD 患者配偶符合创伤后应激障碍的标准。照顾者的负担取决于患者所处的护理阶段。早期阶段包括 LVAD 植入前期、决策期间和住院期间，中期阶段包括出院及出院后的时间，晚期阶段包括护理人员对患者护理结束阶段[61-68]。Magid 等的 Meta 分析[69]整合了现有数据，以评估不同阶段对 LVAD 患者的护理认知。早期阶段包括三个子阶段：LVAD 前期、决策期间和住院期间。在 LVAD 前期，护理人员经常感到恐惧、焦虑、震惊和难以置信，这被描述为"情绪过山车"。在决策期间，护理人员在决策中起着至关重要的作用，有时他们必须为患者做出决定。他们将这种感觉描述为"别无选择"。在住院期间，护理人员获得了相关信息，并对他们照顾患者的能力感到自信，但他们不愿意将患者带回家，并觉得他们想"将其（LVAD 患者）留在医院"。出院后，中间阶段开始。一开始，护理人员感到过度疲劳，发现 LVAD 患者非常脆弱，但很快就能制订出适应变化的策略。在这一阶段，获得其他家庭成员和朋友的支持并从照顾中获得休息是至关重要的[69]。对于照顾 BTT 与 DT 的 LVAD 患者的护理人员来说，晚期阶段具有不同的意义。对于正在照顾 BTT-LVAD 患者的护理人员来说，LVAD 不是永久性的治疗，似乎更容易接受负担，晚期阶段意味着接受心脏移植。他们表达了对未来的希望，并在患者接受心脏移植时感到宽慰。对于照顾 DT-LVAD 患者的护理人员来说，晚期阶段意味着患者生命的终结，看护可能会有压力。慢性病患者的护理人员患焦虑、抑郁、孤独、疲劳和失眠的风险极高，LVAD 患者护理人员患感染、心血管疾病和早期死亡的风险也较高。

在评估护理人员的稳定性、需求及为他们提供必要支持的方面，我们目前的知识还存在很大差距。为了更好地了解护理人员的负担和需求，还需要未来的研究。

十三、病例总结

患者和他的妻子（他的主要照顾者）接受了心理治疗和戒烟计划。他戒了烟，抑郁症明显改善。他再次被列入心脏移植名单。7 个月后，他接受了心脏移植，状况良好并开始在护士学校上课。

设备管理

1. HeartMate Ⅱ 和 HeartMate 3

(1) 电源模块（power module，PM）：PM 是主要的电源，患者睡觉时必须始终使用 PM。PM 必须始终插入指定的三叉插座。

(2) PM 上的信号。

① 电源指示灯（右上）。

● 绿色：PM 插入插座。

● 橙色，伴有嘟嘟声：交流电故障。

② 内部电池符号（右中）。

● 绿色：电池已充满电。

● 黄色：电池正在充电。

③ 电池咨询符号（右下）。

● 黄色，发出蜂鸣音：备用电池不足 15min，立即切换到另一个电源。

● 红色，发出连续音频音：备用电池不足 5min，立即切换到另一个电源。

④ 报警静音键（左上）。

● 报警静音。

● 执行 PM 自检。

⑤ 黄色扳手符号（左下）。

● 黄色扳手，发出蜂鸣音：咨询故障，建议切换到电池电源。

● 黄色扳手，发出连续音频音：严重故障，建议立即切换到电池电源。

(3) 掌上控制器（pocket controller，PC）：在 PC 上应每天进行系统控制器自检。要进行自检时，请按住电池按钮 5s，所有符号和指示灯同时亮起，系统控制器将发出音频。松开电池按钮，指示灯和符号将保持亮起 15s，当它们关闭并且屏幕变黑时，系统控制器自检完成。

① 掌上控制器模式。

● 运行模式：运行和使用中。

● 睡眠模式：未使用，但随时可用。

● 充电模式：连接到电源并为系统控制器的备用电池充电。

② 掌上控制器符号。

● 泵运行循环如下。

– 全圆：泵正在运行。

– 半圆：泵处于备用控制器模式。

● 电池按钮。

– 电池电量表：电池运行时。

– 黄色菱形：剩余电池电量不足 15min。

– 红色低电量符号：剩余电量不足 5min。

– 系统控制器测试。

– 运行控制器睡眠模式。

● 静音报警按钮。

– 静音报警激活。

– 与显示按钮同时按下时，显示最后 6 个报警。

● 状态符号。

– 绿色条：电池电量表。

– 红心：低流量危险报警。

– 黄色扳手：警告报警，可指示系统的机械、电气或软件问题。

– 电缆断开符号：表示电缆断开，电缆附近的黄灯和驱动线缆附近的红灯亮起。

(4) 电池：电池可提供 10~12h 的支持，具体取决于电池的使用年限、充电时间和泵速。电池电量耗尽，成对充电。有两种方法可以在使用时检查电池电量，即电池上的电池符号按钮和系统控制器上的电池电量表。

通用电池充电器（UBC）：UBC 对最多 4 个电池进行充电和诊断测试。给电池充电需要 4h 或更短的时间。

● 灯光状态。

– 绿色：随时可用。

– 黄色：正在充电或正在校准。

– 闪烁黄色：电池需要校准。电池是需要定期校准的，通常在使用 70～75 次电池后。最好在不使用电池的晚上开始电池校准。校准可能需要长达 12h。开始校准时，请按下带有闪烁黄灯的按钮。校准完成后，指示灯将恢复为绿色。

– 红色：电池或充电盒有缺陷。

2. HeartWare

(1) 掌上控制器。

① 掌上控制器符号。

• AC/DC 指示灯：表示电源，如果其中一个电源是 AC 适配器或 DC 适配器（车载适配器），则为绿色。

• 报警指示灯：显示活动报警。

② 两个电池指示器：电池电量计，指示电池电量百分比。

③ 控制器显示：显示 LVAD 参数。

④ 滚动按钮：用于在控制器显示屏上查看所有活动警报和泵信息。

(2) 电池和电源：HeartWare 设计 2 个电源，即外部电源（交流适配器或汽车电源适配器）和 1 个电池或 2 个电池。每个电池提供 4～6h 的支持，具体取决于电池的使用年限、充电时间和泵速。用一次电池供电耗尽一个电池。按下电池测试按钮可显示剩余电池电量。

(3) 电池充电器：电池充电器在 4～5h 可为多达 4 节电池充电，并执行诊断测试。

• 状态：就绪状态。

– 无灯：电池充电后处于静止状态。

– 绿色：随时可用。

• 黄色：充电尚未准备好使用。

• 闪烁黄色：电池未充电，检查电池连接。

• 红色：电池过热或过冷。

• 闪烁红色：电池故障。

参考文献

[1] Roger VL. Epidemiology of heart failure. Circ Res. 2013;113:646–59.

[2] Braunwald E. The war against heart failure: the Lancet lecture. Lancet. 2015;385:812–24.

[3] Writing Group Members, Lloyd-Jones D, Adams RJ, et al. Heart disease and stroke statistics— 2010 update: a report from the American Heart Association. Circulation. 2010;121:46–215.

[4] Bleumink GS, Knetsch AM, Sturkenboom MC, et al. Quantifying the heart failure epidemic: prevalence, incidence rate, lifetime risk and prognosis of heart failure: the Rotterdam study. Eur Heart J. 2004;25:1614–19.

[5] de Jonge N, Kirkels H, Lahpor JR, et al. Exercise performance in patients with end-stage heart failure after implantation of a left ventricular assist device and after heart transplantation: an outlook for permanent assisting? J Am Coll Cardiol. 2001;37:1794–9.

[6] Foray A, Williams D, Reemtsma K, Oz M, Mancini D. Assessment of submaximal exercise capacity in patients with left ventricular assist devices. Circulation. 1996;94:II222–6.

[7] Khan T, Levin HR, Oz MC, Katz SD. Delayed reversal of impaired metabolic vasodilation in patients with end-stage heart failure during long-term circulatory support with a left ventricular assist device. J Heart Lung Transplant. 1997;16:449–53.

[8] Anker SD, Chua TP, Ponikowski P, et al. Hormonal changes and catabolic/anabolic imbalance in chronic heart failure and their importance for cardiac cachexia. Circulation. 1997;96:526–34.

[9] Dang NC, Topkara VK, Kim BT, Lee BJ, Remoli R, Naka Y. Nutritional status in patients on left ventricular assist device support. J Thorac Cardiovasc Surg. 2005;130:e3–4.

[10] Holdy K, Dembitsky W, Eaton LL, et al. Nutrition assessment and management of left ventricular assist device patients. J Heart Lung Transplant. 2005;24:1690–6.

[11] Willey JZ, Boehme AK, Castagna F, Yuzefpolskaya M, Garan AR, Topkara V, et al. Hypertension and stroke in patients with left ventricular assist devices (LVADs). Curr Hypertens Rep. 2016;18(2):12.

[12] Slaughter MS, Rogers JG, Milano CA, Russell SD, Conte JV, Feldman D, et al. Advanced heart failure treated with continuousflow left ventricular assist device. N Engl J Med. 2009;361(23):2241–51.

[13] Starling RC, Moazami N, Silvestry SC, Ewald G, Rogers JG, Milano CA, et al. Unexpected abrupt increase in left ventricular assist device thrombosis. N Engl J Med. 2014;370(1):33–40.

[14] Gambillara V, Thacher T, Silacci P, Stergiopulos N. Effects of reduced cyclic stretch on vascular smooth muscle cell function of pig carotids perfused ex vivo. Am J Hypertens. 2008;21(4):425–31.

[15] Thacher T, Gambillara V, da Silva RF, Silacci P, Stergiopulos N. Reduced cyclic stretch, endothelial dysfunction, and oxidative stress: an ex vivo model. Cardiovasc Pathol: Off J Soc Cardiovasc Pathol. 2010;19(4):e91–8.

[16] Demirozu ZT, Radovancevic R, Hochman LF, Gregoric ID, Letsou GV, Kar B, et al. Arteriovenous malformation and gastrointestinal bleeding in patients with the HeartMate II left ventricular assist device. J Heart Lung Transplant: Off Publ Int Soc Heart Transplant. 2011;30(8):849–53.

[17] Patel AC, Dodson RB, Cornwell WK 3rd, Hunter KS, Cleveland JC Jr, Brieke A, et al. Dynamic changes in aortic vascular stiffness in patients bridged to transplant with continuous- flow left ventricular assist devices. JACC Heart Fail. 2017;5(6):449–59.

[18] Najjar SS, Slaughter MS, Pagani FD, Starling RC, McGee EC, Eckman P, et al. An analysis of pump thrombus events in patients in the HeartWare ADVANCE bridge to transplant and continued access protocol trial. J Heart Lung Transplant: Off Publ Int Soc Heart Transplant. 2014;33(1):23–34.

[19] Nassif ME, Tibrewala A, Raymer DS, Andruska A, Novak E, Vader JM, et al. Systolic blood pressure on discharge after left ventricular

assist device insertion is associated with subsequent stroke. J Heart Lung Transplant: Off Publ Int Soc Heart Transplant. 2015;34(4):503–8.

[20] Farrar DJ, Bourque K, Dague CP, Cotter CJ, Poirier VL. Design features, developmental status, and experimental results with the Heartmate III centrifugal left ventricular assist system with a magnetically levitated rotor. ASAIO J (Am Soc Artif Intern Organs:1992). 2007;53(3):310–5.

[21] Feldman D, Pamboukian SV, Teuteberg JJ, Birks E, Lietz K, Moore SA, et al. The 2013 international society for heart and lung transplantation guidelines for mechanical circulatory support: executive summary. J Heart Lung Transplant: Off Publ Int Soc Heart Transplant. 2013;32(2):157–87.

[22] Frazier OH, Khalil HA, Benkowski RJ, Cohn WE. Optimization of axial-pump pressure sensitivity for a continuous-flow total artificial heart. J Heart Lung Transplant. 2010;29(6):687–91.

[23] Nelson JA, Mauermann WJ, Barbara DW. Left ventricle assist devices and noncardiac surgery. Adv Anesthesia. 2018;36:99–123.

[24] Lanier GM, Orlanes K, Hayashi Y, Murphy J, Flannery M, Te-Frey R, et al. Validity and reliability of a novel slow cuff-deflation system for noninvasive blood pressure monitoring in patients with continuous-flow left ventricular assist device. Circ Heart Fail. 2013;6(5):1005–12.

[25] Bennett MK, Roberts CA, Dordunoo D, Shah A, Russell SD. Ideal methodology to assess systemic blood pressure in patients with continuous-flow left ventricular assist devices. J Heart Lung Transplant: Off Publ Int Soc Heart Transplant. 2010;29(5):593–4.

[26] Bennett MK, Roberts CA, Dordunoo D, et al. Ideal methodology to assess systemic blood pressure in patients with continuous-flow left ventricular assist devices. J Heart Lung Transplant. 2010;29:593–4.

[27] Lanier GM, Orlanes K, Hayashi Y, et al. Validity and reliability of a novel slow cuff-deflation system for noninvasive blood pressure monitoring in patients with continuous-flow left ventricular assist device. Circ Heart Fail. 2013;6:1005–12.

[28] Colombo PC, Lanier GM, Orlanes K, Yuzefpolskaya M, Demmer RT. Usefulness of a standard automated blood pressure monitor in patients with continuous-flow left ventricular assist devices. J Heart Lung Transplant. 2015;34:1633–5.

[29] Bourque K, Cotter C, Dague C, Harjes D, Dur O, Duhamel J, et al. Design rationale and preclinical evaluation of the HeartMate 3 left ventricular assist system for hemocompatibility. ASAIO J (Am Soc Artif Intern Organs: 1992). 2016;62(4):375–83.

[30] Yousefzai R, Brambatti M, Tran HA et al. Benefits of neurohormonal therapy in patients with continuous-flow left ventricular assist devices. ASAIO J. 2019 Jun 6.

[31] Epstein NE. Preoperative, intraoperative, and postoperative measures to further reduce spinal infections. Surg Neurol Int. 2011;2:17.

[32] Wickline SA, Fischer KC. Can infections be imaged in implanted devices? ASAIO J. 2000;46:S80–1.

[33] Hannan MM, Husain S, Mattner F, et al. Working formulation for the standardization of definitions of infections in patients using ventricular assist devices. J Heart Lung Transplant. 2011;30:375–84.

[34] Dean D, Kallel F, Ewald GA, et al. Reduction in driveline infection rates: results from the HeartMate II Multicenter Driveline Silicone Skin Interface (SSI) Registry. J Heart Lung Transplant. 2015;34:781–9.

[35] Imamura T, Kinugawa K, Nitta D, et al. Readmission due to driveline infection can be predicted by new score by using serum albumin and body mass index during longterm left ventricular assist device support. J Artif Organs. 2015;18:120–7.

[36] Pereda D, Conte JV. Left ventricular assist device driveline infections. Cardiol Clin. 2011;29:515–27.

[37] Myers TJ, Khan T, Frazier OH. Infectious complications associated with ventricular assist systems. ASAIO J. 2000; 46: S28–S36.

[38] Stahovich M, Sundareswaran KS, Fox S, et al. Reduce driveline trauma through stabilization and exit site management: 30 days feasibility

result from the multicenter RESIST study. ASAIO J. 2016;62:240–5.

[39] Schmid C, Hammel D, Deng MC, et al. Ambulatory care of patients with left ventricular assist devices. Circulation 1999;100:II224–8.

[40] Slaughter MS, Sobieski MA, Martin M, Dia M, Silver MA. Home discharge experience with the Thoratec TLC-II portable driver. ASAIO J. 2007;53:132–5.

[41] Klodell CT, Staples ED, Aranda JM Jr, et al. Managing the post-left ventricular assist device patient. Congest Heart Fail. 2006;12:41–5.

[42] Himmelreich G, Ullmann H, Riess H, Rosch R, Loebe M, Schiessler A, Hetzer R. Pathophysiologic role of contact activation in bleeding followed by thromboembolic complications after implantation of a ventricular assist device. ASAIO J. 1995 Jul-Sep; 41(3):M790–4.

[43] Slaughter, Sobieski MA, Gallagher C, Graham J, Brandise J, Stein R. Fibrinolytic activation during long-term support with the HeartMate II left ventricular assist device. ASAIO J. 2008 Jan-Feb;54(1):115–9.

[44] John R, Panch S, Hrabe J, Wei P, Solovey A, Joyce L, Hebbel R. Activation of endothelial and coagulation systems in left ventricular assist device recipients. Ann Thorac Surg. 2009;88(4):1171–9 Oct.

[45] Slaughter MS, Sobieski MA, Graham JD, Pappas PS, Tatooles AJ, Koenig SC. Platelet activation in heart failure patients supported by the HeartMate II ventricular assist device. Int J Artif Organs. 2011;34:461–8.

[46] Matsubayashi H, Fastenau DR, McIntyre JA. Changes in platelet activation associated with left ventricular assist system placement. J Heart Lung Transplant. 2000;19:462–8.

[47] Meyer AL, Malehsa D, Budde U, Bara C, Haverich A, Strueber M. Acquired von Willebrand syndrome in patients with a centrifugal or axial continuous flow left ventricular assist device. JACC Heart Fail. 2014;2:141–5.

[48] Aaronson KD, Slaughter MS, Miller LW, McGee EC, Cotts WG, Acker MA, Jessup ML, Gregoric ID, Loyalka P, Frazier OH, Jeevanandam V, Anderson AS, Kormos RL, Teuteberg JJ, Levy WC, Naftel DC, Bittman RM, Pagani FD, Hathaway DR, Boyce SW. Use of an intrapericardial, continuous-flow, centrifugal pump in patients awaiting heart transplantation. Circulation. 2012;125:3191–200.

[49] Galeone A, Rotunno C, Guida P, Bisceglie A, Rubino G, Schinosa LDL, Paparella D. Monitoring incomplete heparin reversal and heparin rebound after cardiac surgery. J Cardiothorac Vasc Anesth. 2013;27:853–8.

[50] Jennings DL, Brewer R, Williams C. Impact of continuous flow left ventricular assist device on the pharmacodynamics response to warfarin early after implantation. Ann Pharmacother. 2012;46:1266–7.

[51] Jennings D, McDonnell J, Schillig J. Assessment of longterm anticoagulation in patients with a continuous-flow leftventricular assist device: a pilot study. J Thorac Cardiovasc Surg. 2011;142:e1–2.

[52] Bishop MA, Streiff MB, Ensor CR, Tedford RJ, Russell SD, Ross PA. Pharmacist-managed international normalized ratio patient self-testing is associated with increased time in therapeutic range in patients with left ventricular assist devices at an Academic Medical Center. ASAIO J. 2014;60:193–8.

[53] Feldman D, Pamboukian SV, Teuteberg JJ, Birks E, Lietz K, Moore SA, Morgan JA, Arabia F, Bauman ME, Buchholz HW, Deng M, Dickstein ML, El-Banayosy A, Elliot T, Goldstein DJ, Grady KL, Jones K, Hryniewicz K, John R, Kaan A, Kusne S, Loebe M, Massicotte MP, Moazami N, Mohacsi P, Mooney M, Nelson T, Pagani F, Perry W, Potapov EV, Rame JE, Russell SD, Sorensen EN, Sun B, Strueber M, Mangi AA, Petty MG, Rogers J. The 2013 international society for heart and lung transplantation guidelines for mechanical circulatory support: executive summary. J Heart Lung Transplant. 2013;32:157–87.

[54] Backes D, van den Bergh WM, van Duijn AL, Lahpor JR, van Dijk D, Slooter AJ. Cerebrovascular complications of left ventricular assist devices. Eur J Cardiothorac Surg. 2012;42:612–20.

[55] Fischer S, Glas KE. A review of cardiac transplantation. Anesthesiol

Clinic. 2013;31(2):383–403.

[56] Bellumkonda L, Jacoby D. Hospital to home with mechanical circulatory support. Curr Heart Fail Rep. 2013 Sep;10(3):212–8. Review.

[57] Feldman D, Pamboukian SV, Teuteberg JJ, et al. International society for heart and lung transplantation. J Heart Lung Transplant. 2013;32(2):157–87 Feb.

[58] McIlvennan CK, Narayan M, Cannon A, Bradley WJ, Nowels CT, Brieke A, Cleveland JC, Matlock DD, Allen LA. Approaches to decision support and preparation for destination therapy left ventricular assist device: a nationwide sample of mechanical circulatory support coordinators. Poster presentation at the American Heart Association Quality of Care and Outcomes Research Conference; May, 2013.

[59] Bunzel B, Laederach-Hofmann K, Wieselthaler G, Roethy W, Wolner E. Mechanical circulatory support as a bridge to heart transplantation: what remains? Long-term emotional sequelae in patients and spouses. J Heart Lung Transplant. 2007;26(4):384–9.

[60] Ozbaran B, Kose S, Yagdi T, Engin C, Erermis S, Yazici KU, Noyan A, Ozbaran M. Depression and anxiety levels of the mothers of children and adolescents with left ventricular assist devices. Pediatr Transplant. 2012;16(7):766–70 Nov.

[61] Akbarin M, Aarts C. Being a close relative of a patient with a left ventricular assist device. Eur J Cardiovasc Nurs. 2013;12(1):64–8 Feb.

[62] Baker K, Flattery M, Salyer J, Haugh KH, Maltby M. Caregiving for patients requiring left ventricular assistance device support. Heart Lung. 2010 May-Jun;39(3):196–200.

[63] Brush S, Budge D, Alharethi R, McCormick AJ, MacPherson JE, Reid BB, Ledford ID, Smith HK, Stoker S, Clayson SE, Doty JR, Caine WT, Drakos S, Kfoury AG. End-of-life decision making and implementation in recipients of a destination left ventricular assist device. J Heart Lung Transplant. 2010;29(12):1337–41 Dec.

[64] Casida J. The lived experience of spouses of patients with a left ventricular assist device before heart transplantation. Am J Crit Care. 2005;14(2):145–51 Mar.

[65] Egerod I, Overgaard D. Taking a back seat: support and self-preservation in close relatives of patients with left ventricular assist device. Eur J Cardiovasc Nurs. 2012;11(4):380–7 Dec.

[66] Kaan A, Young QR, Cockell S, Mackay M. Emotional experiences of caregivers of patients with a ventricular assist device. Prog Transplant. 2010;20(2):142–7 Jun.

[67] Kitko LA, Hupcey JE, Gilchrist JH, Boehmer JP. Caring for a spouse with end-stage heart failure through implantation of a left ventricular assist device as destination therapy. Heart Lung. 2713 May-Jun;42(3):195–201.

[68] Marcuccilli L, Casida JM. From insiders' perspectives: adjusting to caregiving for patients with left ventricular assist devices. Prog Transplant. 2011;21(2):137–43 Jun.

[69] Magid M, Jones J, Allen LA, McIlvennan CK, Magid K, Sterling JA, Matlock DD. The perceptions of important elements of caregiving for as LVAD patient: A qualitative meta-synthesis. J Cardiovasc Nurs. 2016; 31(3):215–25.

第7章 左心室辅助装置并发症的评估与管理
Evaluation and Management of LVAD Complications

Enrico Perna　Nicholas Wettersten　著

娄琦　译　周成斌　校

一、病例介绍

患者，男性，67 岁，既往长期缺血性心肌病、2 型糖尿病及颈动脉疾病病史，经胸正中切口手术植入 HVAD（HeartWare Boston MA）作为治疗手段，手术及术后恢复顺利，患者在术后 10 日出院返家继续进行标准化抗血栓治疗（INR 控制在 2～3，口服华法林 325mg，每天 1 次）。出院后病情稳定，直至 1 年前因血尿再次入院。患者未见肺部或腹部出血及心源性休克症状，HVAD 提示功率（2.8W → 3.6W）及流量（3.9L/min → 6L/min）逐渐增加，转速维持 2360 转 / 分，应该如何管理这个患者？

二、概述

使用心室辅助装置（ventricular assist device，VAD）作为机械循环支持是对于药物治疗无效的难治性终末期心力衰竭患者的重要治疗策略。过去几年中，左心室辅助装置的使用大幅增加。2019 年，美国已应用了 22 000 台以上 LVAD，每年有 2500 例以上的新置入病例[1]，这些患者的 1 年生存率是 81%，2 年生存率是 70%，但几乎 80% 植入了 LVAD 的患者在术后第 1 年会因术后并发症入院。LVAD 的管理复杂，患者术后 VAD 相关不良事件的发生率仍然很高。最常见的与 LVAD 直接相关的并发症是消化道出血、感染和神经系统事件。不过其他的 LVAD 并发症（如心律失常和主动脉功能不全）在植入 LVAD 的患者管理中同样重要。因此，临床医生必须熟悉 LAVD 的常见和严重并发症，本章将概述这些并发症以帮助临床医生进行评估和管理。内容主要集中在 HeartMate Ⅱ（HM Ⅱ）、HeartMate 3（HM3）和 HeartWare（HVAD）这三种美国应用最常见的设备。

三、LVAD 基础生理

LVAD 为左心室的血流提供了从左心室至主动脉的备用平行路径[2-3]。当前恒流 LVAD 包括血泵、经皮导联、外部电源和系统控制器。血泵由流入管道（插入左心室心尖并引流）、叶轮和流出管道组成，通过设备将血液输送到主动脉，叶轮高速旋转，使轴流泵（HM Ⅱ）中流体沿叶轮轴向前加速，离心泵（HVAD 和 HM3）中流体沿叶轮轴向外加速（图 7-1）。表 7-1 描述了当前设备的一般特性。

四、泵的参数

当前恒流 LVAD 的参数显示在控制器或显示器上，表 7-2 简短概括了临床场景可能遇到的异常泵参数。

泵流量定义如下：流量 = 转速 /（流入道压力 - 流出道压力）。

泵流量取决于泵功率消耗及关联因素：直接与转速相关；间接与 LV 和主动脉压力差相关。

功率（使叶轮以设定的速度旋转所消耗的能量）涉及以下方面。

(1) 患者状态：容量状态、后负荷等级、活动状态。

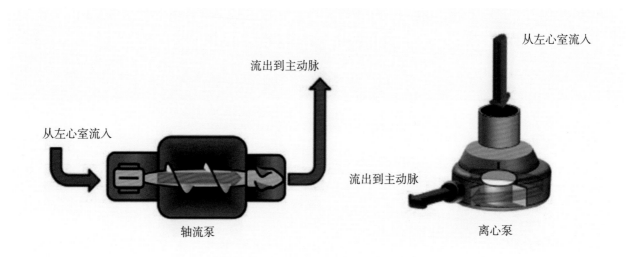

▲ 图 7-1 临床最常用的 2 种叶轮

设 备	HeartMate Ⅱ	HeartMate 3	HeartWare
泵的类型	轴流泵	离心泵	离心泵
植入位置	腹膜前	心包内	心包内
轴承	球与杯（血液浸没）	磁悬浮	液力
转速范围（转/分）	6000～15 000	3000～9000	2400～3200
最大流量（L/min）	10	10	10
血流间隙（mm）	0.08	0.12	0.05
人工搏动	无	有	无
美国食品药品管理局批号	BTT（2008）、DT（2010）	BTT（2017）、DT（2017）	BTT（2012）、DT（2017）

表 7-1　3 种设备的通用特性

泵参数	高搏动	低搏动
高功率/流量	正常生理、心功能改善、运动状态	低血压、高泵速、泵血栓（影响转子/轴承）
低功率/流量	高血压、低泵速、流入/流出移植物阻塞	低血容量、心脏压塞、右心衰竭、心律失常、流入/流出移植物阻塞

表 7-2　泵参数改变可能提示的临床情况

（2）泵状态：流出道人造血管扭曲、流入道堵塞、转子和轴承血栓。

搏动指数（pulsatility index，PI）（仅针对 HM Ⅱ 和 HM3，HVAD 可从屏幕得知）被定义为：PI=（最大流量 – 最小流量）/平均流量 × 10。PI 被用作 LVAD 支持程度的替代指标，PI 越低，泵提供的支持量越大。

五、异常 LVAD 参数的评估

方法

LVAD 参数是额外的生命体征，如同其他生命体征，当患者的 LVAD 参数超出正常范围时，应当评估可能的原因。前文提供了部分可能导致异常参数的原因的鉴别。进一步缩小差异的评估同有详尽病史、体格检查、实验室检验及诊断性检查的心力衰竭患者类似（表 7-3 至表 7-6）。对于多数 LVAD 并发症，应考虑早期使用无创血流动力学监测，尤其在心力衰竭复发时，应考虑优化血流动力学和 LVAD 功能。从这些评估得出的线索可以指导临床医师得出问题所在和管理方法。

六、泵血栓形成

（一）背景

泵血栓形成（pump thrombosis，PT）是指限制血流进入或流出泵体、导致叶轮无法正常旋转的障碍物。最近，MOMENTUM3 实验结果显示了 HMⅡ 组每名患者每年（events per patient-year，EPPY）发生 0.12 件 PT 事件，而 HM3 组患者很少发生 PT 事件[4]。ADVANCE 实验报道了 HVAD 组 EPPY 发生 0.04～0.09 件 PT 事件[5]。值得注意的是，自 2015 年，HM3 植入的数量逐渐增长，PT 的发病率急剧下降。尽管 PT 临床不常见，但可导致灾难性的泵故障或脑卒中等其他并发症，因此其临床意义十分重要。

血凝块形成的位置和组织学类型取决于 VAD 的类型（图 7-2）。已有报道指出球状血凝块形成于流入轴承和 HMⅡ 流入流出管道的尖角区域，相反，层状纤维蛋白可能出现在 HVAD 的叶轮。HM3 通过以下 3 点创新性设计来避免血栓形成。

- 通过使用更宽的血流通道减少剪切应力，并最大限度地减少红细胞通过泵时的破坏。
- 磁悬浮技术可打造无机械轴承的无摩擦泵。
- 结合人工固定脉冲，每 2 秒加速和减慢 1 次，减少血液淤滞，并便于泵表面清洗。

（二）泵血栓形成的表现

患者出现 PT 事件可能的 4 种情况如下所示。

- 无症状功率持续增高（功率大于 10W 或功率高于基线功率 2W 以上并持续 24h）。
- LDH（大于正常值的 3 倍）或血浆游离血红蛋白（pfHb）（大于 40mg/dl）水平孤立性升高。
- 临床溶血的体征（血红蛋白尿）。
- 心力衰竭症状（伴随或不伴随休克等血流动力学异常）。

（三）诊断分析

除了异常参数外，还有以下常用参数用于诊断 PT（表 7-7）：随着 VAD 转速增加，连续记录 LV 舒张末期直径（称为斜坡实验）可诊断泵血栓形成或其他导致旋转泵和插管血流梗阻的障碍。

（四）处理

尚未明确当代设备中发生 PT 的理想治疗策略。目前广泛接受的治疗方式是更换设备或急诊心脏移植手术，特别是对于植入了 HMⅡ 的患者，因为通常是在不适合药物治疗后检测到血栓。

表 7-3　病史和鉴别		
症　状	临床状况	鉴　别
呼吸困难、端坐呼吸、水肿、腹胀	复发性心力衰竭	无依从性、右心衰竭、心律失常、泵故障
疲劳、呼吸困难、鼻衄、黑便、便血	贫血	消化道出血、溶血
发热、寒战、不适、驱动缆线排水	感染	社区获得性感染、驱动缆线感染、泵感染、心内膜炎
局灶性乏力、言语不清、感觉障碍	神经系统事件	脑卒中（缺血性或出血性）

表 7-4　临床检查和鉴别

鉴别	临床考虑
低平均动脉压	左心室辅助装置（LVAD）流量高、低血容量、感染
高平均动脉压	LVAD 流量低、高血压
异常体温	感染
异常心率	心律失常
LVAD 异常声音	泵血栓、流入管道 / 流出管道阻塞
颈静脉扩张	心力衰竭、心律失常、心脏压塞
苍白	贫血
驱动缆线处红斑 / 分泌物	驱动缆线感染
肺部湿啰音	心力衰竭、肺炎
新发无力，感觉丧失	脑卒中

表 7-5　实验室检查

检验	临床考虑
全血常规	白细胞增多：感染；红细胞减少：贫血
肾功能	急性肾损伤
肝功能	异常充血、感染、溶血
国际标准化比值	在治疗范围内
乳酸脱氢酶 / 血浆游离血红蛋白	溶血标志物

考虑药物治疗的患者如下所示。

- 伴随无症状溶血。
- 不适宜手术治疗。
- 避免手术治疗尽快心脏移植的患者。

抗血栓的升级方案如下。

- 双重抗血小板（氯吡格雷、双嘧达莫）。
- 静脉注射肝素（达到目标 aPTT 上限 2～3 倍）或静脉注射比伐卢定。
- 脑室内或全身给予纤维蛋白溶解药。

表 7-6　诊断性检查

检查	临床考虑
心电图	• 检查心律失常
心脏彩超	• 评估左心室大小：减负荷不足 • 右心室大小 / 功能：右心衰竭 • 瓣膜病：反流 • 栓子
胸部 X 线片	• 肺水肿 • 渗出
CT	• 头：缺血性 / 出血性脑卒中征象 • 胸：感染、渗出、积液 • 腹：评估驱动缆线、积液

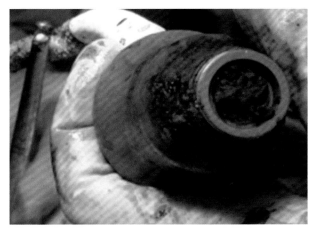

▲ 图 7-2　泵血栓形成

七、右心衰竭

（一）右心衰竭表现

右心衰竭（right heart failure，RHF）可出现在 LVAD 植入后任何阶段，通常是在术后早期发生。右心衰竭可表现为治疗可解决的短期状态，或需要规律治疗或再住院治疗的慢性阶段。约有 1/3 植入 LVAD 的患者术后发生 RHF。

RHF 的体征和症状主要是再发性心力衰竭和多项实验室指标异常（表 7-8）。

（二）预测因子及诊断标准

多数超声心动图和血流动力学指标和术后 RHF 风险增加相关（表 7-9），同时也可用于诊断 RHF[6, 7]（图 7-3）。

表 7-7　泵血栓形成的诊断检查			
实验室指标	胸部 X 线片	心电图	胸部 CT
• 高乳酸脱氢酶 • 低血红蛋白 / 红细胞压积 • 低触珠蛋白 • 高血浆游离血红蛋白 • 血红蛋白尿 • 胆红素升高	• 流入位置不当 • 流出移植物保护器方向偏离 • 肺充血	• 心室扩大 • 重度二尖瓣反流 • 主动脉瓣开放频率低 • 右心室收缩压升高	• 流入管道位置错误 • 流出移植物扭曲 • 使用对比剂后，可见流入道或流出道内有血栓

表 7-8　右心衰竭的异常症状、体征及实验室指标	
• 疲劳 • 水肿 • 食欲减退 • 腹水 • 利钠肽升高 • 肝功能指标升高 • 低白蛋白	• 劳力型呼吸困难 • 腹胀 • 尿量减少 • 颈静脉压增高 • 肌酐和尿素升高 • 凝血酶原时间延长

表 7-9　术后右心衰竭的特征	
超声心动图特征	血流动力学特征
• RV 增大（RV/LV＞0.75，甚至 RV＞LV） • 室间隔突向 LV • TAPSE 低（＜8mm） • RV 面积变化分数低（＜35%） • RV 应变下降（≥15.5%） • 重度三尖瓣反流	• CVP 升高（＞15mmHg） • CVP 和肺毛细血管楔压比值升高（＞0.63） • PAPi 低（PAPi=PA 收缩压 – A 收缩压 /CVP，PAPi＜2.0 提示风险增加） • 肺血管阻力增加（＞4Wood 单位） • RV 做功指数低（＜300mmHg ml/m^2）

RV. 右心室；LV. 左心室；CVP. 中心静脉压；TAPSE. 三尖瓣环平面收缩期偏移；PAPi. 肺动脉搏动指数；PA. 肺动脉

其他非超声心动图和血流动力学的危险因素具体包括女性、非缺血性心肌病、肝功能障碍、肾功能不全。

大部分标准来自于样本量较小的研究，没有一个足够敏感性或特异性的标准可以预测或诊断 RHF。因此应考虑纳入多个预测和诊断 RHF 的标准。目前已经开发出包含多个变量的 RHF 多重风险评分，但其预测性还未得到验证（图 7-4）。表 7-10 列出了定义 RHF 的正式标准[8]。

（三）鉴别

急性或慢性 RHF 的病因或类似情况包括以下情况。

- 心脏压塞。
- LV 支持不足。
- 肺栓塞。
- RV 心肌梗死。
- 心律失常。

（四）处理

RHF 的管理主要基于优化 RV 的血流动力学。

在植入 LVAD 前，应尽可能改善血流动力学以减少 RHF 的风险。目前认为术前口服磷酸二酯酶 –5 抑制药与 LVAD 术后 RHF 风险增高有关[9]。尚无大型随机研究明确特定治疗或疗法可改善 LVAD 术后发生 RHF 的预后。术后急性或慢性 RHF 的管理有所不同，常见的急性和慢性 RHF 疗法包括以下情况。

- 使用利尿药或利尿药不足时使用超滤以积极脱水。

- 使用多巴酚丁胺、多巴胺、米力农或左西孟旦等正性肌力药物。

- 吸入一氧化氮或依前列醇等肺血管扩张药。

- 对于 LVAD 术后急性 RHF，早期计划使用 RV 机械支持的预后较后期或抢救性使用更佳[10]。

- 对于慢性 RHF 患者，经常超说明书的予以口服磷酸二酯酶 –5 抑制药的可能收益低，尤其对于血流动力学提示肺高压患者，可经验性给予地高辛予以正性肌力支持。

- 慢性 RHF 的最终疗法是心脏移植。

八、出血

（一）临床表现及评估

出血是 LVAD 术后最常见的并发症之一，概

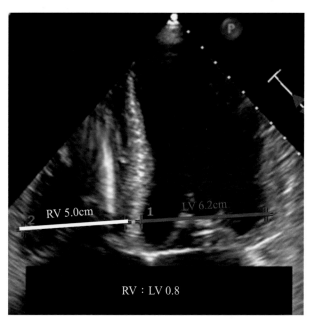

▲ 图 7-3 心尖四腔心切面的超声心动图，扩大的右心室（RV）与左心室（LV）比＞ 0.75，患者在植入左心室辅助装置后出现术后右心衰竭

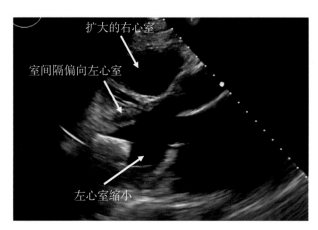

▲ 图 7-4 左心室辅助装置（LVAD）术后发生右心衰竭（RHF）的患者，胸骨旁长轴切面的超声心动图显示右心室扩张，室间隔向左心室移动导致左心室容积减少。植入的 LVAD 装置必须低速运行来避免抽吸，同时静脉注射米力农改善 RHF

率有 1/3～2/3 [1]。最常见的原因是消化道，其他包括鼻衄、瘀伤及创伤相关出血。常见症状和体征如下。

- 活动性皮肤出血、黑便、呕血、鼻衄、疲劳、头晕、晕厥、HF。
- 低平均动脉压、直立性症状、苍白。
- 低血红蛋白，INR 正常值或更高，LDH 可升高，尿素升高。
- LVAD 低流量，低流量报警，HVAD 和 HM3 可通过输入红细胞比容计算流量，补充红细胞比容可增加流量。

非 LAVD 患者发生消化道出血的位置常有溃疡、息肉和痔疮。这与 LVAD 患者不同，后者的消化道出血常由血管发育不良引起。动静脉畸形（arteriovenous malformation，AVM）被认为是由缺乏搏动血流和获得性血管性血友病引起的（图 7-5

表 7-10 定义右心衰竭及严重程度标准
CVP 升高表现为以下任意一项
• CVP＞16mmHg
• 超声心动图提示扩张的上腔静脉无塌陷
• 颈静脉压升高
RHF 的体征可为以下任意一项
• 水肿
• 腹水 / 肝大
• 肝肾功能检验指标恶化
分级
• 轻度
– 术后使用正性肌力药物、吸入或静脉注射肺血管扩张药＜7 天
• 中度
– 术后使用正性肌力药物、吸入或静脉注射肺血管扩张药 7～14 天
• 重度
– CVP＞16mmHg，且
– 术后使用正性肌力药物、吸入或静脉注射肺血管扩张药＞14 天
• 危重度
– CVP＞16mmHg，且
– 需要右心室机械辅助或死亡

CVP. 中心静脉压；RHF. 右心衰竭

和图 7-6）[11]。目前已确定了多种出血并发症的危险因素（表 7-11）。

（二）处理

在情况紧急时，治疗策略包括药物治疗和程序干预。慢性出血的管理取决于出血原因、再发风险及再发频率。

急性期潜在干预措施具体如下。

- 通过静脉输液和输血保证血流动力学稳定。
- 停用抗血小板药和抗凝血药。
- 权衡 INR 值和出血严重程度，避免抗凝反转的风险。当患者面临威胁生命的出血时，必要时可输注新鲜冰冻血浆。禁忌使用维生素 K，它不仅不能紧急纠正出血，还可能过度纠正抗凝治疗。凝血酶原复合物增加血栓形成的风险，应谨慎给予。
- 静脉注射质子泵抑制药。
- 静脉注射奥曲肽[12]。
- 食管胃十二指肠镜检查和（或）结肠镜检查。
- 胶囊内镜检查（用于诊断和确定来源）。
- 对于严重不受控或反复的出血，应考虑手术切除出血位置所在肠段。

消化道出血发作或复发性出血后潜在的慢性治疗和措施具体如下。

- 调整 LVAD 转速，增加脉动性减少剪切力。
- 降低 INR 目标值。
- 停止使用抗血小板药物。
- 慢性口服质子泵抑制药。
- 在 AVM 存在的情况下，长期给予奥曲肽（通常以长效形式给药）[13]。
- 研究表明，血管紧张素转换酶抑制药或血管紧张素 Ⅱ 受体阻滞药阻断血管紧张素，从而降低胃肠道出血的风险。
- 沙利度胺[14]。
- 进行激素治疗（雌激素）。

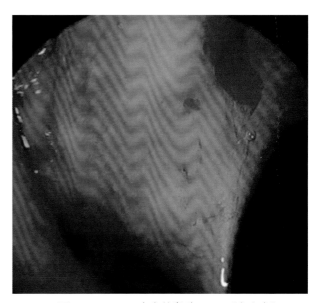

▲ 图 7-6　HVAD 患者的鼻腔 AVM（右上方）
患者有深部鼻衄伴血红蛋白水平反复降低，手术干预发现弥漫性鼻腔动静脉畸形（AVM）需要电灼

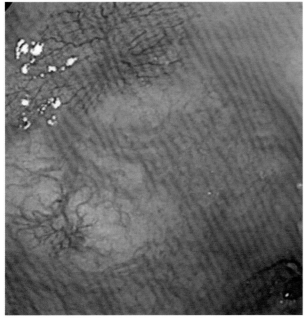

▲ 图 7-5　植入 HM Ⅱ 左心室辅助装置的患者在结肠出现了动静脉畸形且贫血复发

表 7-11　LVAD 患者出血的危险因素	
年长者	低搏动性
既往消化道出血	LVAD 辅助后射血分数＞
既往凝血功能障碍	30%
肌酐升高	植入后感染
RV 功能障碍	血小板计数低

LVAD. 左心室辅助装置；RV. 右心室

九、脑卒中

（一）背景和现状

同人工机械瓣膜一样，LVAD 患者因机械血栓的形成，患缺血性或出血性脑卒中的风险都升高，具有抗凝的必要性。约有 20% 的 LVAD 患者术后第 1 年面临脑卒中的风险，超过一半的患者面临缺血的风险[1, 15]。复合风险是指心房颤动、外周动脉疾病、糖尿病、高血压等伴随医疗事件的存在增加了脑卒中的风险。此外，非脉动性血流可能改变脑血管系统，从而诱发脑卒中[16]。

LVAD 患者的脑卒中症状和其他患者相同。神经功能障碍可表现为多种多样，包括局灶性无力、感觉障碍、言语困难、视力丧失或失去协调能力。症状可能不太集中，包括头痛、意识模糊或精神状态改变。因此，即使神经功能障碍不明显，医生应使用较低的阈值评估表现为非特异性症状的 LVAD 患者。

脑卒中的危险因素见表 7-12。两个重要的危险因素分别是感染和高血压。脑卒中最常见的危险因素之一是全身感染[15, 17]。感染可能促进血栓前环境或导致心内膜炎合并栓塞。高血压已被多次发现是 LVAD 患者的脑卒中的危险因素，这一点对于植入了 HVAD 的患者更为显著[18]。当 MAP＞90mmHg 时，脑卒中风险显著增加。

（二）评估

鉴于用于干预的时间有限，应尽快评估存在可能脑卒中症状的患者。患者及其看护者应了解 F.A.S.T 这个缩写词［面部下垂，手臂无力，言语问题，及时拨打 911（Face drooping, Arm weakness, Speech difficulty, Time to call 911）］。任何时候脑卒中都是一个问题，应立即寻求神经病学的咨询。

脑卒中的首选影像学检查是 MRI。然而，这是 LVAD 患者的禁忌[17]。因此，诊断主要基于病史、查体、CT 和血管影像学检查。CT 应在发现脑卒中后 10min 内完成，以鉴别缺血性或出血性脑卒中。在缺血性脑卒中的早期，头部 CT 图像

表 7-12	LVAD 患者脑卒中的危险因素
● 全身感染 ● 心房颤动 ● 抗凝水平 ● 低脉动性	● 高血压 ● 女性 ● 左心室辅助装置（LVAD）支持稳定期 ● 既往脑卒中

通常表现正常。需要经常复查影像学检查以评估缺血性脑卒中的持续性变化、出血性脑卒中的扩大及监测脑出血。CT 血管造影可用以评估能够介入处理的大血管闭塞。数字减影血管造影通常只在需要血管内干预时采用；但如果存在以下情况，需要注意真菌性动脉瘤的可能[17]。

应进行脑卒中危险因素和原因的评估。考虑与伴随感染相关，应进行血培养，这也许能进一步评估心内膜炎的情况。可视化的血栓和心内膜炎的赘生物应通过超声心动图进一步评估（图 7-7），进一步用于评估的检查包括颈动脉超声、经食管超声心动图。

（三）缺血性脑卒中的处理

对于非 LVAD 患者，使用重组组织纤溶酶原激活物（rtTPA）是早期缺血性脑卒中的首选治疗方法。但 rtTPA 对于已使用抗凝（若 INR＞1.7 则禁用）和抗血小板治疗 LVAD 患者是禁忌，因为这会增加出血并发症的风险。此外，考虑到脑卒中和全身性感染的相关性，以及 LVAD 患者凝血系统中其他的潜在缺陷增加了脑出血的风险。因此，权衡 rtPTA 的使用风险至关重要。

机械血栓切除术为大血管闭塞的患者提供了替代医疗方案。目前尚无系统研究报道这种治疗方案对 LVAD 患者的影响，而个例报道的结局存在差异。免于全身使用 rtTPA，可能潜在地减少全身出血的风险。然而，脑出血的风险与使用 rtPTA 的风险相似甚至更高[17]。而机械血栓切除术的潜在获益窗口较 rtPTA 更长。当考虑采取这种治疗方式时，应仔细考虑并与神经科进行讨论。

同以上的疗法不同，护理主要侧重支持策略。

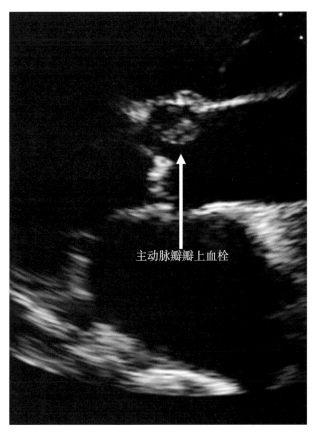

主动脉瓣瓣上血栓

▲ 图 7-7　脑卒中表现的左心室辅助装置患者，经胸超声心动图提示主动脉瓣瓣上血栓、主动脉瓣开放困难

自从主流观点认为脑卒中的风险主要与设备相关后。应权衡逆转或抑制抗凝与器械血栓及可能复发的缺血性脑卒中的风险。一般来说，术后第一个 24h 应持续抗凝，监测脑出血的发生[17]。根据 INR 和临床情况，术后 1~7 天时可重启抗凝。抗凝的方案应根据患者的出血风险和临床情况进行调整。

应优化容量状态来避免容量不足，但也要避免液体超负荷。根据需要纠正高血糖或低血糖，目标值时 80~180mg/dl。常规脑卒中管理中，因脑自动调节丧失，可以容忍一定范围的高血压。但患者在连续非脉动性血流下，血压通常难以达到正常脑卒中患者的治疗水平。应避免低血压，必要时予以血管活性药物维持脑灌注。

（四）出血性脑卒中的处理

管理的重要初始区别在于分辨出血时原发性出血或缺血性脑卒中后脑出血。在出现出血性脑

卒中时通常应立即逆转抗凝治疗，但同时应该权衡器械血栓的风险。同时，如果是缺血性脑卒中后脑出血，逆转抗凝治疗可能会潜在导致器械相关血栓形成。逆转抗凝治疗应是个体化决策，应考虑出血机制、脑卒中史、器械血栓、当前抗凝水平和出血量。出血性脑卒中通常要求积极降压，但由于连续性血流和血压变动，LVAD 患者的最佳血压尚无标准，但 MAP 通常维持＜90mmHg。

对于伴有大量血管源性水肿的大出血性脑卒中，可能存在压迫引起的神经功能缺损，提示神经外科评估减压疗法的必要。关于减压手术益处的研究各不相同，对抗凝状态存在出血风险的 LVAD 患者行减压手术具有更大的挑战性，术后相当长一段时间需要减少抗凝血药量。此类手术通常提示患者预后不良。

（五）远期管理

急性期早期治疗脑卒中后，治疗重点应侧重于积极康复。对于缺血性和出血性脑卒中，应重新评估抗凝和抗血小板标准，INR 的目标值可能需要重新制订，血压应控制维持在 MAP＜90mmHg。尚未有对 LVAD 患者控制血脂和血糖的二级预防措施的研究，但这可能会改善结局，这具体取决于脑卒中的机制。

十、心律失常

（一）现状

心律失常是 LVAD 患者的常见并发症[19, 20]。有 20%~50% 的 LVAD 患者会发生房性或室性心律失常。由于连续流提供了几乎全面的循环支持，LAVD 患者可耐受包括室性心律失常在内的心律失常（图 7-8）。通常表现为无症状或模糊且非特异性症状（表 7-13）。这要求临床医生保持警惕，在潜在不良后果前及时检测，从而发现心律失常。

（二）危险因素和结果

LVAD 患者出现房性心律失常的研究仍不全面，临床上最常见的房性心律失常是心房颤

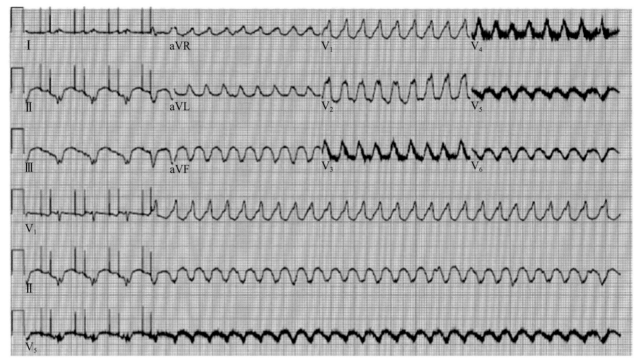

▲ 图 7-8　左心室辅助装置辅助患者的起搏心律转为单形性室性心动过速，伴随意识丧失

表 7-13　左心室辅助装置患者出现心律失常的症状	
疲劳	无力
心悸	右心衰竭
晕厥前期	晕厥（罕见）

动[19, 20]，房性心律失常的危险因素和结局虽仍未有详细描述，但心房颤动的首要注意事项是血栓形成。LVAD 患者的初始 INR 目标值与心房颤动患者相同，但出血事件可能会改变 INR 目标值，同时血栓形成风险也可能增加。

室性心律失常最早发生在 LVAD 植入后早期阶段[20]。危险因素包括既往室性心律失常、缺乏使用 β 受体阻滞药及潜在缺血性心肌病。但一些研究报道了非缺血性心肌病发生室性心律失常的概率更高。术后早期室性心律失常的一种潜在危险因素和病因来源是流入管道放置造成的瘢痕。早期术后室性心律失常有着不同程度的高致病率和致死率，这取决于患者的状态、RV、血流动力学支持和临床情况。

（三）处理

对于任何血流动力学不稳定的心律失常，都应立即进行复律 / 除颤。房性心律失常（主要是心房颤动）的管理侧重于心率或节律的控制和降低血栓形成的风险，LVAD 患者的目标 INR 值通常与心房颤动相同，但当发生出血事件后，INR 目标值可能降低，同时心房颤动导致的血栓形成风险可能增加。无论是控制节律或者药物治疗措施都取决于患者对心律失常的耐受性。对于使用胺碘酮且有症状的患者，应控制好节律，首选索他洛尔和多非利特，使用卡维地洛、琥珀酸美托洛尔、比索洛尔和（或）地高辛控制心率。对于无法耐受药物治疗的存在症状患者，可能需要房室结消融术处理。

室性心律失常早期通常使用药物治疗策略，包括 β 受体阻滞药、胺碘酮、美西律、索他洛尔或多非利特。早期围术期室性心律失常在足够时间和治疗下可治愈。对于医学难治性室性心律失常或有显著血流动力学改变的室性心律失常，必要时需要导管消融治疗[20]。仅有特定中心发表了导管消融治疗病例报道和系列研究，结果显示短期有效，但缺乏长期随访结果。

十一、主动脉瓣关闭不全

（一）现状

主动脉瓣关闭不全（AI）是 LVAD 患者的常见并发症，约有 1/4 的患者术后 1 年内发展为轻至中度主动脉瓣反流[21]。在 LVAD 的辅助治疗下，心脏全期受到 AI 的影响，在收缩期及舒张期，表现为持续正向经主动脉压力梯度，表 7-14 列出了 AI 的危险因素[21]。

表 7-14 主动脉瓣关闭不全的危险因素	
主动脉瓣持续关闭	左心室负荷过大
辅助时间过长	体表面积小
全身性高血压	女性
中度二尖瓣反流	老年人
主动脉瓣环过大	套管位置（高于窦管交界处 2cm）
吻合角（横向≥90°且冠状面为 60°～120°）	

（二）诊断

经胸超声心动图（transthoracic echocardiography，TTE）参数 [静脉收缩、射流宽度、左心室流出道（left ventricular outflow tract，LVOT）直径、近端等速表面积（proximal isovelocity surface area，PISA）] 在很大程度上低估了 AI 的严重程度，因为反流是出现在整个心动周期中（图 7-9）。然而，TTE 仍然是计算 AI 的黄金标准。目前已提出两种新的超声心动图参数以评估分级 AI 的严重程度[22]。

• LVAD 流出管道收缩压与舒张压峰值速度比（S/D）：该值与 AI 的严重程度成反比（S/D<5.0 通常提示重度反流）。

• LVAD 流出管道舒张期加速度，通过策略舒

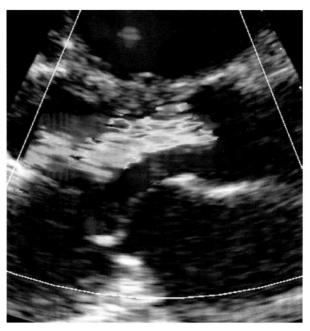

▲ 图 7-9 临床表现出急性心力衰竭症的 HM3 辅助患者，检查提示重度主动脉瓣关闭不全

张期初至舒张期末的舒张压斜率获得（舒张期加速度＞49.0cm/s² 时提示大量反流）。

（三）临床现状

患者可以表现为无症状或存在症状[21]。有症状的患者通常表现为复发性心力衰竭和终末器官灌注受损，而无症状的患者可通过以下情况诊断。

• TTE。

• 使用血管扩张药后，后负荷减少，从而减少主动脉瓣开放。

• 血容量过多使用利尿药，导致前负荷和自身心脏射血降低，从而导致主动脉瓣开放减少。

（四）处理

目前没有关于 LVAD 患者无症状 AI 的管理研究。但一般的推荐降低 LVAD 速度至允许间歇性主动脉瓣开放，并通过连续超声心动图检测病情进展[21]。对于逐渐进展为有症状或血流动力学不稳定的 AI 患者，可采取药物或手术治疗方法，使用药物只能暂时稳定血流动力学，手术治疗可使用正中开胸或经皮介入[21]（表 7-15）。表 7-16 描述了不同手术方式的收益和风险。

十二、心脏压塞

（一）现状

心脏压塞是危及生命的 LVAD 植入并发症，通常只发生在术后[23]。可能的症状包括疲劳、头晕、呼吸困难和胸痛。体征包括低血压、颈静脉压升高、苍白、四肢发凉和尿量减少。LVAD 参数通常显示流量、功率和脉动性降低。TTE 是诊断金标准（图 7-10）。

（二）鉴别和诊断

心脏压塞的鉴别诊断不多[23]（表 7-17）。应尽快完善胸部 X 线片、TTE 和有创血流动力学检查以明确诊断。若初步检查未能鉴别，应考虑完成 CT 排除肺栓塞和评估流出道移植物。通常，TTE 已足够诊断心脏压塞。但术后患者可发生局限性胸腔积液（在后方压迫左心房），必要时使用经食管超声心动图明确胸腔积液和心脏压塞的原因。

（三）处理

心脏压塞属于外科急症，应速返手术间，疏散人群确定病因。心包穿刺可作为血流动力学恶化的临时处理措施，但不是最终治疗。

十三、感染

（一）现状

LVAD 患者易发生社区获得性感染，但也存在植入物感染的特殊风险并逐渐进展为慢性感染，

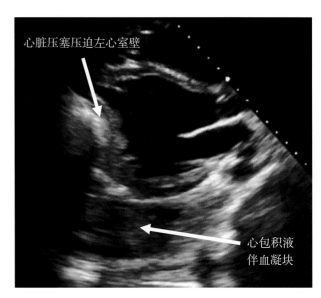

▲ 图 7-10 左心室辅助装置植入后，出血导致心脏压塞，压迫左心室并出现心脏压塞体征，要求手术干预

表 7-15	主动脉瓣关闭不全的药物治疗和手术方案

药物
- 阶梯使用利尿药
- 血管扩张药

手术
- 包埋术（部分或全部）
- 生物瓣置换术
- 主动脉瓣瓣环成形术

经皮介入
- 经导管主动脉瓣植入术
- 经皮封堵术

表 7-16　不同侵入方式的收益和风险			
策略	方式	益处	风险
手术	部分包埋术	少量残余主动脉瓣关闭不全（AI）	• 术后 6 个月有 20% 的患者存在中度 AI
	全部包埋术	无残余 AI	• 高死亡率
	生物瓣置换术	无残余 AI	• 仅目的性治疗 • 远期瓣膜衰退导致心力衰竭
	主动脉瓣瓣环成形术	减少 AI 并为经导管主动脉瓣植入术（TAVI）提供准备	• 残余 AI
经皮介入	TAVI	无残余 AI	• 装置迁移风险 • 穿刺点出血 • 瓣膜并发症
	经皮封堵术	无残余 AI	• 超适应证

位于外部的驱动缆线可能成为感染的入口。ISHLT 将感染分为 VAD 特异性、VAD 相关和非 VAD 相关感染[24]（表 7-18）。20%～30% 的患者在植入后第 1 年发生 LVAD 相关性感染。最常见的 VAD 特异性感染是驱动缆线感染（图 7-11），发病率达 50% 以上，第二常见的感染是血流感染，可能与 VAD 相关，也可能与 VAD 无关[24-26]。

首发症状可能与社区获得性感染相似（即发热和排痰性咳嗽伴肺炎）或更惰性，如驱动缆线的排气或排水的改变、低热、不适或厌食感染。应对密切关注驱动缆线的常规评估和任何可能出现的相关感染症状或非特异性症状。LVAD 特异性感染的危险因素列于表 7-19[25-27]。

（二）感染病因

大部分 VAD 感染病因是细菌感染，但在危重症或存在免疫抑制的患者可能发生真菌感染。最常见的致病菌是革兰阳性球菌，包括金黄色葡萄球菌和凝固酶阴性葡萄球菌。第二常见的治病菌是革兰阴性菌，包括假单胞菌、肠杆菌和沙雷菌[24.26.27]。

表 7-17　心脏压塞的鉴别	
右心衰竭	心脏压塞
气胸	肺栓塞
流入管道梗阻	流出管道梗阻

表 7-18　VAD 患者的感染分类
VAD 特异性
• 泵相关
• 槽相关
• 驱动缆线相关
VAD 相关
• 感染性心内膜炎
• 血源性感染（可能与 VAD 直接相关或无关）
• 纵隔炎
非 VAD 相关
• 肺炎
• 胆囊炎
• 尿路感染

VAD. 心室辅助装置

（三）评估

应高度警惕体征和症状可能表现为非特异性的 VAD 相关感染，患者患非 VAD 相关感染和 VAD 相关感染的概率相同。应进行全面病史和系统回顾寻找感染和（或）感染病因可能存在的线索。注意对手术部位、驱动缆线位置、LVAD 参数进行体格检查。非 VAD 相关全身感染可能使血管舒张造成 LVAD 参数异常。所有疑似感染患者应送检白细胞计数、炎症标志物（CRP、红细胞沉降率、降钙素原）和血培养。血培养应分 3 组送检，每组采集时间相隔 >12h，类似于感染性心内膜炎 Duke 标准。Duke 标准已适用于确诊 VAD 特异性感染[24]。此外，应行尿常规、尿培养、胸部 X 线片，条件允许同时行粪便常规。进一步检查和治疗取决于假定的感染原因和培养结果。

对于驱动缆线感染且血培养阴性的患者，检查目的在评估驱动缆线出口位置感染的程度。应彻底检查驱动缆线出口位置有无红斑、波动和脓性物质。如果出口存在脓性物质，应送取样本进行培养、细菌和真菌涂片。应进行超声影像学检查以评估驱

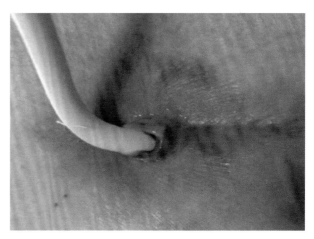

▲ 图 7-11　驱动缆线感染伴红斑及化脓分泌物

表 7-19　左心室辅助装置患者特异性感染的危险因素
• 年轻人
• 体重指数高
• 糖尿病
• 驱动缆线部位创伤
• 驱动缆线涤纶丝绒裸露

动缆线出口处和泵槽周围（如果可进入）的积液情况。也可使用 CT 评估可疑的积液或积脓。针对患者的培养和影像学检查结果，治疗方法有所不同[24]。

患者血培养阳性时，重点评估是否为 VAD 特异性感染。TEE 后使用 TTE 评估与 VAD 相关的赘生物或其他潜行的植入式设备（如除颤器）。通过 CT 图像评估感染源是否与 VAD 相关（肺炎、胸骨伤口感染、泵槽积液）。可能需要标记白细胞扫描来帮助定位感染源，但同时可能返回非特异性结果。

（四）治疗

非 VAD 相关性感染应根据标准进行治疗。通常应结合传染病会诊意见决定 VAD 相关和特异性感染的治疗。表 7-20 描述了一般治疗建议[24, 26]。值得注意的是，许多 VAD 相关和 VAD 特异性感染可能需要慢性抑制性抗生素治疗。

十四、临床总结

当考虑患者手术风险过高且排除了设备更换选择后，予以持续静脉输注肝素，进一步治疗是使用抗血小板药物（双嘧达莫 800mg/d）。当 HVAD 参数持续恶化（流量<10L/min），并且 24h 后患者表现出心源性休克体征时（周围灌注不足，CVP＞19mmHg），应制订溶栓方案：透视引导下心室内使用阿替普酶溶栓（10mg 输注 10min 以上，每隔 15～20min，共重复 3 次）。第三次溶栓后，不良反应完全消失，患者 15 天后出院。

十五、关键点

• 随着越来越多的 LVAD 植入和长期使用，并发症正变得越来越常见。

• 泵血栓形成虽然是一种不常见的并发症，但有重要的临床影响并可能导致灾难性的泵故障或脑卒中等其他并发症。

• 右心衰竭可在 LVAD 植入后的任何时间出现，但通常在术后立即出现。

• 多达 2/3 的 LVAD 支持患者出现出血事件。

• LVAD 患者发生缺血性和出血性脑卒中的风险增加。近 20% 的 LVAD 患者在术后第 1 年内发生脑卒中，而新一代设备仍未广泛使用推广。

• 约一半的 LVAD 患者发生心律失常，包括心房颤动、持续性室性心动过速。

• 虽然 LVAD 患者易患社区获得性感染，但他们仍具有植入硬件感染的独特风险，尤其是外部的驱动缆线出口部位易发感染。

十六、未来方向

新一代 LVAD 改善了长期血流动力学支持下的血液相容性，并发症仍然是主要关注的问题。在管理患者和这些设备时。令人瞩目的发展之一是下一代设备可能会完全消除驱动缆线出口。雅培和美敦力都有专用设备为经皮电池充电，从而完全消除驱动缆线。这一发展将降低感染风险，并使 LVAD 患者活动更加方便。

表 7-20 VAD 相关及特异性感染的一般治疗流程		
感　染	表　现	治　疗
局限性驱动缆线感染	驱动缆线出口处红斑扩大、脓性分泌物	2～4 周的抗生素治疗，不需要慢性抑制性疗法
深处感染	出口部位红斑，脓性分泌物，可能存在波动感，超声或 CT 发现积液或脓肿	2～4 周的抗生素治疗，可能需要慢性抑制性疗法及手术治疗
泵 / 槽感染	脓毒血症，影像学检查发现积液或积脓	推荐手术清创，2～4 周的抗生素治疗后予以慢性抑制性疗法
设备感染或菌血症推定出设备感染	脓毒血症，血培养结果符合根据 ASHLT 指南诊断心室辅助装置（VAD）感染的改良 Duke 标准	治疗心内膜炎，≥6 周的抗生素治疗后予以慢性抑制性疗法，必要时讨论手术选择

参考文献

[1] Kormos RL, Cowger J, Pagani FD, et al. The Society of thoracic surgeons intermacs database annual report: evolving indications, outcomes, and scientific partnerships. J Heart Lung Transplant. 2019;38:114–26.

[2] Moazami N, Fukamachi K, Kobayashi M, et al. Axial and centrifugal continuous-flow rotary pumps: a translation from pump mechanics to clinical practice. J Heart Lung Transplant. 2013;32:1–11.

[3] Slaughter MS, Pagani FD, Rogers JG, et al. Clinical management of continuous-flow left ventricular assist devices in advanced heart failure. J Heart Lung Transplant. 2010;29:S1–39.

[4] Mehra MR, Goldstein DJ, Uriel N, et al. Two-year outcomes with a magnetically levitated cardiac pump in heart failure. N Engl J Med. 2018;378:1386–95.

[5] Aaronson KD, Slaughter MS, Miller LW, et al. Use of an intrapericardial, continuous- flow, centrifugal pump in patients awaiting heart transplantation. Circulation. 2012;125:3191–200.

[6] Bellavia D, Iacovoni A, Scardulla C, et al. Prediction of right ventricular failure after ventricular assist device implant: systematic review and meta-analysis of observational studies. Eur J Heart Fail. 2017;19:926–46.

[7] Kang G, Ha R, Banerjee D. Pulmonary artery pulsatility index predicts right ventricular failure after left ventricular assist device implantation. J Heart Lung Transplant. 2016;35:67–73.

[8] Lampert BC, Teuteberg JJ. Right ventricular failure after left ventricular assist devices. J Heart Lung Transplant. 2015;34:1123–30.

[9] Gulati G, Grandin EW, Kennedy K, et al. Preimplant phosphodiesterase-5 inhibitor use is associated with higher rates of severe early right heart failure after left ventricular assist device implantation. Circ Heart Fail. 2019;12:e005537.

[10] Takeda K, Naka Y, Yang JA, et al. Outcome of unplanned right ventricular assist device support for severe right heart failure after implantable left ventricular assist device insertion. J Heart Lung Transplant. 2014;33:141–8.

[11] Patel SR, Madan S, Saeed O, et al. Association of nasal mucosal vascular alterations, gastrointestinal arteriovenous malformations, and bleeding in patients with continuous-flow left ventricular assist devices. JACC Heart Fail. 2016;4:962–70.

[12] Molina TL, Krisl JC, Donahue KR, Varnado S. Gastrointestinal bleeding in left ventricular assist device: octreotide and other treatment modalities. ASAIO J. 2018;64:433–9.

[13] Juricek C, Imamura T, Nguyen A, et al. Long-acting octreotide reduces the recurrence of gastrointestinal bleeding in patients with a continuous-flow left ventricular assist device. J Card Fail. 2018;24:249–54.

[14] Draper K, Kale P, Martin B, Kelly Cordero R, Ha R, Banerjee D. Thalidomide for treatment of gastrointestinal angiodysplasia in patients with left ventricular assist devices: case series and treatment protocol. J Heart Lung Transplant. 2015;34:132–4.

[15] Acharya D, Loyaga-Rendon R, Morgan CJ, et al. INTERMACS analysis of stroke during support with continuous-flow left ventricular assist devices: risk factors and outcomes. JACC Heart Fail. 2017;5:703–11.

[16] Cornwell WK 3rd, Ambardekar AV, Tran T, et al. Stroke incidence and impact of continuous- flow left ventricular assist devices on cerebrovascular physiology. Stroke. 2019;50:542–8.

[17] Willey JZ, Demmer RT, Takayama H, Colombo PC, Lazar RM. Cerebrovascular disease in the era of left ventricular assist devices with continuous flow: risk factors, diagnosis, and treatment. J Heart Lung Transplant. 2014;33:878–87.

[18] Teuteberg JJ, Slaughter MS, Rogers JG, et al. The HVAD left ventricular assist device: risk factors for neurological events and risk mitigation strategies. JACC Heart Fail. 2015;3:818–28.

[19] Gopinathannair R, Cornwell WK, Dukes JW, et al. Device therapy and arrhythmia management in left ventricular assist device recipients: a scientific statement from the American Heart Association. Circulation. 2019;139:e967–89.

[20] Ho G, Braun OO, Adler ED, Feld GK, Pretorius VG, Birgersdotter-Green U. Management of arrhythmias and cardiac implantable electronic devices in patients with left ventricular assist devices. JACC Clin Electrophysiol. 2018;4:847–59.

[21] Bouabdallaoui N, El-Hamamsy I, Pham M, et al. Aortic regurgitation in patients with a left ventricular assist device: a contemporary review. J Heart Lung Transplant. 2018;37:1289–97.

[22] Grinstein J, Kruse E, Sayer G, et al. Accurate quantification methods for aortic insufficiency severity in patients with LVAD: role of diastolic flow acceleration and systolic-to-diastolic peak velocity ratio of outflow cannula. JACC Cardiovasc Imaging. 2016;9:641–51.

[23] Birati EY, Rame JE. Left ventricular assist device management and complications. Crit Care Clin. 2014;30:607–27.

[24] Hannan MM, Husain S, Mattner F, et al. Working formulation for the standardization of definitions of infections in patients using ventricular assist devices. J Heart Lung Transplant. 2011;30:375–84.

[25] O'Horo JC, Abu Saleh OM, Stulak JM, Wilhelm MP, Baddour LM, Rizwan Sohail M. Left ventricular assist device infections: a systematic review. ASAIO J. 2018;64:287–94.

[26] Nienaber JJ, Kusne S, Riaz T, et al. Clinical manifestations and management of left ventricular assist device-associated infections. Clin Infect Dis. 2013;57:1438–48.

[27] Simeon S, Flecher E, Revest M, et al. Left ventricular assist device-related infections: a multicentric study. Clin Microbiol Infect. 2017;23:748–51.

第三篇

心力衰竭（C 期）的监测设备
Devices for Stage C Heart Failure

Hao A. Tran　著

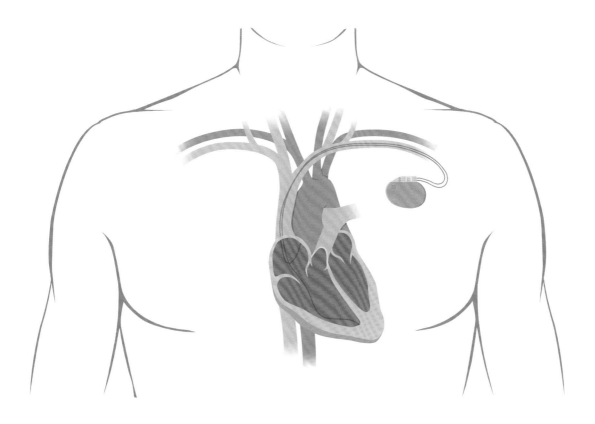

第 8 章　长期血流动力学监测
Long Term Hemodynamic Monitoring

Hao A. Tran　著

林中林　译　　周成斌　校

一、病例介绍

患者，男性，62 岁，曾因缺血性心肌病（左心室射血分数为 35%）行 ICD 双腔起搏器植入术治疗（双心室起搏），既往有高血压和糖尿病病史。患者在过去 6 个月内，曾因第二次心力衰竭发作住院治疗，此次就诊于我院，主诉中度体力活动后气短，使用利尿药效果不佳。他向诊所电话告知了自己的症状，以及近 1 周体重增加 10 磅。患者坚持服药，饮食如常，在第一次心力衰竭住院治疗后，院外自我感觉良好。患者的药物治疗包括卡维地洛、沙库比曲 / 缬沙坦、依普利酮、布美他尼和阿托伐他汀。除在出院时增加了利尿药的剂量外，没有调整其他药物。有什么方法可以帮助患者进行心力衰竭管理，并且尽可能降低住院率？

二、心力衰竭再住院的负担

心力衰竭的特点是住院率和再住院率非常高，给医疗保健系统造成巨大的经济负担。此外，心力衰竭失代偿事件频发意味着较高的发病率和死亡率，从而增加再住院率[1-3]。目前，美国每年心力衰竭住院费用为 300 亿美元，预计到 2030 年，每年将超过 700 亿美元[4]。急性失代偿性心力衰竭患者的住院费用占心力衰竭护理费用的绝大部分。因此，缩短心力衰竭患者的住院时间和减少再住院可大大降低医疗费用。

三、远程监护

历史经验表明，用心力衰竭症状、体征和体重变化来预防心力衰竭患者再住院是不可靠的，因为很多参数在临床失代偿晚期才出现[5]。此外，一些生物标志物（如 BNP）对预防心力衰竭患者再住院也没有明显帮助[6, 7]。目前心力衰竭管理的重心是加强与患者的沟通，通过监测症状、血压、心率和体重变化，加强心力衰竭管理。这些远程监控系统在降低心力衰竭死亡率和住院率方面的效果可谓喜忧参半[8-13]。以下两项临床试验可作进一步说明。

1. 多中心随机 Tele-HF 试验评估了 1653 名近期因心力衰竭住院的患者[9]。

• 治疗组：每天电话问诊，通过交互式语音应答系统收集关于心力衰竭症状的信息，每名患者发放一个电子体重计。审核患者的所有数据，并制订个体化治疗方案。

• 终点：合并再住院或任何原因的死亡。

• 结局：180 天后，治疗组和对照组的结局没有差异。

2. BEAT-HF 试验进一步研究了心力衰竭患者的无创远程监测。1437 例急性失代偿性心力衰竭患者随机分为治疗组和对照组[11]。

• 治疗组：健康指导电话与远程监控结合，监测每天症状、血压、心率和体重。集中护士对每天远程监测数据和电话访问进行审核。

• 终点：出院后 180 天内因任何原因再次入院。次要终点是第 30 天和第 180 天的全因再住院率、全因死亡率和生活质量。

• 结局：180 天后，治疗组和对照组的结局没有差异。

四、心脏植入式电子器械

据报道，一些生理参数，如患者活动水平、心率变异性和胸内阻抗、心脏植入式电子器械（cardiac implantable electronic devices，CIED）都具有高度可靠性，比日常体重监测更能预测心力衰竭[14]。然而，并没有证据表明他们对于临床结果是否有益。

在 DOT-HF 中，335 名慢性心力衰竭患者（单独使用植入式心律转复除颤器或联合心脏再同步化治疗）有可用的胸内阻抗监测工具[15]。

- 治疗组；随机将患者分配给医生，以获得有用信息。患者参数读数超过一定范围，就会有警报响起。
- 终点：包括全因死亡率和心力衰竭住院率。
- 结局：15 个月后，与对照组相比，治疗组出现了更显著的终点事件。尽管两组死亡人数相当，但治疗组的心力衰竭住院人数和门诊人数更多。

五、心内压力监测的转变

虽然远程监测和管理的想法仍然被认为是有效的，但既往研究失败的原因在于收集数据的类型与心力衰竭失代偿之间缺乏时间关联性。典型症状和体重增加通常出现在心力衰竭失代偿晚期，是心室充盈压的不良代偿表现。有关心内植入性血流动力学监测系统的研究表明，根据症状和体重变化监测心力衰竭不可靠[16]。相反，心室充盈压力升高早于心力衰竭住院事件发生的前数周。因此，早期干预心内充盈压有助于阻止心力衰竭再次住院的级联反应。

六、右心室压力监测系统

长效 IHM（Medtronic，Inc，Minneapolis，Minnesota）是首款用于测量右心室收缩压、舒张压和心率的右心室传感器。在一项开创性研究 COMPASS-HF 中，274 名 NYHA Ⅲ 级、Ⅳ 级症状

的患者在一项前瞻性、多中心、单盲试验中随机分为治疗组与对照组[17]。

- 治疗组：每个患者配备长效 IHM 监测设备。治疗组患者监护仪显示的血流动力学信息仅患者的医疗人员可见。
- 终点：无系统相关并发症，无压力传感器故障，心力衰竭相关事件发生率降低（因心力衰竭住院和需要静脉治疗的急诊 / 紧急护理）。
- 结局：相比于对照组，治疗组所有心力衰竭相关事件的发生率降低了 21%，但此结果并不具有统计学意义（P=0.33）。因此，相比于最佳药物治疗，血动压力管理组并未显著减少总心力衰竭相关事件的发生（图 8-1）。

该试验的回顾性分析显示，治疗组中首次心力衰竭住院的时间表明心力衰竭相关住院风险降低了 36%（P=0.03），并且主要集中于 NYHA Ⅲ 级的心力衰竭患者。鉴于此情况，尚未完全放弃心内压力监测这一方法。

七、HeartPOD 左心房压力监测系统

直接测量动态心力衰竭患者左心房压力的 HeartPOD（Abbott，前身为 St Jude Medical/Savacor，Inc）用于 LAPTOP-HF 研究。该装置包括植入式传感器引线和皮下天线线圈。传感器的尖端经静脉穿房间隔植入左心房。这项前瞻随机对照研究评估了此方法在 NYHA Ⅲ 级患者（近期心力衰竭

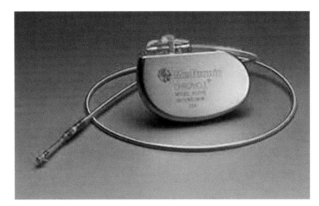

▲ 图 8-1　长效 IHM 系统

经许可转载，引自 Magalski et al. J Cardiac Fail 2002; 8(2): 63–70.

入院或 BNP 升高）中的安全性和有效性[18]。

• 治疗组：随机分配到治疗组的患者每天测量两次 LAP。

• 终点：无重大不良心血管事件和神经病学事件，心力衰竭住院率降低。

• 结局：由于植入相关并发症过多，研究提前终止。总结局为阴性，表明联合终点事件没有减少。

八、肺动脉监测的准确性

半个多世纪前，侵入性研究表明，在没有高肺血管阻力情况下，左心房压（left atrial pressure，LAP）和肺毛细血管楔压（pulmonary capillary wedge pressure，PCWP）及肺动脉舒张末期压（pulmonary artery pressure，PAPd）之间存在显著相关性[19-22]。利用肺动脉系统中的放置优势，新一代可植入设备应运而生。

重要的是认识到这些测量手段的局限性。$25\% \sim 83\%$ 的心力衰竭患者伴有肺动脉高压。虽然 PAPd 与平均 PCWP 之间的梯度或舒张压梯度较少依赖血流、每搏输出量和 PCWP 的变化，但可以反映肺动脉顺应性和扩张性，因此，在依赖肺动脉压作为左侧充盈压监测的替代指标之前，了解肺血管阻力至关重要。一些研究表明，一半的心力衰竭患者中其 PAP 和平均 PCWP 之间存在超过 5mmHg 的压力梯度[23-26]。

九、CardioMEMS 肺动脉监测系统

目前市面上最流行、使用最多的设备是 CardioMEMS HF 系统（Abbott, Sylmar, California），已将血流动力学监测领域推向了新的高度。该设备安装在肺动脉分支中，是一个无线、无电池的监测系统。施加到传感器的压力会记录压敏表面的偏转，导致谐振频率的偏移。记录内容为收缩压、舒张压、平均肺动脉压及瞬时心率。波形分析可反映压力描记的准确性和心律的规律性。在 CHAMPION 中，550 名患者佩戴该设备，并随机分为治疗组与对照组[27, 28]。

• 治疗组：每名患者佩戴 CardioMEMS HF 系统监测设备。医疗人员根据每天肺动脉压力读数来改善护理标准。

• 终点：6 个月内心力衰竭再住院率。

• 结局：在 6 个月内，与对照组相比，治疗组心力衰竭相关住院的相对风险降低了 39%。

此外，肺动脉压显著降低，出院天数显著提高，生活质量得到改善。与对照组相比，治疗组 LVEF＞40% 的患者心力衰竭住院率降低了 46%（$P < 0.0001$）[29]。一旦延长至 18 个月的随访，医疗人员可获得对照组患者的动脉压力。与最初试验期间的同组患者相比，原对照组患者心力衰竭相关住院率降低了 48%（$P < 0.0001$）[30]。

鉴于这些结果，美国食品药品管理局（Food and Drug Administration，FDA）于 2014 年批准了 CardioMEMS HF 系统上市，用于 NYHA III 级且植入前 12 个月内因心力衰竭住院的患者。此后，该系统在 2000 名患者的使用经验表明，与 CHAMPION 临床试验相比，随访至少 6 个月的患者，其肺动脉压力下降幅度更大[31]（图 8-2）。

十、其他肺动脉压力监测系统

• 美敦力 Reveal LINQ 插入式心脏监测仪装置（Minneapolis, Minnesota）植入小型传感器，用于监测肺动脉压、心律失常、患者活动和其他生理参数。

• Endotronix（Woodridge, Illinois）类似于 CardioMEMS HF 系统的肺动脉压监测装置，但使用 Cordella（Endotonix, Inc）远程监测系统的附加接口，该系统包括血压袖带、体重秤、心率监测、脉搏血氧计和患者端平板电脑，用于与医疗人员直接沟通（图 8-3）。

十一、远程监控补偿

尽管已为远程监控设备植入提供了强有力的补偿，但其保险范围通常由医疗政策决定，并由支付方指定。私人保险支付人和医疗保险与医疗补助服务中心（Centers for Medicare and Medicaid Service，CMS）在报销程序和后续监测方面可能

有所不同。经导管植入的无线肺动脉压力传感器，其进行长期血流动力学监测（传感器及右心导管的部署、校准）所需费用的补偿，可使用通用程序技术（common procedural technology，CPT）代码 33289（6.00RVU）进行编码。此外，每月医生或其他有资质的医疗保健专业人员的肺动脉压力记录、解读、趋势分析和报告所需花费的补偿，可使用 CPT 代码 93264（0.70，RVU）进行编码。

十二、病例总结

我们的患者在开始服用沙库比曲 / 缬沙坦治疗 1 个月后植入了 CardioMEMS HF 系统。尽管患者已接受利尿药治疗，在过去几个月里，我们团队又追加了神经激素阻滞药治疗。该患者尚未因心力衰竭失代偿而住院治疗。

十三、关键点

• 心内压力增加导致心力衰竭恶化，并可能因失代偿入院治疗。无创远程医疗和基于 CIED 的管理并未显示降低心力衰竭住院风险的作用。

• 然而，新设备（如 CardioMEMS HF 系统）可以利用植入式血流动力学监测系统进行实时远程监测。

• CHAMPION 试验表明，使用 CardioMEMS 设备，无论射血分数如何，都可以降低心力衰竭住院率。

• 目前正在开发更新、更先进的植入式监测系统，并结合工作流程的构建，从而引领慢性心力衰竭患者管理的革命。

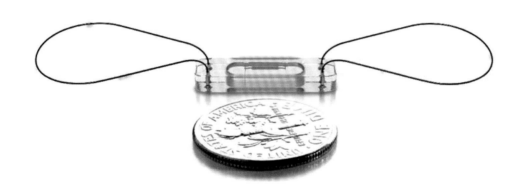

▲ 图 8-2　**CardioMEMS HF 系统**
引自 https://www.cardiovascular.abbott/us.

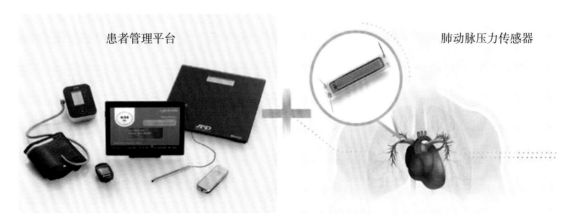

患者管理平台　　　　　　　　　肺动脉压力传感器

▲ 图 8-3　**Endotronix 和 Cordella 监测系统**
引自 https://endotronix.com.

参考文献

[1] Go AS, Mozaffarian D, Roger VL, et al., for the American Heart Association Statistics Committee and Stroke Statistics Subcommittee: Heart disease and stroke statistics: 2014 update: a report from the American Heart Association. Circulation. 2014; 129:e28–292.

[2] Jencks SF, Williams MV, Coleman EA. Rehospitalizations among patients in the Medicare fee- for-service program. N Engl J Med. 2009;360:1418–28.

[3] Setoguchi S, Stevenson LW, Schneeweiss S. Repeated hospitalizations predict mortality in the community population with heart failure. Am Heart J. 2007;154:260–6.

[4] Heidenreich PA, Albert NM, Allen LA, et al., for the American Heart Association Advocacy Coordinating Committee, Council on Arteriosclerosis, Thrombosis and Vascular Biology, Council on Cardiovascular Radiology and Intervention, Council on Clinical Cardiology, Council on Epidemiology and Prevention; and Stroke Council. Forecasting the impact of heart failure in the United States: a policy statement from the American Heart Association. Circ Heart Fail 2013;6:606–19.

[5] Adamson PB. Pathophysiology of the transition from chronic compensated to acute decompensated heart failure: new insights from continuous monitoring devices. Curr Heart Fail Rep. 2009;6:287–92.

[6] Lewin J, Ledwidge M, O'Loughlin C, McNally C, McDonald K. Clinical deterioration in established heart failure: what is the value of BNP and weight gain in aiding diagnosis? Eur J Heart Fail. 2005;7:953–7.

[7] Davenport C, Cheng EY, Kwok YT, et al. Assessing the diagnostic test accuracy of natriuretic peptides and ECG in the diagnosis of left ventricular systolic dysfunction: a systematic review and meta-analysis. Br J Gen Pract. 2006;56:48–56.

[8] Inglis SC, Clark RA, McAlister FA, et al. Structured telephone support or telemonitoring programmes for patients with chronic heart failure. Cochrane Database Syst Rev. 2010;8:CD007228.

[9] Chaudhry SI, Mattera JA, Curtis JP, et al. Telemonitoring in patients with heart failure. N Engl J Med. 2010;363:2301–9.

[10] Koehler F, Winkler S, Schieber M, et al., for the Telemedical Interventional Monitoring in Heart Failure Investigators. Impact of remote telemedical management on mortality and hospitalizations in ambulatory patients with chronic heart failure: Telemedical Interventional Monitoring in Heart Failure study. Circulation. 2011;123:1873–80.

[11] Ong MK, Romano PS, Edgington S, et al., for the Better Effectiveness After Transition— Heart Failure (BEAT-HF) Research Group. Effectiveness of remote patient monitoring after discharge of hospitalized patients with heart failure: the Better Effectiveness After Transition—Heart Failure (BEAT-HF) randomized clinical trial. JAMA Intern Med 2016;176:310–8.

[12] Bekelman DB, Plomondon ME, Carey EP, et al. Primary results of the Patient-Centered Disease Management (PCDM) for Heart Failure study: a randomized clinical trial. JAMA Intern Med. 2015;175:725–32.

[13] Maisel AS, Barnard D, Jaski B, et al. Primary results of the HABIT Trial (Heart Failure Assessment with BNP in the Home). J Am Coll Cardiol. 2013;61(16):1726–35.

[14] Abraham WT, Compton S, Haas G, et al. for the FAST Study Investigators. Intrathoracic impedance vs daily weight monitoring for predicting worsening heart failure events: results of the Fluid Accumulation Status Trial (FAST). Congest Heart Fail. 2011;17:51–5.

[15] van Veldhuisen DJ, Braunschweig F, Conraads V, et al. For the DOT-HF Investigators. Intrathoracic impedance monitoring, audible patient alerts, and outcome in patients with heart failure. Circulation. 2011;124:1719–26.

[16] Zile MR, Bennett TD, St John Sutton M, et al. Transition from chronic compensated to acute decompensated heart failure: pathophysiological insights obtained from continuous monitoring of intracardiac pressures. Circulation. 2008;118: 1433–41.

[17] Bourge RC, Abraham WT, Adamson PB, et al. for the COMPASS-HF Study Group. Randomized controlled trial of an implantable continuous hemodynamic monitor in patients with advanced heart failure: the COMPASS-HF study. J Am Coll Cardiol 2008;51:1073–9.

[18] Maurer MS, Adamson PB, Costanzo MR, et al. Rationale and design of the Left Atrial pressure monitoring to optimize heart failure therapy study (LAPTOP-HF). J Card Fail. 2015;21:479–88.

[19] Forsberg SA. Relations between pressure in pulmonary artery, left atrium, and left ventricle with special reference to events at end diastole. Br Heart J. 1971;33:494–9.

[20] Jenkins BS, Bradley RD, Branthwaite MA. Evaluation of pulmonary arterial end-diastolic pressure as an indirect estimate of left atrial mean pressure. Circulation. 1970;42:75–8.

[21] Drazner MH, Hamilton MA, Fonarow G, Creaser J, Flavell C, Stevenson LW. Relationship between right and left-sided filling pressures in 1000 patients with advanced heart failure. J Heart Lung Transplant. 1999;18:1126–32.

[22] Lappas D, Lell WA, Gabel JC, Civetta JM, Lowenstein E. Indirect measurement of leftatrial pressure in surgical patients–pulmonary-capillary wedge and pulmonary-artery diastolic pressures compared with left-atrial pressure. Anesthesiology. 1973;38:394–7.

[23] Vachiéry JL, Adir Y, Barberà JA, et al. Pulmonary hypertension due to left heart diseases. J Am Coll Cardiol. 2013;62:D100–8.

[24] Rapp AH, Lange RA, Cigarroa JE, Keeley CK, Hillis DL. Relation of pulmonary arterial diastolic and mean pulmonary arterial wedge pressures in patients with and without pulmonary hypertension. Am J Cardiol. 2001;88:823–4.

[25] Guazzi M, Borlaug BA. Pulmonary hypertension due to left heart disease. Circulation. 2012;126:975–90.

[26] Naeije R, Vachiery JL, Yerly P, Vanderpool R. The transpulmonary pressure gradient for the diagnosis of pulmonary vascular disease. Eur Respir J. 2013;41:217–23.

[27] Adamson PB, Abraham WT, Aaron M, et al. CHAMPION trial rationale and design: the long-term safety and clinical efficacy of a wireless pulmonary artery pressure monitoring system. J Card Fail. 2011;17:3–10.

[28] Abraham WT, Adamson PB, Bourge RC, et al., for the CHAMPION Trial Study Group. Wireless pulmonary artery haemodynamic monitoring in chronic heart failure: a randomised controlled trial. Lancet 2011;377:658–66.

[29] Adamson PB, Abraham WT, Bourge RC, et al. Wireless pulmonary artery pressure monitoring guides management to reduce decompensation in heart failure with preserved ejection fraction. Circ Heart Fail. 2014;7:935–44.

[30] Abraham WT, Stevenson LW, Bourge RC, Lindenfeld JA, Bauman JG, Adamson PB, for the CHAMPION Trial Study Group. Sustained efficacy of pulmonary artery pressure to guide adjustment of chronic heart failure therapy: complete follow-up results from the CHAMPION randomized trial. Lancet 2016;387:453–61.

[31] Heywood JT, Jermyn R, Shavelle D, et al. Impact of practice-based management of pulmonary artery pressures in 2000 patients implanted with the CardioMEMS sensor. Circulation. 2017;135:1509–17.

第 9 章　心脏植入式电子器械的远程监控

Remote Monitoring for Cardiac Implantable Electronic Devices Used in Heart Failure

Uma N. Srivatsa　Connie Wright　Xin Jian Zhang　著

吴怡锦　译　　周成斌　校

一、病例介绍

患者，男性，70 岁，有充血性心力衰竭（congestive heart failure，CHF）C 期、NYHA Ⅲ级的病史，被发现有非缺血性心肌病伴低左心室射血分数（left ventricular ejection fractions，LVEF），以及宽 QRS 合并左束支传导阻滞（QRS 158ms）（图 9-1A）。经过优化药物治疗后，他接受了双心室（biventricular，BiV）ICD 植入（图 9-1B）。随后的远程监测显示该设备无法测试左心室导联自动阈值和 80% 的 BiV 起搏（图 9-1C）。该患者被带到设备诊所。检查后发现，左心室双极（尖端 - 环）阈值很高，而且失去了捕获能力。胸部 X 线显示，与最初植入时相比，左心室导联位置部分移位。重新对左心室导联编程为 "tip to can" 配置，使其成功被捕获，双极起搏率提高到 99%。在随访期间，患者的症状有了很大的改善，超声心动图显示 LVEF 提高到 50%。

二、概述

每年有数百万美国人接受心脏植入式电子器械。这些装置包括永久起搏器（permanent pacemaker，PPM）、植入式心律转复除颤器（implantable cardioverter defibrillation，ICD）、心脏再同步化治疗（cardiac resynchronization therapy，CRT）装置和植入式心电循环记录仪（implantable loop recorders，ILR）。在心血管疾病一级、二级预防和心力衰竭研究取得积极成果后，ICD 的植入量在过去 20 年间明显增加[1-4]。除了 ILR 主要被用作诊断工具，其他设备同时能达到诊断和治疗的目的。不断增加的植入量已经超出诊所的接诊负荷，使患者经历漫长的等待。此外，在传统的诊所模式下，关键的临床问题和设备相关问题只有在这些回访中发现；但是，许多临床或设备相关的问题经常需要紧急住院治疗。随着无线连接和互联网使用率的提高，该行业开发了远程监控技术，让患者有可能在家中舒适环境里对设备进行更严密的评估。这种远程系统为医生提供了关键的设备信息，如电池寿命、编程或技术问题和临床数据（如重大心脏事件）。这种系统提供了改善患者安全的体验，因为设备故障和临床事件可能发生在诊所预约的时间之外，可能几个月都不会被发现[5, 6]。在本章中，我们将探讨远程监控技术如何改善临床使用，通过故障排除的病例来探讨对患者护理的好处，特别是与心力衰竭患者有关的治疗益处。

三、装置植入患者的随访

复杂的 CIED 系统的植入只是患者管理的一部分；最佳的随访、故障排除、管理出现的临床问题等，都在随访护理中发挥着重要作用。设备监测的目标如下。

- 根据患者的个性化需求调整设备设置。
- 管理患者的临床状况，并酌情采用新的药物。

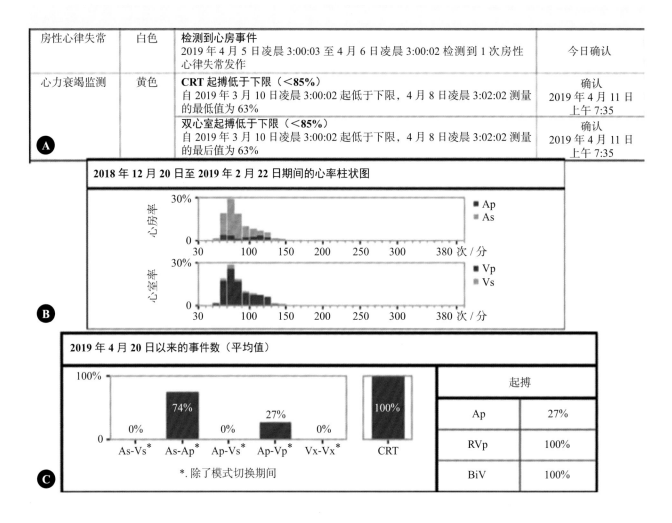

房性心律失常	白色	**检测到心房事件** 2019 年 4 月 5 日凌晨 3:00:03 至 4 月 6 日凌晨 3:00:02 检测到 1 次房性心律失常发作	今日确认
心力衰竭监测	黄色	**CRT 起搏低于下限（<85%）** 自 2019 年 3 月 10 日凌晨 3:00:02 起低于下限，4 月 8 日凌晨 3:02:02 测量的最低值为 63%	确认 2019 年 4 月 11 日 上午 7:35
		双心室起搏低于下限（<85%） 自 2019 年 3 月 10 日凌晨 3:00:02 起低于下限，4 月 8 日凌晨 3:02:02 测量的最后值为 63%	确认 2019 年 4 月 11 日 上午 7:35

2018 年 12 月 20 日至 2019 年 2 月 22 日期间的心率柱状图

2019 年 4 月 20 日以来的事件数（平均值）

起搏	
Ap	27%
RVp	100%
BiV	100%

▲ 图 9-1 病例介绍

CRT. 再同步化治疗；Ap. 房性起搏；As. 房性感应；RVp. 右心室起搏；BiV. 双心室起搏；Vp. 室性起搏；Vs. 室性感应

• 管理临床状况的变化，包括对设备进行升级 / 降级的需求。

• 监测安全性并延长设备的使用寿命。

• 识别可操作的设备或导线相关的异常情况。

• 识别电池耗尽并计划更换。

• 跟踪咨询或召回情况。

表 9-1 列出了心力衰竭设备随访的一般准则[7]。尽管有专家建议，仍有约有 1/4 的患者在植入后 1 年内没有通过住院或远程访问进行随访，只有约 1/3 的患者接受了远程监测和咨询[8]。缺乏及时随访的部分原因可能是无法获得医疗服务、无法开车或身体条件不允许到医疗机构就诊。出于这个原因，远程监控被开发为一种补充工具，

表 9-1 CIED 监测的推荐频率	
随访时间	**随访方法**
植入后 72h 内	亲临现场
植入后 2～12 周	亲临现场
每 3～6 个月	亲临现场或远程
每年，直到电池耗尽	亲临现场
有电池耗尽迹象时，每 1～3 个月	亲临现场或远程

CIED. 心脏植入式电子器械［改编自 HRS/EHRA Expert Consensus on the Monitoring of Cardiovascular Implantable Electronic Devices (CIEDs). Heart Rhythm 5(6): 907–925.］

在长期随访阶段取代诊所就诊，同时保持与患者每年沟通临床情况。

四、远程监控技术：它是如何工作的

在实施了需要积极参与的经电话监测和感应技术后，百多力公司（Biotronik，Inc.）在单腔 ICD 系统中引入了自动加密远程监测[9]。自此以后，该技术已经应用于所有的植入式设备。其他生物医学技术公司也开发并实施了远程系统，包括美敦力公司（Carelink Network™）、波士顿科学公司（Latitude Patient Management system™）和雅培公司 / 圣裘德医疗公司（Merlin.net™）[5]，这些系统目前被广泛使用。嵌入式技术使设备能够自我监测其功能，记录心律失常和其他参数，并在没有患者主动参与的情况下将这些信息传递给数据库。

远程监控的一个重要组成部分是家庭监视器或通讯器。这是一种旨在自动接收来自特定 CIED 的遥测数据，并通过电话或互联网技术将加密数据传输到远程安全监测中心的设备（图 9-2）。有症状的患者也可以在大多数这些系统中发起询问。较早的技术是通过患者家中的模拟电话线连接互联网；目前，通过手机技术或 Wi-Fi 连接的移动 / 便携式装置被广泛使用（表 9-2）。移动电话和互联网技术使患者在旅行中也能传输信息。传输的信息由医护人员查阅并记录在电子病历中[6]。该数据库可按序列号、型号、姓氏或出生日期搜索。数据传输可以被预编程，以重复的间隔定期发送，

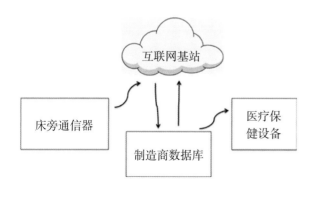

▲ 图 9-2　远程监控组件

也可以被编程在发生任何异常信息时进行传输；后者可以被设置为仅网站警报、紧急（黄色警报）或危急情况（红色警报）。通知的方法也可以是网站上预设的电子邮件、文本、网页或电话。表 9-3 中列出了编程的典型警报。

远程询问和远程监控在术语上是有区别的。前者是一种常规的预定设备询问，每隔 3～6 个月自动进行一次。除了手动起搏捕捉阈值外，大多数信息都可以通过这种询问获得。另外，远程监测是根据表 9-2 中列出的预先指定的警报自动传输数据，并能快速检测异常设备功能或心律失常。

五、远程监控的临床效益

远程监测不能完全取代门诊，因为从直接体检中收集的重要信息无法从远程复诊中获得。已经有多个临床试验，比较了在各种医疗机构中使用专门技术进行的门诊就诊与远程监控[10-12]，结果表明远程监控优于门诊，优势如下。

- 遵守随访目标。
- 更早发现临床和设备异常，缩短诊断时间[13]。
- 获得质量调整的生命年[14]。
- 投入 75% 以上的时间进行远程监测的患者与不进行远程监测的患者相比，有生存优势[15]。
- 当患者接受远程监测时，门诊量减少 50%[13]。
- 在安全的前提下，远程监测期间减少了不定期住院评估的需求[12]。
- 远程监测的成本优势[13]。意大利多中心 CareLink 评估表明，远程预约每年为患者减少了近 200 欧元的直接费用（如交通、停车）和间接费用（生产力损失），在 6 年的设备使用期内节省约 1200 欧元的费用[10]。

六、提高远程监控的利用率

虽然远程随访的患者可以通过家中的远程通信设备主动与诊所联系，从而更多地参与到护理中[16]，但是远程监测技术的利用率似乎很低[17]。一项研究评估了远程监测利用率低的原因，目的是了解患者对其设备护理的偏好，从而使设备预

表 9-2　远程监控系统

制造商	设备至床旁发射器	床旁发射器至云数据库	床旁发射器	医院访问数据库	传动装置	患者启动
百多力	射频 –MICS	1. 没有固定电话 2. 手机技术（T移动）3. 没有以太网或 Wifi	国际心脏信息通过手机连接	SN、LN、MRN、DOB	自动	Rivacor 没有，Acticor 有
美敦力	1. 感应遥测 起搏器：Advisa、Revo、Adapta、Versa、Sensia、Viva 双心室起搏器（consulta）2. 射频 –MICS ICD、BV ICD- 蓝牙：(Azure, Percepta)（隐私的加密和验证算法）	1. 没有固定电话 2. 手机（沃达丰）3. 以太网与适配器 4. Wifi（Azure, Percepta）	MyCarelink：带适配器的以太网 MyCarelink 智能起搏器：使用感应遥测技术（用苹果或安卓手机），使用蓝牙 MyCarelink：Azure 和 Percepta，内置在 Wifi/ 手机 MyCarelink 心脏：直接到患者的 iphone 或 ipad, android（Azure 或 Percepta），通过蓝牙、经床旁发射器发射、国际旁覆盖基于蜂窝、互联网、Wifi 连接	SN、LN、MN	手动：Advisa、Revo、Adapta、Enpulse、Versa、Sensia 其他：自动	有
波士顿科学	射频 –MICS	1. 手机（沃达丰）2. 以太网（互联网）3. 电话线路	纬度 NXT 国际覆盖基于手机、互联网连接 对 SQ ICD 有限制	SN、LN、DOB、MN	自动 手动（SQ ICD）	有
雅培	1. 感应遥测 –Zephyr 2. 射频 –MICS：所有其他设备 – 蓝牙 –（加密和验证算法）– 可植入式循环记录器 – 确认	1. 固定电话（Verizon）2. 可用于以太网 Wifi 的适配器	Merlin@home（起搏器和 ICD）MyMerlin（植入式循环记录仪）国际覆盖基于手机、互联网、Wifi 连接	姓、序列号、出生日期	自动 手动（和较老的起搏器）（需要专门的发射器）手动：Zephyr	有

MICS. 医用植入物通信系统；SN. 序列号；LN. 姓；MN. 型号；MRN. 医疗记录号；DOB. 出生日期；SQ. 皮下；ICD. 植入式心律转复除颤器；GSM. 全球移动通信系统

表 9-3　在远程监控系统中为触发数据传输而编程的警报

异常的种类	
设备参数	• 植入式心律转复除颤器（ICD）治疗失效 • MRI 模式开启 • 电池耗尽 • 达到充电时限 • 设备复位（改变起搏模式）
导线参数	• 导线阻抗、传感、起搏阈值变化（超出编程范围） • 冲击阻抗变化（超出程序范围） • 心室起搏的百分比（ICD 高，心脏再同步化治疗低） • 导线噪声
房性心律失常	• 频繁房性心律失常（可编程） • 快速心室率 • 房性长间歇
室性心律失常	• 检测到室性心动过速 / 心室颤动（未治疗或治疗） • 休克 / 治疗无效 • 抗心动过速起搏禁用
心力衰竭监测仪	• 平均心室率 • 每小时平均室性期前收缩 • 心力衰竭指标（如体重增加、心脏电活动高于程序阈值）

约更令患者满意。患者对门诊访问的满意度较高，因为他们有更好的机会提问，但两组患者对便利度、时间安排或费用的看法没有差异。植入设备后，患者的劳动力减少了 45%；患者选择退休或者依旧失能。与那些退休或失能的患者相比，年轻、有工作的患者更喜欢远程监测，以获得便利[18]。尽管如此，这项研究强调了与患者沟通的必要性，特别是因为远程询问是自动进行的。提高远程监控利用率的方法具体如下。

• 有效的患者教育：有效利用远程监测的第一步包括有效的患者指导和教育。重要的是要指导每个加入 CIED 远程监测项目的患者，使其了解远程监测的基本原理、正确使用方法、监测器实际如何收集和发送数据。同样重要的是要告知患者，远程监控并不能取代常规门诊，它与常规医生监督相结合使用，并在就诊间隔期间及时提供数据。有效的教育具体如下。

– 监测器如何工作：监测器首次与患者的植入设备连接后，监测器被放置在患者的床旁［或在患者最常睡觉地方的 6 英尺（1 英尺 ≈30.48cm）内］，因为数据是在凌晨 12 点到凌晨 3 点之间收集的，这样可以避免数据传输中断。在大多数情况下，这些数据通过手机信号以无线方式传输到制造商的服务器上，然后再传输到医生的网站上。

– 手动传输：在某些情况下，需要进行手动传输，这个操作应在入院时与患者一起进行检查。同样重要的是检查手动传输的正确使用情况，如 ICD 治疗后的数据传输、心房颤动或长时间心律失常的症状、晕厥或接近晕厥。不建议对头痛和胸痛等症状、高血压或直立性血压等变化进行手动传输。

– 传输时间表：根据植入的 CIED 类型，每月或每 3 个月进行一次传输。告知患者该设备每天都会进行连接，但它不一定会发送报告以供回顾，只有数据警报和预定的传输报告会发送给供应商。

– 远程监测收集的数据类型：必须强调的是，只有在收到数据报告或警报时才会对数据进行检查，在大多数情况下不会每天传送或审查，也不会全天候审查，因为大多数诊所和办公室没有人员进行 24h 监测。重要的是，设备远程监控器并不收集每一个异常的心跳 / 心律（即心悸、PVC、PAC），而是在 1 个月或 3 个月的时间内对数据进行汇总，这取决于医生认为哪些信息或警报是重要的。

• 患者的依从性：警报和通知可以及时识别心律失常和设备及导线故障。通常也可以通过远程监控评估设备治疗和药物疗效，但这些信息都取决于患者的依从性。如果患者不遵从规定，就会忽视有关设备和导线故障、电池寿命和建议更换等重要数据，可能会在几个月甚至几年时间内都没有发现频繁的心律失常，这可能耽误治疗，甚至导致死亡。一些医院和医生办公室甚至起草了患者协议，由患者在入院时签署，其中规定了患者的责任和期望，以及医生和工作人员的责任。

许多医生发现这是一个非常有效的措施，有助于确保患者遵从规定。

根据具体患者、特定心律失常的设备编程 / 供应商网站的警报和通知，在将患者纳入 CIED 远程监控计划时，评估每个患者对设备的适应程度和任何潜在的心律失常是很重要的。在植入时或在首次门诊时，有必要对心脏设备进行编程以检测相关的警报标准。这一点很重要，因为各个供应商的远程网站会根据这些标准来向医生和员工发出警报通知。通常调整供应商远程网站的通知标准也是必要的，否则如果医生不考虑设备和监测网站的警报通知标准，每天就会被数以百计的无关警报所淹没，例如，持续心房颤动的患者开启了心房颤动警报通知，心房颤动警报＞10min。仅仅是这一个警报，每月就可以产生无数的警报通知，这不仅耗费时间，而且成本很高，因为它占用了工作人员和医生的时间来检查大量不相关的数据，而这些时间在医生的诊所或办公室里可以更有效地利用。

供参考的通知示例具体如下。

• 心房颤动警报：可考虑关闭持续心房颤动警报。如果心房颤动是阵发性，并且患者正在服用口服抗凝血药，则延长心房颤动的触发警报时间。

• 模式转换率及标准：可考虑在运动的患者或窦性心律较快的年轻患者中提高转换率。

• VT 监测范围和检测时间：年轻患者群体和运动员在运动或活动中获得高于正常心率时心率，因此考虑提高这些患者的监测范围和 VT 检测率标准。

• ILR 中的心率和暂停检测率：考虑植入 ILR 患者的最低心动过缓率和可接受的暂停时间。如果心动过缓为 40 次 / 分，可能会在睡眠数小时内收到数百个心动过缓警报。

• 患者和医疗服务提供者的沟通：建立一个系统来促进与患者和医疗服务提供者的结果沟通是很重要的，包括设备功能、电池寿命和心律失常检测，最好是通过使用数字 EMR（即 Epic™ My Chart）来实现。通常情况下，设备护士或技术员与医疗服务提供者之间通过 Epic™ In Basket 等进行直线沟通是有必要和有帮助的，因为它提供

了一种方法，将工作人员的重要警报或发现转达给医疗服务提供者。医生如果不建立一些与工作人员沟通的方法，将要面对无数有关设备警报和治疗，以及患者咨询监测结果的电话。

• 受过良好教育和培训的工作人员：任何远程监测项目的关键是受过高等教育、训练有素的工作人员。工作人员应精通设备功能、故障排除和报告审查，并具备心律和心律失常检测方面的知识。工作人员可以包括 EP 实验室或 CV 技术人员、RN 和 NP，每个人都应该在解读心律失常、CIED 功能、随访和设备编程方面有一定的背景和培训。设备制造商通常会提供设备的具体培训和教育，为员工提供由制造商及其代表提供的任何教育机会非常重要，特别是当新产品在市场上推出时。在设备功能和编程方面受过严格培训的人员，以及善于与医生、工作人员和患者沟通的人员，是远程监测计划良好运作的关键，为设备和远程监测诊所的成功运作发挥重要作用。

• 补偿与合同：远程监测的费用合理是非常重要的，同样重要的是与所有保险供应商签订合同，以确保对所提供的服务进行充分的补偿，并确保患者遵守规定。在大多数情况下，联邦和各州的医疗服务，如 Medicare 和 Medicaid，以及大多数 HMO 保险公司将承担所有或大部分与远程监测有关的费用。与各种保险供应商签订合同是必要的，这样可以获得政府合同或 HMO 不涵盖的患者补偿，否则患者可能会按全额费用收费，这将最终导致患者的不满和监测的中断。重要的是，要告知有私人医疗保险的患者可能会有额外的费用，如共同支付的费用或设备费用，这些费用可能不在患者的保险服务供应商的范围内。如果患者觉得费用超过了服务的价值，往往会中止或取消该计划；因此，重要的是费用合理，并与所在地区的所有保险供应商签订合同。

七、如何建立一个远程监控计划

一个全面的远程监控计划所涉及的基本组成部分如图 9-3 所示。工作流程从植入时开始。需

要厘清远程监测的概念，包括监控接入的基本特征（无线与固定电话）。现在，大多数设备制造商都提供手机适配器，或在监护仪中内置手机适配器，因此在大多数情况下，不再需要像几年前那样使用固定电话了。一旦患者得到一个特定设备的远程监控发射器，技术人员或设备代表必须将患者注册到制造商的远程监控数据库。这一步可以在植入时进行，也可以在诊所或办公室进行，在那里可以与患者和家属一起检查适当的指标。通常，设备和监护仪的"配对"对于启动第一次传输是必要的。在设备"配对"之后，患者会收到"远程诊所"排期或"虚拟"预约的列表，患者会被告知设备将在这些日期自动下载数据，通常是在他们睡觉时，只要监测器位于患者床旁或睡眠区的 6 英尺之内。患者还会被告知，如果有任何警报、症状恶化或电击事件，就会触发下载，并告知工作人员这次下载，以使工作人员能够检查数据库。对于不允许患者触发的 Biotronik 系统，建议患者在出现任何异常症状或警报时打电话给诊所，从而使诊所能够启动下载。

训练有素的人员是维持设备监测计划的关键；设备下载的数据由训练有素的设备技术人员接收，并由中级专业人员（执业护士 / 医生助理）审查。这些人员由我们机构的临床心脏电生理学（Clinical Cardiac electrophysiology，CCEP）认证医生监督。如果医疗机构没有受过 CCEP 培训的医生，那么建议由 IBHRE 认证的医生来监督设备诊所[19]。我们的设备技术员专门负责远程诊所；技术员每周轮换，以便及时下载和记录。我们发现这是监测患者的有效方法，因为不同公司的数据存储库各不相同。任何紧急的异常情况都会立即传达给中级专业人员，而后者会与医生商议，并根据临床需要联系患者。表 9-1 列出的是专家共识推荐的监测频率[7, 19]。当然，如果有临床需要，可以对患者进行更频繁的问诊。

八、补偿

远程监测和问诊明显具有成本效益。2008 年 11 月，CMS 与 HRS/ACC/AMA 一起批准了一套修正的编码，以更准确地反映 CIED 的远程与面对面临床随访服务。这些代码承认专职人员的作用，以及医生解释工作的价值。为了防止过度使用，无论是用于常规随访的传输还是患者主动传输，这些代码只能每 90 天用于 ICD 和心脏起搏器，每 30 天用于植入式环路记录仪[20]。这些 CPT 代码具体如下。

- 心脏起搏器：93294。
- ICD：93295。
- 植入式环路记录仪：93298。
- 植入式生理监测仪：93297。

九、法律和安全方面的考虑

应该认识到，目前尚不清楚谁拥有这些数据；患者不能完全获得数据库中的完整信息。随访患者的医疗机构或第三方供应商应承担法律责任。建立一个沟通策略对设备的临床功能和患者管理的安全至关重要。从法律角度看，任何可获得的文件都是非常重要的，只要有条件，就应该使用

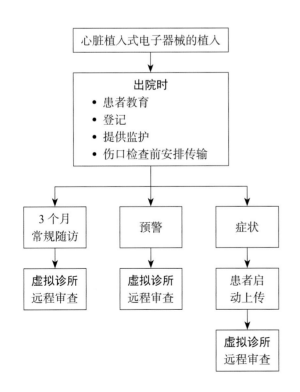

▲ 图 9-3 远程监控工作流程

电子病历。同样重要的是，要告诉患者没有人全天候看守其设备，并强调自动或手动下载的区别。

在远程监控期间，隐私和网络安全仍然是一个重要的问题。患者的数据通过云端传输到中央数据存储库后接受医疗机构访问。这些访问是有限的，并有密码保护。在美国，受保护的健康信息的安全和隐私已经由各州和联邦法律明确，其中包括 1996 年的健康保险流通与责任法案（Health Insurance Portability and Accountability Act）和经济与临床健康信息技术法案（Health Information Technology for Economic and Clinical Health Act）。卫生保健机构和参与 RM 的组织之间的关系受 CIED 供应商和卫生保健机构之间使用条款协议的制约[21]。当数据被用于监管或研究目的时，应认识到患者的隐私也很重要。

大多数 CIED 系统（表 9-2）的设计用医疗植入物通信系统（Medical Implant Communication system，MICS）的频率（402～405MHz）与外部编程器通信。部分设备使用商业蓝牙（2.45GHz）频率。基于软件无线电的攻击可被用来损害患者的安全和保障[22]。网络攻击的目的是窃取敏感信息，并篡改 IT 系统的访问权以修改程序。生物技术行业已经为隐私和安全创建了加密和验证算法。虽然目前还没有安全漏洞的证据，但是患者对这种 IT 系统的完整性看法对护理至关重要，因此识别恶意软件、通信和最大限度地维护安全仍然是一个非常重要的工作[23-25]。

十、远程监控的缺陷

由于上文讨论的原因，远程监控对任何 CIED 项目都是必不可少的，但为了创建一个成功的远程监控项目，必须考虑和解决一些缺陷。

• 时间密集型：需要训练有素和高效的工作人员来管理大量的问诊报告，这些报告是由常规的远程问诊、患者操作的数据传输、入院患者产生的心律失常 / 导联警报产生的。

• 补偿限制：无论数据传输是何种性质［常规、患者操作和（或）警报］，ILR 或起搏器 /ICD

的远程传输只能分别每 31 天或每 91 天结算一次。

• 责任：如果远程问诊没有得到及时或全面的处理，可能成为失责或不当行为的依据。

十一、心力衰竭专科医生远程问诊的注意事项

虽然通过问诊收集的大量心律失常和生理学数据在临床上是有价值的，但是对医生来说可能是难以处理的，尤其数据的呈现方式还因制造商而各不相同。然而，心力衰竭专科医生可在远程问诊有所侧重地询问，重点关注点具体如下。

1. 胸腔阻抗（液体积聚会降低阻抗，以欧姆为单位测量）。

• Optivol™（Medtronic），Corvue™（Abbott），Heartlogic™（Boston Scientific），阻抗监测（Biotronik）。

2. 对于 CRT：LV 起搏负荷（目标是 95%），有效的 LV 起搏算法。

3. 心房颤动负荷和心房颤动时的心室率直方图。

4. 室性心律失常及疗法。

5. 每 24 小时的室性期前收缩负担（可能需要用 PVC 总数除以自上次清除数据后的天数）。

6. 心率变异度。

7. 特定设备的心力衰竭工具箱（如 Boston Scientific HeartLogic™，除胸腔阻抗外，还集成了心音、呼吸、活动和夜间心率）。

十二、未来方向

正在开发中的远程技术的进展具体如下。

• 为患者提供智能手机应用程序。
• 智能手机和 CIED 之间的蓝牙连接。
• 医生和患者的 CIED 之间的双向通信。
• 将远程监测的管理外包给专门从事远程管理的公司。

十三、病例总结

本文介绍的病例说明了在慢性心力衰竭的情

况下，需要通过监测来评估设备的功能。在该病例中，远程监测通过识别双心室起搏负荷的下降和双极矢量编程中较高的起搏阈值，检测到了左心室导联的移位（图 9-4）。改变起搏矢量可以实现最佳的双心室起搏。

在设备监测期间，对 CRT 无反应及心功能恶化需要心力衰竭团队协作管理。图 9-5 显示了一个无反应的缺血性心肌病患者，尽管优化了 CRT，远程设备报告显示其活动耐力在恶化，表明 CHF 加重（图 9-5A）和心房颤动（atrial fbrillation，AF），即使心室率得到控制（图 9-5B）。他有非持续性的室性心动过速（ventricular tachycardia，

VT）和频繁的 OptiVol 指数增加（图 9-5C）。心功能评估显示，VO_2 最大值为 12mg/（kg·min），LVEF 为 10%，LV 严重扩张，心指数为 $1.6L/m^2$。他顺利接受了 LVAD（HeartMate Ⅱ）的植入，在随后的几个月里，CHF 症状和 OptiVol 指数有了明显的改善（图 9-5D）。然而，他被注意到有需要治疗的 VT（图 9-5E），目前在我们的诊所进行药物治疗。OptiVol 指数上升与胸腔阻抗相反，后者由于胸腔内液体积聚而减少。OptiVol 指数上升是心力衰竭恶化的一个指标，并与该患者频繁住院有关。虽然他有心房颤动，但他的心室率得到了良好的控制。他从 C 期发展到 D 期，最终接受

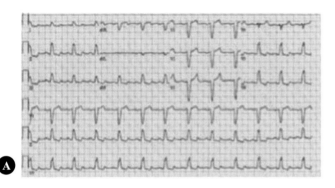
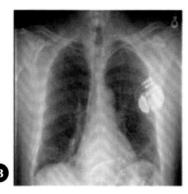

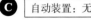

类　别	状　态	结　果	信　息
导线	黄色	左心室阈值反复测量失败至少 7 次 自 2018 年 12 月 10 日凌晨 3:00:02 无有效测量；上次原因是 2018 年 12 月 12 日凌晨 3:00:02 信号质量检查	新消息
心力衰竭监测仪	黄色	双心室起搏低于下限（＜85%） 2018 年 12 月 11 日凌晨 3:00:02 低于限制，2018 年 12 月 12 日凌晨 3:00:02 最新测量值为 80%	2018 年 12 月 11 日上午 9:31 已确认
自动装置：无			

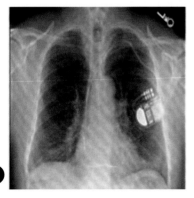
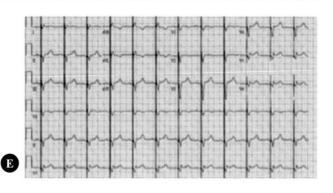

▲ 图 9-4　病例介绍

A. 左束支传导阻滞的基线心电图；B. 植入后胸部 X 线检查；C. 远程监控报告；D. 复查胸部 X 线检查，发现左心室（LV）导线脱落；E. 重新编程 LV 导联配置后使用双心室起搏的心电图

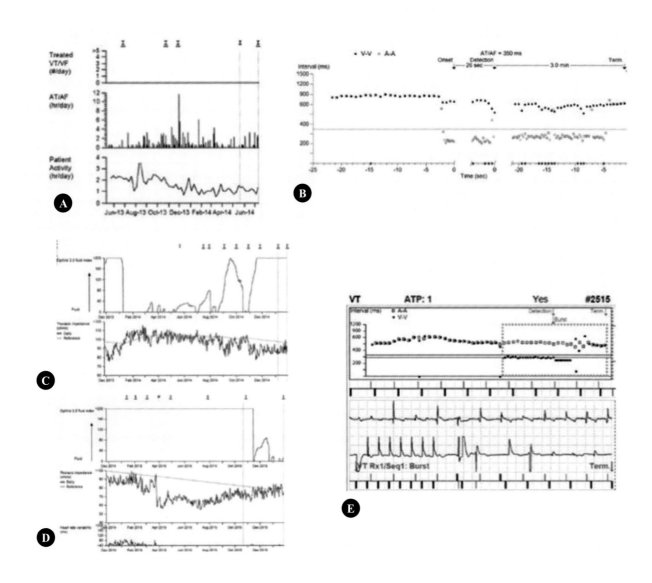

▲ 图 9-5　心脏范畴内无应答报告示例

A. 患者活动减少；B. 心室率可控的心房颤动，黑点表示心室率，空心圆表示心房率；C 和 D. 分别是左心室辅助装置前后的 OPTIVOL 指数和胸腔阻抗；E. 使用抗心动过速起搏治疗的室性心动过速

了 LVAD 置入手术；此后，他的 OptiVol 指数和临床状况都有了很大的改善。整个设备询问报告包括心率直方图、呼吸频率、患者活动、OptiVol 指数、心律失常的评估，对管理心力衰竭患者非常有价值。

十四、关键点

- 远程问诊（remote interrogation，RI）是预先设置为自动下载的，每 3～6 个月进行 1 次。
- 远程监控（remote monitoring，RM）是根据预先指定的警报自动传输数据。
- 患者的临床症状可触发数据下载。
- 设备、导线参数、心律失常和心力衰竭指标可以被监测。
- RI 和 RM 具有成本效益，可以防止频繁住院并提高生存率。
- 从事 RM 和 RI 的专业人员及适当的沟通是远程监控成功的关键。
- 患者的安全和隐私是最重要的。

参考文献

[1] Epstein AE, DiMarco JP, Ellenbogen KA, Estes NA, 3rd, Freedman RA, Gettes LS, Gillinov AM, Gregoratos G, Hammill SC, Hayes DL, Hlatky MA, Newby LK, Page RL, Schoenfeld MH, Silka MJ, Stevenson LW, Sweeney MO, Tracy CM, Epstein AE, Darbar D, DiMarco JP, Dunbar SB, Estes 3rd NA, Ferguson TB, Jr., Hammill SC, Karasik PE, Link MS, Marine JE, Schoenfeld MH, Shanker AJ, Silka MJ, Stevenson LW, Stevenson WG, Varosy PD, American College of Cardiology F, American Heart Association Task Force on Practice G and Heart Rhythm S. 2012 ACCF/AHA/HRS focused update incorporated into the ACCF/AHA/HRS 2008 guidelines for device-based therapy of cardiac rhythm abnormalities: a report of the American College of Cardiology Foundation/American Heart Association Task Force on practice guidelines and the Heart Rhythm Society. J Am Coll Cardiol. 2013; 61:e6–75.

[2] Russo AM, Stainback RF, Bailey SR, Epstein AE, Heidenreich PA, Jessup M, Kapa S, Kremers MS, Lindsay BD, Stevenson LW. ACCF/ HRS/AHA/ASE/HFSA/SCAI/SCCT/ SCMR 2013 appropriate use criteria for implantable cardioverter-defibrillators and cardiac resynchronization therapy: a report of the American College of Cardiology Foundation appropriate use criteria task force, Heart Rhythm Society, American Heart Association, American Society of Echocardiography, Heart Failure Society of America, Society for Cardiovascular Angiography and Interventions, Society of Cardiovascular Computed Tomography, and Society for Cardiovascular Magnetic Resonance. Heart Rhythm. 2013;10:e11–58.

[3] Pokorney SD, Parzynski CS, Daubert JP, Hegland DD, Varosy PD, Curtis JP, Al-Khatib SM. Temporal trends in and factors associated with use of single- versus dual-coil implantable cardioverter-defibrillator leads: data from the NCDR ICD registry. JACC Clin Electrophysiol. 2017;3:612–9.

[4] Al-Khatib SM, Stevenson WG, Ackerman MJ, Bryant WJ, Callans DJ, Curtis AB, Deal BJ, Dickfeld T, Field ME, Fonarow GC, Gillis AM, Granger CB, Hammill SC, Hlatky MA, Joglar JA, Kay GN, Matlock DD, Myerburg RJ, Page RL. 2017 AHA/ACC/HRS guideline for management of patients with ventricular arrhythmias and the prevention of sudden cardiac death: A Report of the American College of Cardiology/American Heart Association Task Force on Clinical Practice Guidelines and the Heart Rhythm Society. Heart Rhythm. 2018;15:e73–189.

[5] Bikou O, Licka M, Kathoefer S, Katus HA, Bauer A. Cost savings and safety of ICD remote control by telephone: a prospective, observational study. J Telemed Telecare. 2010;16:403–8.

[6] Burri H, Senouf D. Remote monitoring and follow-up of pacemakers and implantable cardioverter defibrillators. Eur Eur Pacing Arrhythm Cardiac Electrophysiol J Cardiac Pacing Arrhythm Cardiac Cellular Electrophysiol Eur Soc Cardiol. 2009;11:701–9.

[7] Wilkoff BL, Auricchio A, Brugada J, Cowie M, Ellenbogen KA, Gillis AM, Hayes DL, Howlett JG, Kautzner J, Love CJ, Morgan JM, Priori SG, Reynolds DW, Schoenfeld MH, Vardas PE, Heart Rhythm S, European Heart Rhythm A, American College of C, American Heart A, European Society of C, Heart Failure Association of ESC and Heart Failure Society of A. HRS/EHRA expert consensus on the monitoring of cardiovascular implantable electronic devices (CIEDs): description of techniques, indications, personnel, frequency and ethical considerations. Heart Rhythm. 2008; 5:907–25.

[8] Al-Khatib SM, Mi X, Wilkoff BL, Qualls LG, Frazier-Mills C, Setoguchi S, Hess PL, Curtis LH. Follow-up of patients with new cardiovascular implantable electronic devices: are experts' recommendations implemented in routine clinical practice? Circul

[9] Theuns DA, Res JC, Jordaens LJ. Home monitoring in ICD therapy: future perspectives. Eur Eur Pacing Arrhythm Cardiac Electrophysiol J Cardiac Pacing Arrhythm Cardiac Cellular Electrophysiol Eur Soc Cardiol. 2003;5:139–42.

[10] Crossley GH, Chen J, Choucair W, Cohen TJ, Gohn DC, Johnson WB, Kennedy EE, Mongeon LR, Serwer GA, Qiao H, Wilkoff BL, Investigators PS. Clinical benefits of remote versus transtelephonic monitoring of implanted pacemakers. J Am Coll Cardiol. 2009; 54:2012–9.

[11] Schoenfeld MH, Compton SJ, Mead RH, Weiss DN, Sherfesee L, Englund J, Mongeon LR. Remote monitoring of implantable cardioverter defibrillators: a prospective analysis. Pacing Clin Electrophysiol PACE. 2004;27:757–63.

[12] Varma N, Epstein AE, Irimpen A, Schweikert R, Love C, Investigators T. Efficacy and safety of automatic remote monitoring for implantable cardioverter-defibrillator follow-up: the Lumos-T Safely Reduces Routine Office Device Follow-up (TRUST) trial. Circulation. 2010;122:325–32.

[13] Crossley GH, Boyle A, Vitense H, Chang Y, Mead RH, Investigators C. The CONNECT (Clinical Evaluation of Remote Notification to Reduce Time to Clinical Decision) trial: the value of wireless remote monitoring with automatic clinician alerts. J Am Coll Cardiol. 2011;57:1181–9.

[14] Zanaboni P, Landolina M, Marzegalli M, Lunati M, Perego GB, Guenzati G, Curnis A, Valsecchi S, Borghetti F, Borghi G, Masella C. Cost-utility analysis of the EVOLVO study on remote monitoring for heart failure patients with implantable defibrillators: randomized controlled trial. J Med Intern Res. 2013;15:e106.

[15] Varma N, Piccini JP, Snell J, Fischer A, Dalal N, Mittal S. The relationship between level of adherence to automatic wireless remote monitoring and survival in pacemaker and defibrillator patients. J Am Coll Cardiol. 2015;65:2601–10.

[16] Saxon LA, Hayes DL, Gilliam FR, Heidenreich PA, Day J, Seth M, Meyer TE, Jones PW, Boehmer JP. Long-term outcome after ICD and CRT implantation and influence of remote device follow-up: the ALTITUDE survival study. Circulation. 2010;122:2359–67.

[17] Lau CP, Zhang S. Remote monitoring of cardiac implantable devices in the Asia-Pacific. Eur Eur Pacing Arrhythm Cardiac Electrophysiol J Cardiac Pacing Arrhythm Cardiac Cellular Electrophysiol Eur Soc Cardiol. 2013;15(Suppl 1):i65–8.

[18] Srivatsa UN, Joy KC, Zhang XJ, Fan D, Oesterle A and Birgersdotter-Green U. Patient perception of the remote vs. clinic visits for interrogation of implantable cardioverter defibrillators. Crit Pathw Cardiol. 2019.

[19] Slotwiner D, Varma N, Akar JG, Annas G, Beardsall M, Fogel RI, Galizio NO, Glotzer TV, Leahy RA, Love CJ, McLean RC, Mittal S, Morichelli L, Patton KK, Raitt MH, Ricci RP, Rickard J, Schoenfeld MH, Serwer GA, Shea J, Varosy P, Verma A, Yu CM. HRS Expert Consensus Statement on remote interrogation and monitoring for cardiovascular implantable electronic devices. Heart Rhythm. 2015;12:e69–100.

[20] Slotwiner D, Wilkoff B. Cost efficiency and reimbursement of remote monitoring: a US perspective. Eur Eur Pacing Arrhythm Cardiac Electrophysiol J Cardiac Pacing Arrhythm Cardiac Cellular Electrophysiol Eur Soc Cardiol. 2013;15(Suppl 1):i54–8.

[21] Dubner S, Auricchio A, Steinberg JS, Vardas P, Stone P, Brugada J, Piotrowicz R, Hayes DL, Kirchhof P, Breithardt G, Zareba W, Schuger C, Aktas MK, Chudzik M, Mittal S, Varma N. ISHNE/EHRA

expert consensus on remote monitoring of cardiovascular implantable electronic devices (CIEDs). Ann Noninvasive Electrocardiol. 2012;17:36–56.

[22] Halperin D, Clark SS, Fu K, Heydt-Benjamin TS, Defend B, Kohno T, Ransford B, Morgan W and Maisel WH. Pacemakers and implantable cardiac defibrillators: Software radio attacks and zero-power defenses. P Ieee S Secur Priv. 2008:129– + .

[23] Slotwiner DJ, Deering TF, Fu K, Russo AM, Walsh MN, Van Hare GF. Cybersecurity vulnerabilities of cardiac implantable electronic devices: Communication strategies for clinicians- Proceedings of the Heart Rhythm Society's Leadership Summit. Heart Rhythm. 2018;15:e61–7.

[24] Health Quality O. Remote monitoring of implantable cardioverter-defibrillators, cardiac resynchronization therapy and permanent pacemakers: a health technology assessment. Ont Health Technol Assess Ser. 2018;18:1–199.

[25] Koplan BA, Kaplan AJ, Weiner S, Jones PW, Seth M, Christman SA. Heart failure decompensation and all-cause mortality in relation to percent biventricular pacing in patients with heart failure: is a goal of 100% biventricular pacing necessary? J Am Coll Cardiol. 2009;53:355–60.

第四篇

应用器械的心律失常管理
Device Based Arrhythmia Management

Gordon Ho　著

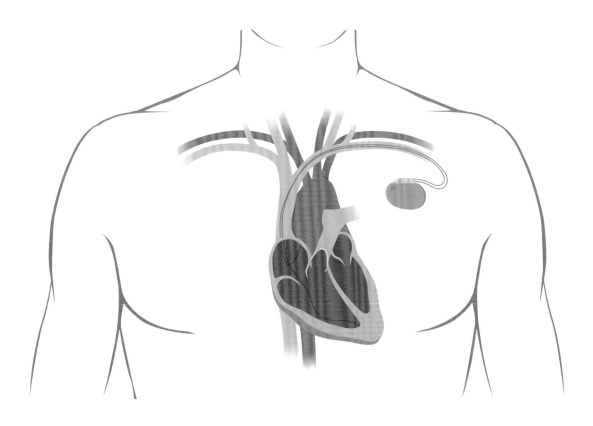

第 10 章　植入式心律转复除颤器的适应证
Indications for the Implantable Cardioverter Defibrillator (ICD)

Hiro Kawata　著

易　宏　译　薛玉梅　校

一、病例介绍

患者，男性，57 岁，因胸痛和头晕送入急诊室。在急诊室被诊断为 ST 段抬高型心肌梗死，患者出现心室颤动（ventricular fibrillation，VF），需要除颤治疗。患者送至导管室进行紧急冠状动脉造影和经皮冠状动脉介入治疗，在左前降支近端置入药物洗脱支架。超声心动图显示左心室收缩功能降低，LVEF 为 30%。启动冠状动脉疾病和心力衰竭的最佳药物治疗，患者出院并接受可穿戴式除颤仪（LIFEVEST）治疗。3 个月后，患者再次行超声心动图显示 LVEF 为 35%，无持续性室性心动过速记录，可穿戴式除颤仪未给予除颤治疗。患者目前状态良好，否认任何症状（NYHA Ⅰ级）。针对是否需要植入 ICD 咨询了电生理专家（electrophysiologist，EP）。

二、概述

本章旨在讨论 ICD 治疗的实践，包括适应证、脉冲发生器和电极导线选择。

三、适应证

ICD 适应证可以通过缺血性和非缺血性心肌病、一级和二级预防进行分层。二级预防适用于发生过心搏骤停或室性心律失常（ventricular arrhythmia，VA）的患者，一级预防适用于有发生事件风险但尚未发生事件的患者。ICD 植入的主要指南如下。

• 2012 年 ACCF/AHA/HRS 重点更新纳入 2008

年心律失常器械治疗指南[1]。

• 2013 年 ACC/HRS/AHA/ASE/HFSA/SCAI/SCCT/SCMR 适当使用 ICD 和 CRT 治疗的标准[2]。

• 2014 年 HRS/ACC/AHA 针对临床试验中未纳入或未充分代表的患者中使用植入式心脏复律除颤器治疗的专家共识声明[3]。

• 2017 年 AHA/ACC/HRS 关于室性心律失常患者管理和预防心源性猝死的指南：执行总结。来自 ACC/AHA 工作组的报告[4]。

（一）缺血性心脏病

1. 二级预防

二级预防定义为既往心搏骤停（sudden cardiac arrest，SCA）、持续性室性心动过速或室性心律失常导致晕厥的患者置入 ICD。

心源性猝死（sudden cardiac death，SCD）或 VT 后存活下来的心肌病患者未来发生类似事件的风险较高。这些患者 ICD 的证据已充分确立[5-7]。根据 2017 年 AHA/ACC/HRS 指南，缺血性心脏病（ischemic heart disease，IHD）患者 ICD 的二级预防指征总结见图 10-1。已发表的指南排除了 SCA 和 VA 存在完全可逆原因的病例。例如，急性心肌梗死可引起 VA，通过冠状动脉血运重建可逆转致病病变。然而，即使在血运重建后，一些患者的 SCD 和 VA 风险仍然存在。

2. 一级预防

一级预防定义为置入 ICD，旨在预防未发生 VT 或 SCA 但伴有这些事件增加的风险从而发

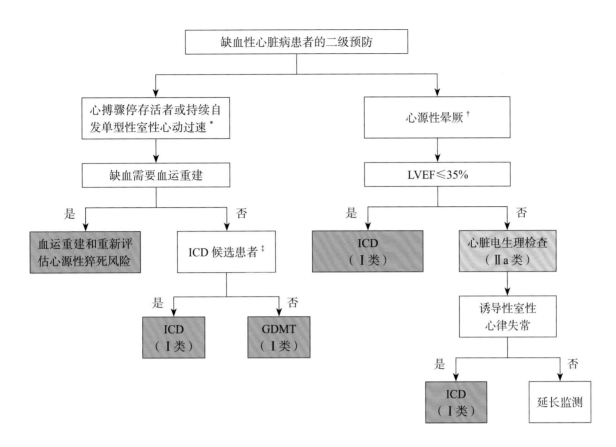

▲ 图 10-1　缺血性心脏病患者的二级预防

*. 排除可逆性原因。†. 病史提示心律失常性晕厥。‡. 根据功能状态、预期寿命或患者偏好确定 ICD 植入候选者。GDMT. 指南导向药物治疗；ICD. 植入式心脏复律除颤器；LVEF. 左心室射血分数（引自 2017 AHA/ACC/HRS Guidelines for management of patients with ventricular arrhythmias and sudden cardiac death.）

生 SCD。

心肌梗死（myocardial infarction，MI）导致 LVEF 降低的患者 SCD 风险升高，最常见的原因是 VT 和 VF。在缺血性心脏病患者中实施的多项随机试验证实，植入 ICD 可降低长期死亡率[8, 9]。有趣的是，两项随机试验未能证实在 MI 后 40 天内植入 ICD 的获益[10, 11]。ICD 在 MI 后和血运重建后即刻植入却无效的确切原因尚未阐明。因此，ICD 植入应在 MI 后至少 40 天进行。考虑到急性 MI 后前 40 天内 SCD 的高风险，可选择穿可穿戴式心脏转复除颤器（wearable cardioverter-defibrillator，WCD），并在 40 天后进行心功能再评估（图 10-2）。根据 2017 年 AHA/ACC/HRS 指南，缺血性心脏病患者 ICD 的一级预防指征总结如图 10-2 所示。

（二）非缺血性心脏病

1. 二级预防

图 10-3 总结了非缺血性心脏病（nonischemic cardiomyopathy，NICM）患者 ICD 的二级预防指征。

2. 一级预防

与缺血性心肌病相比，ICD 对 NICM 患者一级预防的益处仍有争议（图 10-4）。所有 NICM 患者在 ICD 植入前，应尝试进行至少 3 个月充分的遵循指南的管理和治疗试验。更好地依从 GDMT 可改善临床结局，降低心力衰竭患者对 ICD 治疗的需求。

在过去 20 年中，ICD 植入与缺血性心肌病患者的 SCD 率和总死亡率显著降低相关。然而，植入 ICD 治疗 NICM 的获益证据较弱。DEFINITE 研究将 458 例 NICM 且 LVEF<36% 的患者随机分

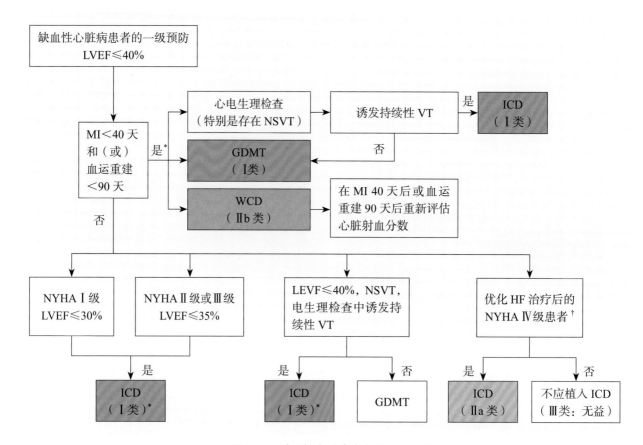

▲ 图 10-2 缺血性心脏病患者的一级预防

*. 在特定情况下（如果患者有起搏适应证或晕厥），需早期植入 ICD。†. VT 引起的进展性 HF 治疗包括 CRT、心脏移植和 LVAD。这些将在 HRS/ACC/AHA 专家共识声明的其他部分详述 [S7.1.2-24]。CRT. 心脏再同步化治疗；GDMT. 指南导向药物治疗；HF. 心力衰竭；ICD. 植入式心脏复律除颤器；LVEF. 左心室射血分数；MI. 心肌梗死；NSVT. 非持续性室性心动过速；NYHA. 纽约心脏协会；VT. 室性心动过速；WCD. 可穿戴式心脏复律除颤器（引自 2017 AHA/ACC/HRS Guidelines for management of patients with ventricular arrhythmias and sudden cardiac death.）

配至常规药物治疗组或 ICD 植入组，ICD 显著降低了心律失常性死亡率（表 10-1）[12]。SCD-HEFT 研究在 NYHA II 或 III 级充血性心力衰竭和左心室射血分数≤35% 的患者中，比较 ICD 与胺碘酮或安慰剂的疗效 [9]。结果显示，与常规药物治疗相比，ICD 治疗组患者的总死亡率显著降低。IHD 和 NICM 患者使用 ICD 的获益相当。然而，ICD 治疗的积极作用仅限于 NYHA II 级患者。一项前瞻性随机研究（DANISH 研究）试图回答这个问题 [13]。有趣的是，DANISH 研究的结果与前两项大型研究不一致。DANISH 研究纳入了 1116 例 NICM 患者，接受心力衰竭的最佳药物治疗。入选标准包括 LVEF≤35%、NYHA II 或 III 级和 NT pro-BNP 水平＞200pg/ml。患者被随机分配至 ICD 植入组或标准药物治疗组。在该临床试验中，与常规临床治疗相比，ICD 置入的长期全因死亡率未显著下降。该研究的年死亡率为 3%～4%，远低于其他既往研究。这表明在过去数十年中心力衰竭药物治疗的完善降低了心肌病的死亡率，并减少了 ICD 治疗的益处。然而，DANISH 试验中 CRT 和 GDMT 的高应用率可能降低其显示主要结局的显著差异性。综上所述，ICD 有助于降低 NICM 患者的总死亡率和 SCD 死亡率，尽管在 CRT 和 GDMT 应用下，ICD 对总死亡率的获益可能会减少。总之，对于 NICM 患者，现行 AHA/ACC/HRS 指南推荐 ICD 作为最佳 GDMT 治疗 3 个月后，仍有 LVEF≤35%、NYHA II 或 III 级充血性心力衰竭患者的一级预防。未来的随机化研究可能会影

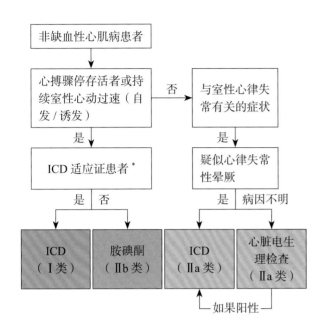

▲ 图 10-3　非缺血性心肌病患者的二级预防
ICD. 植入式心脏复律除颤器

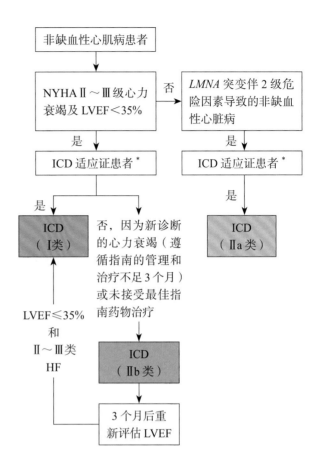

▲ 图 10-4　非缺血性心肌病患者的一级预防
NYHA. 纽约心脏协会；LVEF. 左心室射血分数；ICD. 植入式心脏复律除颤器；HF. 心力衰竭（引自 2017 AHA/ACC/HRS Guidelines for management of patients with ventricular arrhythmias and sudden cardiac death.）

响该适应证。

核纤层蛋白病是由核纤层蛋白 A/C 基因突变引起的遗传性心脏病。最近的一项研究表明，尽管左心室收缩功能保留，*LMNA* 突变和严重心脏传导障碍患者中危及生命的 VA 很常见[14]。因此，在伴有 *LMNA* 突变的患者中，ICD 可为伴有 2 个以上危险因素（NSVT、LVEF < 45%、无错义突变和男性）的患者（Ⅱa 类推荐）带来获益。

四、ICD 系统

ICD 系统由一个脉冲发生器、一根或两根电极导线组成。

脉冲发生器包含几个基本组件。

· 为发生器供电的电池。

· 高压电容器和充电电路提供高压脉冲，实施电击。

（一）除颤器（脉冲发生器）

ICD 是一种由钛制成的密封金属套管（图 10-5）。金属套管可保护电池和电子电路免受人体组织和外部电磁干扰（external electromagnetic interference，EMI）造成的损坏。ICD 也可用作主动电击的电极。

（二）电极连接器

ICD 电极导线接头和除颤器连接端口采用标准化设计，并且 ICD 电极导线与不同制造商的除颤器兼容。大多数新植入的 ICD 为 DF-4 电极导线连接系统。DF-4 获批前，使用 IS-1/DF-1 系统（图 10-6）。在 IS-1/DF-1 系统中，ICD 电极导线接头包括一个用于起搏感知的 IS-1 插脚，另外每个高压线圈有一个 DF-1 插脚。因此，除颤导线需要三个连接端口。DF-4 系统中，起搏 / 感知导线和除颤线圈导线连接一个单一的多接口连接插脚。DF-4 系统的优点包括减小了装置连接端口的尺寸，缩短了电极导线的长度，并防止高压连接的意外接反。

表 10-1 非缺血性心肌病患者中开展的里程碑式随机对照研究							
研　究	对照组	射血分数	随访（年）	ICD 组（人数）	对照组（人数）	ICD 组与对照组的全因死亡率	
DEFINITE，2004	ICD vs. 药物治疗	<36%	2	229	229	7.9% vs. 14.1%	HR=0.65，95%CI 0.40～1.06，P=0.08
SCD-HeFT，2005	ICD vs. 胺碘酮 vs. 安慰剂	≤35%	3.8	829	847	22% vs. 28% vs. 29%	HR=0.77，97.5%CI 0.62～0.96，P=0.007
DANISH，2016	ICD vs. 药物治疗	≤35%	5.6	556	560	23.4% vs. 11.6%	HR=0.87，95%CI 0.68～1.12，P=0.28

ICD. 植入式心律转复除颤器

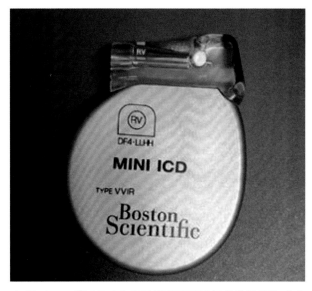

▲ 图 10-5　带 DF-4 电极导线连接器系统的单腔植入式心律转复除颤器

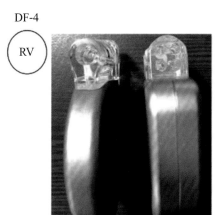

▲ 图 10-6　植入式心律转复除颤器与 DF-4（单腔，左）和 IS-1/DF-1（双腔，右）电极导线连接器系统
SVC. 上腔静脉；RA. 右心房；RV. 右心室

五、设备选择

（一）经静脉 ICD vs. 皮下 ICD

为了克服经静脉 ICD 的局限性（包括电极导线相关并发症），皮下 ICD（S-ICD）应运而生。然而，S-ICD 既不能提供抗心动过速起搏（anti-tachycardia pacing，ATP）终止 VA，也不能在心动过缓时持续起搏。此外，如果预计患者将来需要使用 CRT-D，如 LBBB 患者，则不适合使用 S-ICD。大多数一级预防 ICD 患者不需要起搏治疗，适合使用 S-ICD。自 S-ICD 问世至今，一直存在器械不适当放电的问题，但使用条件区（频率＋鉴别条件）可以显著降低因过感知和室上性心动过速而发生不适当放电的风险[15]。

（二）双腔 vs. 单腔

关于使用单腔还是双腔 ICD 尚缺乏有效性的随机试验指导。大多数 ICD 患者无起搏指征，增加心房电极存在争议。理论上，与单腔 ICD 相比，双腔 ICD 的心房导线可提高心律分辨力。然而，加用心房电极会增加费用和并发症发生率。现有数据表明，双腔 ICD 并未降低不适当治疗的发生率和总死亡率。然而，双腔 ICD 的手术相关并发症发生率较高，并且装置寿命缩短[16-20]。因此，无起搏指征的患者应避免常规使用双腔 ICD，尤其是年轻患者。如果植入心房导联只为与 SVT 鉴别，当前指南推荐单腔 ICD。

如果心房电极导线只为鉴别 SVT，则选择单腔 ICD 治疗而非双腔 ICD 治疗，以减少电极导线相关并发症和 ICD 治疗费用，这是比较合理的，除非已经存在可能进入 VT 治疗区的 SVT（Ⅱa 类推荐）。

Linox Smart DX 电极导线（Biotronik，Berlin，Germany）是一种 7.8F 单线圈真双极电极导线，含有一对间隔 15mm 的心房环形电极，距离电极导线尖端 15～17cm（图 10-7）。这一独特的电极导线可在单腔 ICD 电极导线（VDD）中提供心房感知，而不会增加额外心房导线导致的风险和成本。单导线起搏系统 VDD 自 20 世纪 80 年代开始应用，该系统通过浮动心房电极感知心房信号。然而，由于不可靠的心房感知以及对未来可能需要心房导线的担忧，该方法尚未得到广泛普及。与之前的 VDD 系统相比，DX ICD 系统使用了优化的心房偶极子间距和改进的心房信号处理，以提供更可靠的心房感知。通常，这些心房电极是漂浮的，不与心房组织直接接触。

考虑采用双腔 ICD 的患者具体如下。

• 需要双腔起搏器的患者。

• 需要双心室起搏的患者（或预计双心室起搏）。

• 有房性心动过速或心房扑动患者（辨别能力更好）。

• 心房起搏有益的患者（长 QT，肥厚型心肌病）。

（三）单线圈与双线圈

所有经静脉 ICD 电极导线的 RV 均有远端除颤线圈。带有 RV 除颤线圈和上腔静脉（supra vena cava，SVC）除颤线圈的双线圈 ICD 电极导线已广泛使用。过去的 ICD 系统没有作为除颤电极之一的脉冲发生器，因此 SVC 线圈是 ICD 系统的重要组成部分。ICD 系统中有两个线圈（SVC 和 RV）可提供较低的除颤阈值（defibrillation threshold，DFT）。既往认为双线圈电极导线的 DFT 显著低于单线圈电极导线的 DFT，双线圈 ICD 更常用。现在，脉冲发生器机壳可以作为电极之一，并且高能量装置已成为标准。这些变化降低了高 DFT 的发生率，对 SVC 线圈的需求显著降低。SVC 线圈有紧密粘连在 SVC 壁上的

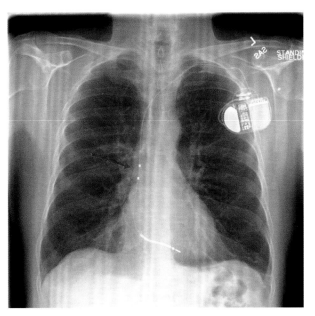

▲ 图 10-7 Linox Smart DX 主动固定电极导线（Biotronik）
通过这些漂浮的心房起搏电极感知心房信号

可能，显著增加电极导线拔除时 SVC 撕裂的风险。一项基于美国国家心血管数据注册（National Cardiovascular Data Registry，NCDR）的近期研究显示，双线圈导线的使用率从 2010 年的 85% 降至 2015 年的 55%[21]。在大多数患者中，带有单线圈电极导线的现代 ICD 系统可达到低 DFT（<5J），安全范围至少为 10J。最基本的情况是，单线圈和双线圈导线系统在相当的能量水平下均提供有效除颤。因此，额外的 SVC 线圈不会提供显著受益。

在采用右胸 ICD 系统的患者中，右心室线圈机壳配置可能具有不太有利的功效。因此，一些医生对植入右胸 ICD 系统的患者使用双线圈电极导线系统。然而，研究没有显示单线圈系统和双线圈系统的 DFT 存在显著差异，并且尚未得出关于该问题的结论。

（四）电击极性

电极的除颤功能需要相对较大的表面积才能使更多的心肌除颤。此外，电极的定位对于最大限度提高流经心室心肌的电流密度至关重要。现代 ICD 系统利用了高压电击线圈的优势。这是一圈绕在远端电极导线体上的导线，长 5～6cm，随着心室导线延伸，作为主要的除颤电极（图 10-8）。

除颤电击通过一根专用导线输送，可以是单线圈（RV 线圈）或双线圈（RV 和 SVC）。单线圈电击仅可在 RV 线圈和脉冲发生器（机壳）之间输送。

除颤波形的形状会显著影响除颤效果。与单相波形相比，双相波形可显著降低除颤能量。双相波形所需的能量更少，对心脏的损伤更小，成功率更高。因此，所有市售 ICD 器械均使用双相波形。

波形的极性定义为 RV 除颤极性。在双相波形中，极性定义为第一相的极性。阳极除颤是右心室电极为双相电击第一向的阳极和第二向的阴极的一次除颤。大多数研究表明，在双相除颤中，阳极除颤具有优越性。虽然尚未确定阳极除颤是否真正优于阴极除颤，阳极除颤可能是首选。目前，ICD 默认除颤极性设置中，Medtronic 和 Abbott 默认右心室为阳极，Boston Scientific 和 Biotronik 默认右心室为阴极。除颤极性是可程控的，当遇到具有高 DFT 的患者时，应尝试反向除颤极性。由于 DFT 测试不再常规进行，我们常规在每个区域中设置至少一次极性相反的除颤，而其他除颤可以维持标准极性。

六、集成双极与真双极

ICD 电极导线采用双极配置进行感知，称为"近场心室心电图"（electrocardiogram，EGM）。有两种不同类型的双极电极导线，即真双极和集成双极（图 10-8）。两种配置均使用头端电极作为阴极。真双极使用环状电极作为阳极，在头端电极和相距很近的阳极环之间进行感知。因此，真双极电极导线比集成双极电极导线需要多 1 根线缆（真双极电极导线需要 2 根线缆，而集成双极电极导线只需要 1 根线缆）。真双极具有更好的感知和起搏功能（小天线，阴极和阳极距离较近）。因为 RV 线圈整合了起搏 / 感知和除颤功能，由头端和 RV 线圈之间感知记录到的电图被称为整合双极电图。在集成双极配置中，远端的头端电极用于起搏 / 感知，远端的除颤线圈用于起搏 / 感知和除颤。集成双极因阴极和阳极之间距离更远（大天线），更容易出现远场电位、肌电位和电磁干扰的过感知。集成双极系统的 R 波重复计数也更频繁。与真双极相比，集成双极 EGM 记录的激动时间更长。因此，总激动时间更有可能超过心室空白期。

尽管真双极和集成双极在 VF 感知方面没有差异，但真双极更常用。一般而言，集成双极的 R/T 波比值通常比真双极的大。T 波过感知是 Brugada 综合征患者不适当电击的潜在原因。一项回顾性、多中心研究表明，在接受 ICD 的 Brugada 综合征患者中，使用集成双极导线系统的 T 波过感知发生率显著低于真双极导线系统[22]。在对 Brugada 综合征患者植入 ICD 时应考虑这一事实。

在 Medtronic 系统中，真双极电极导线感知向量（RV 感知极性）可程控为真双极（RV 头端至环状电极）或集成双极（RV 头端至 RV 线圈）。与

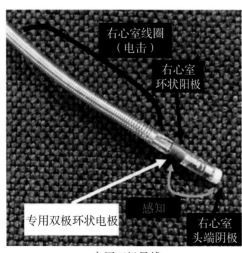

专用双极导线

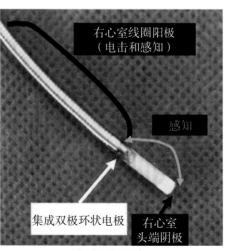

集成双极导线

◀ 图 10-8　专用双极电极和集成双极电极

真正的双极相比，一体式双极通常具有更大的 R/ T 比值。因此，该功能可作为一种非侵入性方法来解决 T 波过感知问题。

　　考虑到需要植入多根电极，ICD 电极直径已经缩小。当前代表性 ICD 电极导线尺寸为 6.8~8.6F。ICD 有两个主要腔内心电图：除颤（高压）心电图和心室感知心电图（图 10-9）。与心室感知双极心电图相比，ICD 除颤心电图（脉冲发生器至远端线圈）电极间的间距更宽。除颤心电图记录远场信号，更容易出现过感知问题（图 10-10）。因此，ICD 除颤心电图不能用于心率计数。ICD 除颤心电图作为感知电图，用作区分 VT 和 SVT，因为除颤心电图从更大体积的心肌中获得心室激动信号。大部分情况下，感知心电图记录到的频率高于除颤心电图，并且峰值较尖锐。在分析心室感知时，除颤心电图是对感知心电图的双重检查。感知心电图上感知的信号与除颤心电图上的信号不对应，提示过感知。出于类似原因，在除颤心电图上看到的真实心室电图，如果与标记通道上的事件无关，则表明感知不足。

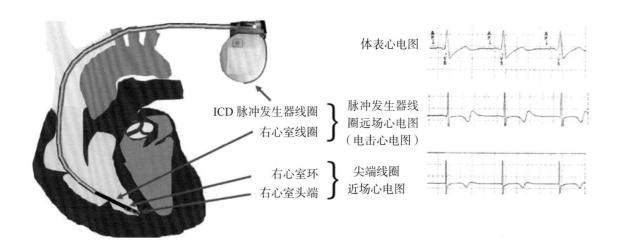

▲ 图 10-9　植入式心律转复除颤器（ICD）电击图（近场和远场）

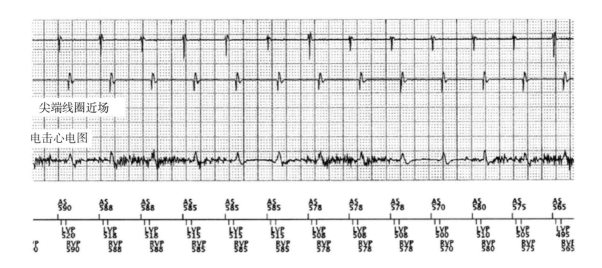

▲ 图 10-10　植入式心律转复除颤器（ICD）电极导线远场过感知的实例
在右心室头端电极与环电极之间记录的近场（频率感知电极）心电图上未检测到非周期性噪声，而在远端或近端线圈与 ICD 脉冲发生器之间记录的远场心电图上检测到非周期性噪声。这可能是胸肌或膈肌肌电位

心力衰竭器械治疗病例精析
Case-Based Device Therapy for Heart Failure

七、病例总结

两项随机试验未能证明 MI 后 40 天内植入 ICD 的获益[10, 11]。因此，近期 MI 患者应在 MI 后至少 40 天重新评估 ICD 植入。如果这些患者的 LVEF 仍≤35%，并且 NYHA 分级为 Ⅱ 或 Ⅲ 级，则需要植入 ICD。ICD 也适用于 LVEF≤30% 和 NYHA Ⅰ 级的患者。最近的一项研究显示在急性 MI 存活者中最初 LVEF≤35% 的患者，经皮冠状动脉血运重建术后 LV 功能恢复率较高，57% 的患者在 MI 后 3 个月时 LVEF 恢复至>35%[23]。

总之，该患者的 LVEF 为 35%，NYHA Ⅰ 级，此时不符合 ICD 的适应证。应进一步评估以确定该患者是否适合 ICD。

八、未来方向

目前正在开发和测试更复杂的心源性猝死风险分层算法，包括基于瘢痕成像的机器学习技术和计算机建模，以改善 ICD 植入患者的选择。

九、关键点

• 目前有两种不同的 ICD：经静脉 ICD 和皮下 ICD。应基于每个病例考虑导线相关并发症的风险、不适当治疗的发生率和 S-ICD 装置的特定局限性（不能使用 ATP）。

• ICD 二级预防的证据已确立。

• 多项研究也显示了 ICD 对缺血性心肌病患者一级预防的益处。建议缺血性心肌病、LVEF≤35% 和充血性心力衰竭患者 NYHA Ⅱ 或 Ⅲ 级，ICD 作为 SCD 的一级预防。同样，缺血性心肌病患者 LVEF≤30% 和 NYHA Ⅰ 级，推荐使用 ICD。应在 MI 后至少 40 天和冠状动脉血运重建术后 3 个月以上对患者进行评价。

• 对于非缺血性扩张型心肌病、LVEF≤35% 和 NYHA Ⅱ 或 Ⅲ 级的充血性心力衰竭患者，我们建议在最佳药物治疗的基础上增加 ICD 疗法作为 SCD 的一级预防。

• 大多数 ICD 患者无起搏指征，增加心房电极存在争议。因此，无起搏指征的患者应避免常规使用双腔 ICD，尤其是年轻患者。

• 在大多数植入 ICD 的患者，尤其是年轻患者中，应使用单线圈除颤电极导线（对比双线圈）。

• 与集成或专用双极电图相比，ICD 电击心电图（脉冲发生器至远端线圈）电极间的距离更宽，更容易发生过感知问题。因此，ICD 电击心电图不适用于频率鉴别。

参考文献

[1] Tracy CM, Epstein AE, Darbar D et al. ACCF/AHA/HRS focused update incorporated into the ACCF/AHA/HRS 2008 guidelines for device-based therapy of cardiac Rhythm Abnormalities. A report of the American College of Cardiology Foundation/American Heart association task force on practice guidelines and the Heart Rhythm society. 2012; 61:e6–e75.

[2] Russo AM, Stainback RF, Bailey SR et al. ACCF/HRS/AHA/ASE/HFSA/SCAI/SCCT/ SCMR 2013 appropriate use criteria for implantable cardioverter-defibrillators and cardiac resynchronization therapy. A report of the American College of Cardiology foundation appropriate use criteria task force, heart Rhythm society, American Heart Association, American Society of Echocardiography, Heart Failure Society of America, society for cardiovascular angiography and interventions, society of cardiovascular computed tomography, and society for cardiovascular magnetic resonance (2013); 61:1318–1368.

[3] Kusumoto FM, Calkins H, Boehmer J, et al. HRS/ACC/AHA expert consensus statement on the use of implantable cardioverter-defibrillator therapy in patients who are not included or not well represented in clinical trials. Circulation. 2014;130:94–125.

[4] Al-Khatib SM, Stevenson WG, Ackerman MJ, et al. 2017 AHA/ACC/HRS guideline for management of patients with ventricular arrhythmias and the prevention of sudden cardiac death: a report of the American College of Cardiology/American Heart association task force on clinical practice guidelines and the Heart Rhythm Society. J Am Coll Cardiol. 2018;72:e91–220.

[5] AvIDA Investigators. A comparison of antiarrhythmic-drug therapy with implantable defibrillators in patients resuscitated from near-fatal ventricular arrhythmias. N Engl J Med. 1997;337:1576–84.

[6] Connolly Stuart J, Gent M, Roberts Robin S, et al. Canadian implantable defibrillator study (CIDS). Circulation. 2000;101:1297–302.

[7] Kuck K-H, Cappato R, Siebels J, Rüppel R. Randomized comparison of antiarrhythmic drug therapy with implantable defibrillators in patients resuscitated from cardiac arrest. Circulation. 2000;102:748–54.

[8] Moss AJ, Zareba W, Hall WJ, et al. Prophylactic implantation of a defibrillator in patients with myocardial infarction and reduced ejection fraction. New Engl J Med. 2002;346:877–83.

[9] Bardy GH, Lee KL, Mark DB, et al. Amiodarone or an implantable cardioverter-defibrillator for congestive heart failure. New Engl J Med. 2005;352:225–37.

[10] Hohnloser SH, Kuck KH, Dorian P, et al. Prophylactic use of an implantable cardioverter- defibrillator after acute myocardial infarction. New Engl J Med. 2004;351:2481–8.

[11] Steinbeck G, Andresen D, Seidl K, et al. Defibrillator implantation early after myocardial infarction. New Engl J Med. 2009;361:1427–36.

[12] Kadish A, Dyer A, Daubert JP, et al. Prophylactic defibrillator implantation in patients with nonischemic dilated cardiomyopathy. New Engl J Med. 2004;350:2151–8.

[13] Køber L, Thune JJ, Nielsen JC, et al. Defibrillator implantation in patients with nonischemic systolic heart failure. New Engl J Med. 2016;375:1221–30.

[14] Anselme F, Moubarak G, Savouré A, et al. Implantable cardioverter-defibrillators in lamin A/C mutation carriers with cardiac conduction disorders. Heart Rhythm. 2013;10:1492–8.

[15] Weiss R, Knight Bradley P, Gold Michael R, et al. Safety and efficacy of a totally subcutaneous implantable-cardioverter defibrillator. Circulation. 2013;128:944–53.

[16] Auricchio A, Schloss EJ, Kurita T, et al. Low inappropriate shock rates in patients with single- and dual/triple-chamber implantable cardioverter-defibrillators using a novel suite of detection algorithms: PainFree SST trial primary results. Heart Rhythm. 2015;12:926–36.

[17] Defaye P, Boveda S, Klug D et al. Dual-versus single-chamber defibrillators for primary prevention of sudden cardiac death: long-term follow-up of the Défibrillateur Automatique Implantable—Prévention Primaire registry. Europace. 2017; 19:1478–1484.

[18] Dewland TA, Pellegrini CN, Wang Y, Marcus GM, Keung E, Varosy PD. Dual-chamber implantable cardioverter-defibrillator selection is associated with increased complication rates and mortality among patients enrolled in the NCDR implantable cardioverter-defibrillator registry. J Am Coll Cardiol. 2011;58:1007–13.

[19] Kipp R, Hsu JC, Freeman J, Curtis J, Bao H, Hoffmayer KS. Long-term morbidity and mortality after implantable cardioverter-defibrillator implantation with procedural complication: A report from the National Cardiovascular Data Registry. Heart Rhythm. 2018;15:847–54.

[20] Peterson PN, Varosy PD, Heidenreich PA, et al. Association of single-versus dual-chamber ICDs with mortality, readmissions, and complications among patients receiving an ICD for primary prevention. JAMA, J Am Med Assoc. 2013;309:2025–34.

[21] Pokorney SD, Parzynski CS, Daubert JP et al. Temporal trends in and factors associated with use of single- versus dual-coil implantable cardioverter-defibrillator leads: Data from the NCDR ICD registry. JACC Clin Electrophysiol. 2017; 3:612–619.

[22] Rodríguez-Mañero M, Asmundis Cd, Sacher F et al. T-wave oversensing in patients with Brugada syndrome: True bipolar versus integrated bipolar implantable cardioverter defibrillator leads. Circ Arrhythm Electrophysiol. 2015; 8:792–798.

[23] Brooks GC, Lee BK, Rao R, et al. Predicting persistent left ventricular dysfunction following myocardial infarction: The PREDICTS study. J Am Coll Cardiol. 2016;67:1186–96.

第 11 章　心律转复除颤器植入的考量
Implant Considerations for the Implantable Cardioverter Defibrillator

Hiro Kawata　著

易　宏　译　薛玉梅　校

一、病例介绍

患者，女性，49 岁，患有非缺血性心肌病，近期植入 ICD（10 天前），前往医院就诊，主诉前一晚开始胸痛，描述为重度持续性并伴有间歇性锐痛，坐位时疼痛加重，卧位时疼痛改善。

二、概述

本章的目的是讨论 ICD 植入技术的实践和围术期并发症。

三、植入 ICD

（一）ICD 植入的准备

1. 抗凝治疗

大出血或轻微出血是 ICD 植入后的常见并发症，增加了器械相关感染的风险[1, 2]。大量患者在植入 ICD 前服用了抗凝血药。由于不同患者中断抗凝治疗的风险不同，因此抗凝治疗的围术期管理应个体化。

(1) 华法林：考虑到随机研究的结果，我们建议继续使用华法林而不是肝素作为过渡[3]。对于正在服用华法林且血栓栓塞风险较低的患者，中断或继续使用华法林治疗，目前尚无证据明确支持这两种策略。当 ICD 植入未中断华法林时，应在术前 5~7 天检查 INR，以调整剂量。然后，手术当天应检查 INR，INR 最好≤3.0（机械二尖瓣需要较高 INR 的患者除外）。目前的共识推荐见表 11-1。

表 11-1　维生素 K 拮抗药（VKA）治疗患者的器械植入：共识推荐
• 在以下心房颤动患者组中，建议进行器械植入手术时不中断 VKA
– CHA$_2$DS$_2$-VASc 评分≥3 分的非瓣膜性 AF 患者
– 3 个月内因脑卒中或短暂性脑缺血发作导致 CHA$_2$DS$_2$-VASc 评分为 2 分的患者
– 计划在器械植入时进行心脏复律或除颤测试的 AF 患者
– 同时患有 AF 和风湿性心脏瓣膜病的患者
• 以下人工心脏瓣膜患者中，建议进行器械植入手术时不中断 VKA
– 人工二尖瓣
– 笼球状或倾斜碟状主动脉瓣
– 人工生物主动脉瓣伴 AF 且 CHA$_2$DS$_2$-VASc 评分≥2 分
• 重度血栓形成倾向患者，建议行器械植入手术时中断 VKA
• 近期发生静脉血栓栓塞（3 个月内）的患者，建议不中断 VKA 即可进行器械植入手术
• 手术当天的 INR 应低于患者处方治疗范围的上限（通常≤3，有些植入人工瓣膜的患者≤3.5）
• 在血栓栓塞事件年风险<5% 的患者中，在术前 3~4 天未中断 VKA 或中断 VKA 的情况下进行手术，不建议使用肝素作为过渡治疗
• 应避免中断 VKA 而采用普通肝素或低分子肝素过渡

AF. 心房颤动；INR. 国际标准化比值［引自 Europace. 2015 Aug; 17(8):1197–214[4].］

(2) Xa 因子抑制药和直接凝血酶抑制药：Bruise control-2 研究将 CHA$_2$DS$_2$-VASc 评分≥2 的心房颤动患者随机分配至持续服用与不服用直接

口服抗凝血药（direct oral anticoagulant，DOAC）（如达比加群、利伐沙班或阿哌沙班）组[5]。结果显示，持续服用 DOAC 治疗与任何围术期大出血事件无关。该结果表明，在 DOAC 治疗的情况下进行 ICD 植入是安全的。对于出血并发症风险较高的患者，在植入前 48h 暂停 DOAC 可能是合理的。肝素桥接、胸肌下植入、升级手术和老年患者是出血并发症的已知危险因素。

2. 腋静脉评估

植入心脏装置后，锁骨下静脉闭塞相对常见（10%～12%）（图 11-1）。一项研究表明，约 50% 已植入起搏器或 ICD 系统的患者锁骨下静脉狭窄 > 50%[6]。此外，26% 的患者锁骨下 / 腋静脉或无名静脉完全闭塞。尽管静脉狭窄与电极导线数量的相关性一直存在争议，但一些研究显示，在植入多根电极导线、接受手术操作和电极导线直径总和大的患者中，静脉狭窄的发生率较高。由

于侧支静脉的形成，静脉狭窄和血栓形成通常无症状。腋静脉和锁骨下静脉同侧对比造影可明确狭窄和闭塞的确切部位和长度。因此，在为已植入心脏器械的患者增加起搏或 ICD 电极导线，如升级器械的病例或电极导线调整时，建议进行静脉造影术。

对于静脉狭窄可采取不同的方法，包括对侧电极植入并通过隧道连接脉冲发生器、伴或不伴电极导线拔除的再通术和静脉成形术（图 11-1）。决策取决于个体解剖结构的考虑、医生的经验和可用资源。

（二）植入技术

大多数心脏植入式电子装置（cardiac implantable electronic device，CIED）植入是在局部麻醉和镇静下进行的。已有抗生素预防性用药有效的报道[7]，可在手术前 1h 内预防性给予抗生素。

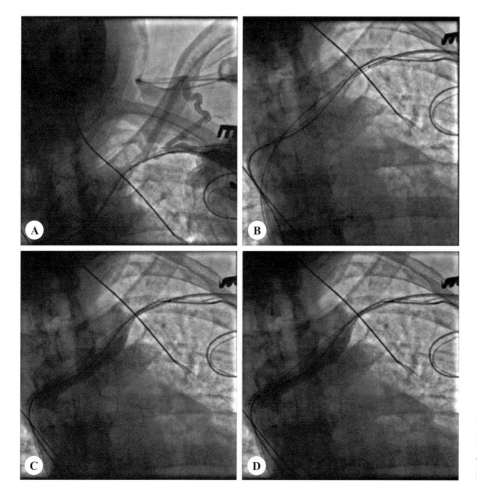

◀ 图 11-1　左锁骨下静脉在起搏器电极导线部位慢性完全闭塞，侧支明显（**A**）。使用 **6mm×40mm** 球囊（**B**）进行静脉成形术。静脉成形术后静脉造影（**C** 和 **D**）

1. ICD 机壳（脉冲发生器）的位置

目前 ICD 的体积足够小，可以植入前胸壁的胸肌区域皮下。对于要求较好美容效果的老年、纤瘦患者或年轻患者，胸肌下植入 ICD 可能是有益的。但胸肌下植入的出血并发症风险较高，不应常规实施该手术。

一般而言，ICD 放置在患者非惯用手的一侧。皮肤切口通常在左或右锁骨下区。切口的位置取决于血管入路。皮肤切口的长度为 3～5cm，向下延伸至皮下组织。电灼法、钝性分离或两者均可，分离范围扩大至胸大肌筋膜。

头静脉穿刺置管时，为了识别静脉，最好在三角肌胸沟处切开。在透视引导下进行腋静脉穿刺时，应通过检查锁骨和肋骨等解剖标志在透视引导下进行穿刺。

我们常规在超声引导下进行腋静脉穿刺。在我们的实践中，腋静脉穿刺通常在切开皮肤之前进行（图 11-2）。获得腋静脉通路后，在皮肤穿刺部位的正下方做皮肤切口（图 11-3）。切口内侧缘置于穿刺内侧 2～3cm 处（视皮下组织厚度而定）。为了防止电极导线缝合在筋膜上时张力过大，穿刺部位周围应留有足够的空间。

2. 静脉穿刺

静脉通路的各种方法总结如下。

各种静脉通路。

- 腋静脉直接切开穿刺。
- 透视引导下锁骨下静脉穿刺。
- 使用或不使用对比静脉造影的透视引导下外侧腋静脉穿刺。
- 使用或不使用对比静脉造影的透视引导下内侧腋静脉穿刺。
- 超声引导腋静脉穿刺。

据报道，起搏器或 ICD 植入术中气胸的发生率为 0.5%～1%。通过头静脉切开、造影静脉造影或超声引导确定静脉的确切位置可降低风险。头静脉小于腋静脉，采用头静脉切开技术植入所有电极导线可能不容易，尤其是对于 CRT 器械[8]。即使在静脉造影术后，由于严重的静脉痉挛或明显塌陷，透视下穿刺也可能不成功。

使用 5F 微穿刺针可以尽量减少并发症发生的风险。如果穿刺静脉角度过陡，最终缝合时电极导线的压力可能过大。因此，应以 30°～45° 将针头推入静脉。我们认为超声下腋静脉穿刺是最安全、最可靠的方法。超声图像显示腋静脉、腋动脉、肺的确切位置，气胸或误穿动脉的发生率极低（图 11-4）。此外，超声引导下腋静脉穿刺不需要静脉造影。切口的位置应该根据穿刺的位置来决定，我们会先进行腋静脉穿刺，然后做皮肤

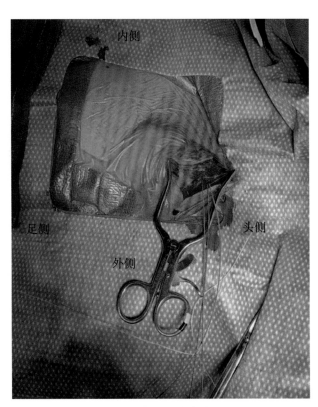

▲ 图 11-3　切开皮肤后

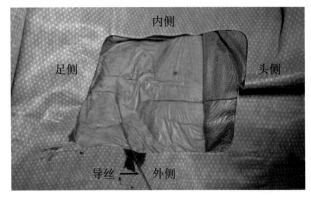

▲ 图 11-2　左锁骨下区切皮前置入微穿刺钢丝

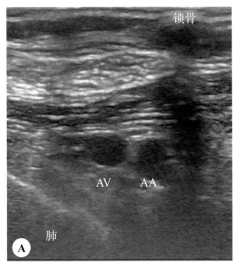 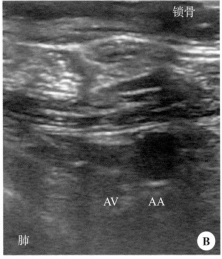

◀ 图 11-4 左腋下静脉穿刺时超声图像

腋静脉（AV）沿着腋动脉（AA）的内侧走行，并可重叠。A. 穿刺部位的超声图像（三角肌胸三角下方约 2 指宽）。B. 探头加压时，同一区域的超声图像。腋静脉塌陷，腋动脉保持扩张

切口。当我们将 ICD 和电极导线放入囊袋内时，这种方式有助于避免对电极导线施加过度张力。超声可能无法显示肥胖患者腋静脉的清晰图像。锁骨下静脉和腋静脉的远端位于锁骨下动脉和腋动脉的下方和前方。因此，在大多数情况下，可以使用腋动脉搏动来估计静脉的位置。对于那些脂肪组织较厚的患者，可能需要先做皮肤切口和囊袋。切开皮肤及囊袋后，胸大肌上的超声探头就会显示更清晰的腋静脉图像（图 11-5）。

在常规锁骨下静脉穿刺中，气胸和锁骨挤压综合征的风险较高（图 11-6）；因此，不论是否进行静脉对比造影，应首选腋静脉侧方穿刺。

如果要在透视引导下穿刺，胸腔外腋静脉穿刺是避免气胸的首选方法。尽管通常需要静脉造影术的辅助，实施 ICD 植入的医生可基于放射学标志（如肋骨和胸腔）尝试盲穿。腋静脉最常见的放射成像位置为第 3 肋上方[9]。了解定位腋静脉头尾位的解剖特征可缩短手术时间并降低并发症风险。胸外腋静脉穿刺有两种不同的途径，即内侧和外侧腋静脉穿刺。采用内侧腋静脉穿刺法时，针尖对准第 1 肋。请勿越过第 1 肋的内侧边界，以避免气胸。外侧腋静脉穿刺时，第 2、3 肋骨所形成的胸腔边缘将作为针尖的解剖靶点。本方法中，只要穿刺针尖端在第 2 肋或第 3 肋内侧缘的外侧，发生气胸的机会就很低（图 11-7）。肥胖患者则需要从更外侧开始穿刺。否则，可能会在针

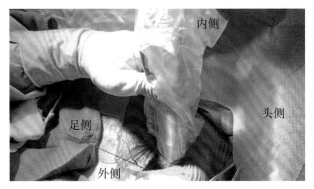

▲ 图 11-5 囊袋中放置超声探头

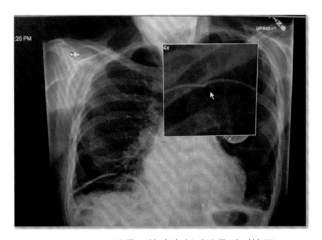

▲ 图 11-6 锁骨下静脉穿刺时锁骨受到挤压

尖穿过肋骨内侧缘之前，电极导线以垂直角度到达静脉。当电极导线垂直插入时，在筋膜上固定电极时不方便。

3. 放置心房和心室电极

右心室电极导线可放置在 RV 心尖部（RV

apex，RVA）、RV 中间隔或右心室流出道（RV outflow tract，RVOT）。RVOT 间隔区接近生理传导系统，来自 RVOT 的起搏通过快速传导产生更多的生理心室激动。一些研究表明，与 RVA 起搏相比，长期 RVOT 起搏与更好的 LV 结构和功能指标相关[10, 11]。然而，关于该问题也存在矛盾的结果[12]。为了避免心脏穿孔，我们认为 RV 电极导线至少应植入间隔侧。为了将 RV 电极导线定位在间隔侧，需要将导丝塑形，以引导电极导线。将电极引导至间隔的导丝需要两个弯曲。第一个大弯曲有利于跨过三尖瓣，末端的小弯曲使电极导

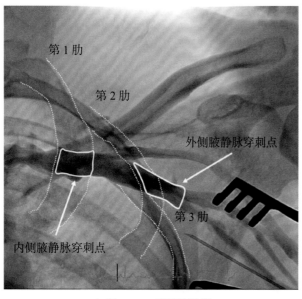

▲ 图 11-7　腋静脉造影

左腋下、锁骨下静脉造影。接受植入式心律转复除颤器电极导线植入的受试者的腋静脉造影正位透视投影。腋静脉的最常见放射成像位置是第 3 肋上

线指向间隔而不是游离壁（图 11-8）。为了将电极导线引导至 RVOT，目前市面上有 Abbott 的预成型导丝（Mond 导丝）。应通过 X 线透视检查确认电极的最终位置。左前斜位（LAO）投影可显示电极导线尖端是指向间隔还是游离壁。为避免 ICD 电极导线造成心脏穿孔，在推进导引钢丝至电极导线头端的情况下，不得用力推动电极导线（图 11-9）。

RV 导联的双极心内膜信号应≥5mV。使用主动固定或被动固定电极将右心房电极导线放置在右心耳内。RA 电极导线的双极心内膜信号应≥2.0mV。

4. 电极导线连接、ICD 脉冲发生器放置和伤口闭合

电极导线正确定位和测试后，用抗菌溶液冲洗 ICD 囊袋，并将 ICD 脉冲发生器牢固地连接到电极导线上。器械移位可能与多个潜在因素相关，包括囊袋大小、器械重量和皮下重力、松弛，以及器械是否缝合或锚定在胸肌上。ICD 脉冲发生器较起搏器重，发生器械移位的风险较高，尤其是肥胖女性患者[13]（图 11-10）。我们通常使用不可吸收缝合线将 ICD 发生器固定在胸肌下方，以防止这些高风险患者发生移位。确认止血后，建议在切口闭合前用 X 线检查，以确认电极导线定位是否适当。

（三）除颤阈值测试

除颤的目的是使用所需的最小能量来检验除颤阈值。能量过多会导致心肌损伤和心律失常。除

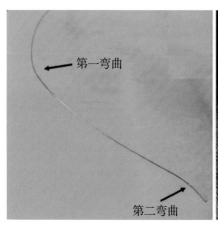

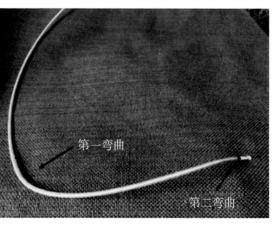

◀ 图 11-8　用于放置右心室间隔电极导线的弯曲导丝和带有导丝的植入式心律转复除颤器电极导线

要实现右心室流出道间隔部起搏，第一个弯曲要更窄

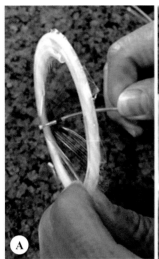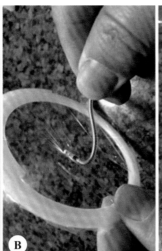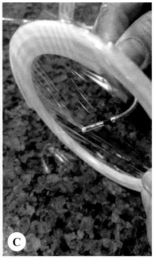

◀ 图 11-9　带和不带导丝的 ICD 电极导线头端

往电极导线头端推入导丝时，植入式心律转复除颤器（ICD）电极导线的头端非常硬。所有张力均输送到导线头端，透明玻璃纸易于穿孔（A）。如果导丝位于电极导线中部（B 和 C），则 ICD 电极导线的头端相对松弛

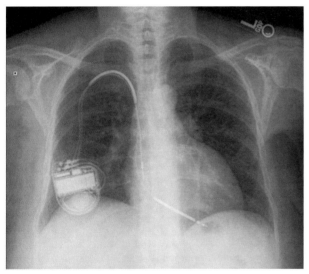

▲ 图 11-10　肥胖女性患者的植入式心律转复除颤器脉冲发生器、右心房和右心室电极导线移位

颤阈值是指当心脏出现血流动力学不稳定的心室颤动或室性心动过速时，有效除颤所需的最小能量。通过了解 DFT，医生可确保 ICD 经程控可输送足够的能量来治疗室性心律失常。进行 DFT 试验的另一个原因是为了确认 VF 的可靠感应、检测和再检测。DFT 不是一个恒定值，因为许多因素影响导致除颤要求不同。事实上，DFT 的临床测量仅具有一般的可重复性。

1. 临床实践中的除颤阈值测试

多年来，DFT 一直被视为 ICD 植入的重要组成部分。传统上，这是通过器械诱导和终止 VF 来完成的，或不太常见地通过易损上限（upper limit

of vulnerability，ULV）测试来实现。DFT 测试通常一开始将心室灵敏度程控为 1.2mV，该值高于标测设置的 0.3mV（灵敏度较低）。由于 ICD 除颤可能不成功，需在植入术开始前放置体外除颤垫。将器械放置在囊袋中并连接电极导线后进行测试。VF 期间电活动低于 VT 期间。必须诱导 VF 用于检测，而不是快速 VT。VF 诱导方法取决于制造商，以及器械和程控仪的能力。VF 由快速起搏、直流或 T 波电击诱导。鉴于 DFT 的概率性质，DFT 测试需要多次电击以确定精确的值。在 DFT 测试过程中，一次或多次诱发 VF，VF 的每次发作在一次或多次电击情况下除颤。在患者特异性测试中，第一次测试电击的成功或失败通常决定下一次测试电击的程控强度。

DFT 试验有两种常用方法，即"安全范围方案"和"逐步向下方案"。在这两种方案中，首次电击设定为低于 ICD 最大输出至少 10J。当主要目标是最小化电击、纤颤和除颤测试的风险时，首选安全范围方案。安全范围测试后，首次电击通常程控为最大输出。虽然 DFT 检测需要诱导 VF，但 ULV 不需要。ULV 是刺激强度，高于此强度时，即使刺激发生在心动周期易损期，也不能诱发 VF。它与可靠除颤的最小电击能量密切相关。测试 ULV 已被用作标准 DFT 测试的替代方法，作为在不诱导 VF 的情况下估计 DFT 的一种方式。ULV 试验提供了对除颤成功概率的准确估计，比

DFT 试验更具有可重复性。如果在正常心动周期的一定时间内发生电击，可诱发 VF。这一时期被称为"易损期"。该间期与 ECG 中的 T 波同时出现（图 11-11）。

为了成功除颤，冲击强度必须达到或超过易损上限。如果能量小于临界值，T 波易损期电击仅能诱发 VF。如果输送的能量较高，则不会诱发 VF。它与可靠除颤的最小电击能量密切相关。ULV 的测量在正常节律下进行（通常在右心室起搏期间，每分钟 120～150 次），提供可靠除颤所需的最小电击强度估计值。第一次电击是在 T 波顶端进行。如果未诱导 VF，在 T 波顶端之前或之后 20ms 输送下一次电击。如果只需要确定安全范围，电击强度应为器械最大输出以下 5～10J。例如，如果 20J 电击未诱导 VF，则可将 ICD 电击程控为 30J（安全范围超过 10J）。ULV 比 DFT 的重现性更好，可提供准确的患者特异性安全范围，并且 VF 发作更少。因此，ULV 试验被用作 DFT 试验的替代指标，尤其是 DFT 高风险患者。

自 ICD 系统出现以来，技术发生了显著进步。当代 ICD 系统利用双相波形、主动脉冲发生器技术和 35～40J 的高能量电击。这些变化对 ICD 植入期间常规 DFT 测试提出了新的问题。多项研究显示，在左侧 ICD 植入时，无 DFT 试验的 ICD 植入不劣于有 DFT 试验的 ICD 植入。当前指南指出，对于接受初次左胸经静脉 ICD 植入的患者，不进行 DFT 试验是可接受的（在 RV 电极感知、起搏和阻抗值合适，透视确认定位良好时）。然而，对于接受右胸 ICD 植入的患者，仍推荐使用 DFT（Ⅱa 类建议）。

DFT 试验的多国共识声明如下所示（表 11-2）。

2. 右胸植入

对于惯用左手的患者或其他特殊情况，如小提琴手或猎人使用左肩时，应考虑右侧植入。特殊解剖结构的患者，如持续性左上腔静脉、静脉闭塞和左侧乳腺癌史（可能需要放射治疗），也是右侧 ICD 植入的候选者。在右心室线圈 – 脉冲发生器配置不太有利的右胸器械中，可以使用 SVC

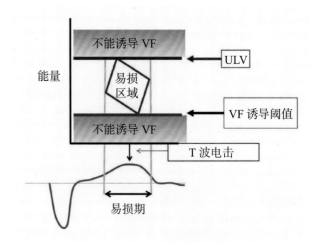

▲ 图 11-11　评估除颤有效性的易损上限
ULV. 易损上限；VF. 心室颤动

表 11-2　术中测试除颤有效性的推荐类别（Wilkoff，2016#5624）
• 建议对皮下植入 ICD 的患者进行除颤效果测试（Ⅰ类推荐）
• 对于接受初次左胸经静脉 ICD 植入术的患者，如果通过 X 线确定 RV 电极导线定位良好，感知、起搏和阻抗值适当，则可合理省略除颤有效性测试（Ⅱa 类推荐）
• 在接受右胸经静脉 ICD 植入或 ICD 脉冲发生器发生变化的患者中，除颤有效性测试是合理的（Ⅱa 类推荐）
• 对于有记录的非慢性心脏血栓、心房颤动或心房扑动且无充分全身抗凝作用、严重主动脉瓣狭窄、不稳定性冠状动脉粥样硬化性心脏病、近期脑卒中或 TIA、血流动力学不稳定或与不良结局相关的其他已知病因的患者，不应进行经静脉 ICD 植入时的除颤有效性测试（Ⅲ类推荐，有害）

ICD. 植入式心律转复除颤器；RV. 右心室；TIA. 短暂性脑缺血发作

线圈来降低 DFT。据报道，右侧植入 DFT 高于左侧植入的 ICD。在 ICD 植入后可考虑 DFT 试验，如果证实 DFT 较高，在奇静脉中附加除颤线圈可能有益。

四、并发症

尽管各研究的并发症定义不一致，但据报道 ICD 植入后的并发症风险为 3%～9%（表 11-3）[14-16]。

这些数据引自美国国立心血管数据登记（NCDR）。然而，一项研究表明，这些登记数据中的并发症报道明显不足。事实上，来自随机对照研究或其他登记研究的大多数数据显示并发症发生率更高。经静脉 ICD 植入的围术期死亡率罕见，据报道为 0%～0.4%。心脏穿孔是一种罕见的并发症，但可造成致命的后果。根据基于 NCDR 登记的研究，心脏穿孔的发生率报道为 0.14%。多变量调整后，年龄较大、女性、左束支传导阻滞、心力衰竭分级恶化、左心室射血分数较高和非单腔 ICD 植入与穿孔较大相关。NCDR 的另一项研究表明，ICD 植入 90 天内并发症的发生与 1 年和 3 年时全因死亡或住院的风险增加相关[17]（图 11-12）。NCDR ICD 登记研究还报道了以下风险评分模型（表 11-4）[18]。

五、植入后随访

植入 ICD 后，我们在植入后 1～2 周进行伤口检查。如果患者情况稳定，我们将在此后安排 3 个月随访。这些随访可以是诊间进行或远程进行。然而，患者每年至少进行一次现场随访。如果存在任何问题（即器械参数不稳定、器械电池即将耗尽），我们将更密切地观察这些患者。

当患者接受一次或多次 ICD 电击时，应亲自或远程检查这些发作。应尽快评估接受单次 ICD 电击并伴有任何症状（包括意识丧失、头晕、胸痛和呼吸短促）的患者。在大多数情况下，这些患者需要某些干预措施来预防后续的 ICD 治疗。接受单次 ICD 电击而无任何症状的患者可在 1～2 天内到器械植入医院进行随访。不适当的 ICD 电击很常见，并且与全因死亡高风险相关。因此，应尽一切努力避免不适当的 ICD 电击。电解质异常、心力衰竭恶化和冠状动脉缺血恶化可诱发多次适当的 ICD 电击。这些患者需要紧急评估，并解决根本原因。

六、病例总结

患者被送往急诊室时，出现低血压，需要强心药稳定血流动力学。胸部 CT 显示 1.5cm 心包积液。超声心动图还提示中度心包积液（图 11-13）。该患者入院接受紧急电极导线取出和心包穿刺术。即使在简单的 ICD 植入手术中也可能发生致死性并发症，植入医生应尽一切努力降低所有并发症的风险。

七、未来方向

1. 皮下 ICD 新技术，如 Boston Scientific 皮下 ICD。不断得到改进和发展，以避免可能与血管和心内 ICD 植入相关的并发症和器械故障。

2. 正在开发改进电池技术，包括可充电感应电池技术。

表 11-3　按植入式心律转复除颤器类型列出最常见并发症的发生率				
并发症类型	发生率			
	总　计	单　腔	双　腔	心脏再同步化治疗除颤器
所有并发症	3.08%	1.88%	2.89%	4.13%～4.47%
电极脱位	1.02%	0.47%	0.90%	1.53%
血肿	0.86%	0.58%	0.77%	0.68%～1.15%
气胸	0.44%	0.34%	0.46%	0.49%～1.05%
心脏穿孔	0.14%	不适用	不适用	不适用
心搏骤停 / 死亡	0.29%	0.23%	0.29%	0.34%～0.66%

引自 Circulation. 2012 125(1):57–64, Circ Cardiovasc Qual Outcomes. 2013; 6(5):582–90.

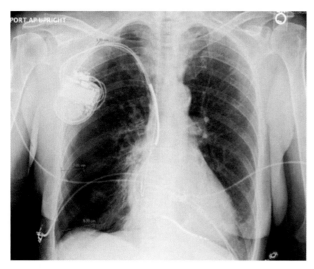

▲ 图 11-12　右侧植入式心律转复除颤器植入后大量气胸

八、关键点

• 在大多数患者中，ICD 植入无须中断抗凝治疗（华法林或 DOAC），但应根据每例患者的危险因素评估中断抗凝血药的风险和获益。

• 由于血肿形成的概率较高，应避免使用低分子肝素或普通肝素桥接。

• 超声引导下锁骨下穿刺是避免气胸和对比剂使用的首选方法，尤其是慢性肾病患者。

• 植入心脏器械后锁骨下静脉闭塞相对常见。术前静脉造影可能有助于制订详细植入计划。

• 对于接受初次左胸经静脉 ICD 植入的患者，当 RV 电极导线定位良好，感知、起搏和阻抗值适当时，可合理省略 DFT 试验。

• 一般而言，ICD 并发症的风险较小，但仍可能发生致死性并发症，植入医生应了解这些并发症的危险因素。

表 11-4　基于 NCDR ICD 登记研究的风险评分模型

危险因素	风险评分
年龄≥70 岁	1
女性	2
心房颤动或心房扑动	1
既往瓣膜手术史	3
既往 ICD：因电池寿命结束以外的原因而再次植入史	6
慢性肺疾病	2
尿素氮水平＞30mmol/L	2
ICD 类型：双腔	2
ICD 类型：双心室	4
NYHA Ⅲ级	1
NYHA Ⅳ级	3
因非 ICD 植入入院	3

任何院内并发症的风险从评分≤5 分患者中的 0.6%（8.4% 的人群）增加至评分≥19 分患者的 8.4%（3.9% 的人群）NCDR. 美国国立心血管数据登记；ICD. 植入式心脏复律除颤器；NYHA. 纽约心脏协会（引自 Circulation. 2011;123: 2069–2076.）

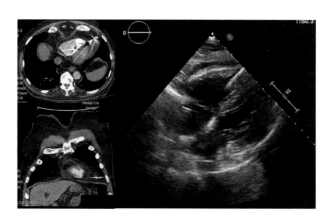

▲ 图 11-13　CT 和超声心动图显示中度心包积液

参考文献

[1] Essebag V, Verma A, Healey JS, et al. Clinically significant pocket hematoma increases long-term risk of device infection: BRUISE CONTROL INFECTION Study. J Am Coll Cardiol. 2016;67:1300–8.

[2] Masiero S, Connolly SJ, Birnie D, et al. Wound haematoma following defibrillator implantation: incidence and predictors in the Shockless Implant Evaluation (SIMPLE) trial. Europace. 2016;19:1002–6.

[3] Birnie DH, Healey JS, Wells GA, et al. Pacemaker or defibrillator surgery without interruption of anticoagulation. New Engl J Med. 2013;368:2084 93.

[4] Sticherling C, Marin F, Birnie D, et al. Antithrombotic management in patients undergoing electrophysiological procedures: a European Heart Rhythm Association (EHRA) position document endorsed by the ESC Working Group Thrombosis, Heart Rhythm Society (HRS), and Asia Pacific Heart Rhythm Society (APHRS). Europace. 2015;17:1197–214.

[5] Birnie DH, Healey JS, Wells GA et al. Continued vs. interrupted direct oral anticoagulants at the time of device surgery, in patients with moderate to high risk of arterial thrombo-embolic events (BRUISE CONTROL-2). Eur Heart J. 2018;39:3973–3979.

[6] Abu-El-Haija B, Bhave PD, Campbell DN, et al. Venous stenosis after transvenous lead placement: a study of outcomes and risk factors in 212 consecutive patients. J Am Heart Assoc. 2015;4:e001878.

[7] de Oliveira Julio C, Martinelli M, Nishioka Silvana Angelina DO et al. Efficacy of Antibiotic Prophylaxis Before the Implantation of Pacemakers and Cardioverter- Defibrillators. Circul Arrhythm Electrophysiol. 2009;2:29–34.

[8] Hadjis A, Proietti R, Essebag V. Implantation of cardiac resynchronization therapy devices using three leads by cephalic vein dissection approach. EP Europace. 2017;19:1514–20.

[9] Hsu JC, Friday J, Lee BK, et al. Predictors of axillary vein location for vascular access during pacemaker and defibrillator lead implantation.

Pacing Clin Electrophysiol PACE. 2011;34:1585–92.

[10] Leong DP, Mitchell AM, Salna I et al. Long-Term mechanical consequences of permanent right ventricular pacing: effect of pacing site. J Cardiovasc Electrophysiol. 2010; 21:1120–1126.

[11] Zou C, Song J, Li H, et al. Right ventricular outflow tract septal pacing is superior to right ventricular apical pacing. J Am Heart Assoc. 2015;4:e001777.

[12] Gong X, Su Y, Pan W, Cui J, Liu S, Shu X. Is right ventricular outflow tract pacing superior to right ventricular apex pacing in patients with normal cardiac function? Clin Cardiol. 2009;32:695–9.

[13] Kawata H, Patel J, McGarry T, et al. Obese female patients have higher rates of lead dislodgement after ICD or CRT-D implantation. Int J Cardiol. 2014;172:e522–4.

[14] Freeman JV, Wang Y, Curtis JP, Heidenreich PA, Hlatky MA. Physician procedure volume and complications of cardioverter-defibrillator implantation. Circulation. 2012;125:57–64.

[15] Hsu Jonathan C, Varosy Paul D, Bao H, Dewland Thomas A, Curtis Jeptha P, Marcus Gregory M. Cardiac Perforation From Implantable Cardioverter-Defibrillator Lead Placement. Circul Cardiovasc Qual Outcomes. 2013; 6:582–590.

[16] Ezzat VA, Lee V, Ahsan S, et al. A systematic review of ICD complications in randomised controlled trials versus registries: is our 'real-world' data an underestimation? Open Heart. 2015;2:e000198.

[17] Hosseini SM, Moazzami K, Rozen G et al. Utilization and in-hospital complications of cardiac resynchronization therapy: trends in the United States from 2003 to 2013. Eur Heart J. 2017.

[18] Haines David E, Wang Y, Curtis J. Implantable cardioverter-defibrillator registry risk score models for acute procedural complications or death after implantable cardioverter-defibrillator implantation. Circulation. 2011;123:2069–76.

第 12 章　植入式心律转复除颤器的程控和故障排除

Implantable Cardioverter Defibrillator Programming and Troubleshooting

Chin Lee　Kunal Shah　Sanjay Shah　Farshad Raissi　著

陈浩伟　译　　薛玉梅　校

一、病例介绍

患者，60 岁，既往有晕厥、非缺血性心肌病、动态心电图监测中有频发室性期前收缩（premature ventricular contraction，PVC）及非持续性室性心动过速病史，因一级预防安装了植入式心律转复除颤器，近期发生了 3 次 ICD 电击。图 12-1 显示了 2 次电击事件期间的腔内心电图。现向心内科咨询室性心动过速和 PVC 消融治疗相关事宜。

治疗 ICD 电击患者时，必须首先仔细回顾 ICD 的心电图（electrogram，EGM），这是必不可少的。这可以帮助确定是否由于真正的室性心律失常而适当地进行了电击。此外，患者的评估应包括获得详细的临床病史、体格检查、远程设备遥测数据及其他心脏成像和心电图记录。

二、除颤器起搏功能的基本程控

心动过缓或房室传导阻滞的起搏原理延续到除颤器领域。所有现代 ICD 都具有全套的起搏功能，如果植入了双腔电极导线（右心房和右心室电极导线），则可维持 AV 同步性；如果植入单腔电极导线，则仅提供备用起搏。尽可能减少右心室起搏有利于减少心肌的不良重塑和不同步收缩并改善临床结果[1]。

三、ICD 电击和不适当电击

ICD 通过及时有效地高压放电治疗发生心源性猝死的心律失常，以改善患者的生存率。这些心律失常包括持续或反复的室性心动过速或心室颤动。除这些致命性室性心律失常以外的其他原因导致的 ICD 电击是不适当的。这些病因包括室上性心动过速（心房颤动、心房扑动或窦性心动过速）、T 波或 P 波过感知、电噪声和电磁干扰。

10%～20% 植入 ICD 的患者可能经历不适当的电击[2-4]。不适当的电击会导致一些问题，如死亡率增加、住院治疗增加、ICD 治疗带来的长期恐惧和创伤。

四、除颤器抗心动过速检测和治疗设置

所有 ICD 都依赖检测标准来确定是否给予治疗。心律失常必须超过心率和持续时间（表现为心搏次数或以秒为单位的时间间隔）标准才能触发抗心动过速治疗，其中包括抗心动过速起搏和除颤。程控的目标是最小化不必要的治疗和电击，允许其非持续性心律失常自发终止，同时不损害患者安全。在 PREPARE 和 MADIT-RIT 试验（表 12-1）中，延长心律失常检测时间和在较快心率时提供治疗的程控策略可减少电击，并与全因死亡率降低相关[5-7]。最近 2019 年重点更新的最佳 ICD 程控和测试指南（表 12-1）推荐了类似的策略用于设备程控[8]。

五、减少不适当电击的 ICD 标准

不适当电击的常见原因之一是室上性心动过速（supraventricular tachycardia，SVT），其快速的心室反应触发了治疗的速率和持续时间标准。双腔系统可以显著减少不适当的电击[9]。ICD 采用了

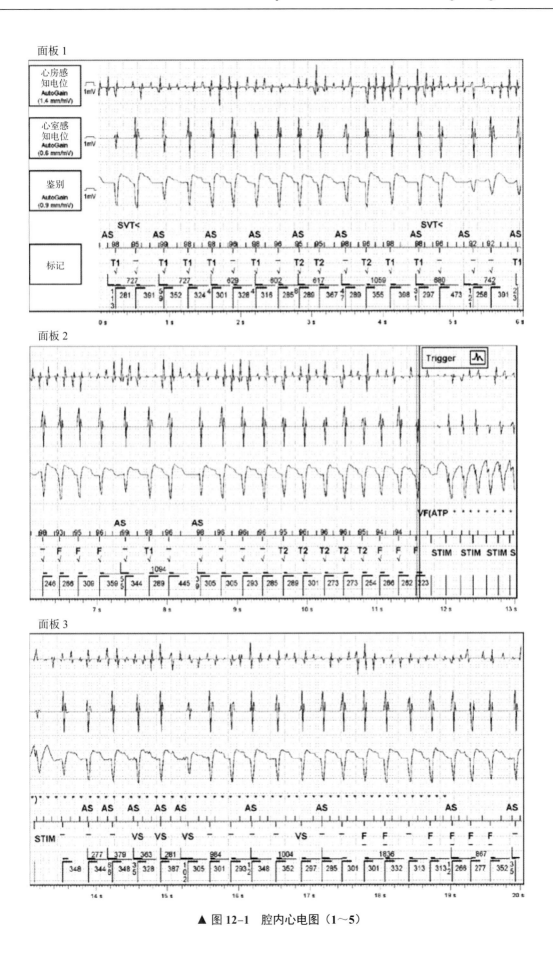

▲ 图 12-1　腔内心电图（1～5）

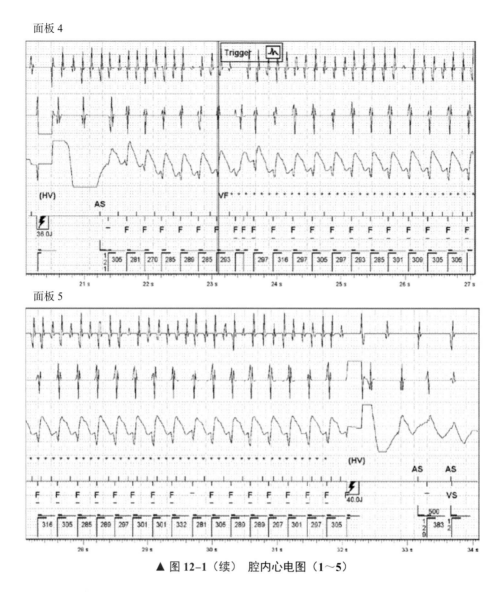

▲ 图 12-1（续） 腔内心电图（1～5）

不同的 SVT 鉴别条件来区分 SVT 与 VT。

（一）房室分离

房室分离仅在双腔系统中或具有心房感知的百多力 DX 右心室单腔系统中可用。该鉴别条件比较了心动过速时的房室（A∶V）关系，常见的室上性心动过速（如心房颤动或心房扑动）通常存在 A＞V 的特点。而房室分离不是决定性的鉴别标准，在 1∶1 逆传的 VT（A＝V）中，或在"双重心动过速"中，如心房颤动可与 VT 同时发生，将导致心律失常难以鉴别。据统计，过半数的 ICD 患者可能会出现疾病进展并发心房颤动，因此，对造成不适当电击的 SVT 进行随访分析非常重要[10]。

（二）波形

心室 EGM 在窦性心律时模板化，并经常自动更新。波形模板用于心动过速时的比较。室性心律失常时，心室 EGM 与窦性心律时的模板不同，这有助于将心动过速归类为室性心律失常。波形鉴别条件面临的挑战是可以改变基线心室 EGM 波形的因素。例如，SVT 差异性传导、肌电位异常[11]和 EGM 排列错误[12]都可以改变心室 EGM 波形。

（三）间期稳定性

监测心动过速时心律不齐，以区分 SVT，如心房颤动（常见的并存心律失常和不适当电击的原因）和室性心律失常。

表 12-1 总结 2019 年对 2015 年最佳 ICD 程控和测试专家共识声明的更新中建议的检测、治疗和 SVT 鉴别条件设置

检测	雅培	百多力	波士顿科学	美敦力	MADIT-RIT	PREPARE
无室性心动过速病史	• 心室颤动: 30 个间期; 240 次/分或 250 次/分 • 室性心动过速 2: 30 个间期; 187 次/分或小于室性心动过速心率 10~20 次/分 • 室性心动过速 1: 监测区, 由用户自行决定	• 心室颤动: 30/40 个间期 (如果可编程, 则为 24/30), 231 次/分 • 室性心动过速 2: 30 个间期, 188 次/分 • 室性心动过速 1: 用户自行决定监测区, 由用户自行决定	选项 1: 延迟治疗 • 心室颤动: 10 个间期中的 8 个, 加上 5s 持续时间, 250 次/分 • 室性心动过速: 10 个间期中的 8 个, 加上 12s 持续时间, 185 次/分 • 室性心动过速 1: 监测区, 由用户自行决定 选项 2: 高速治疗 • 心室颤动: 10 个间期中的 8 个, 加上 2.5s 的持续时间, 250 次/分 • 室性心动过速: 10 个间期中的 8 个, 加上 12s 持续时间, 200 次/分 • 室性心动过速 1: 监测区, 由用户自行决定	• 心室颤动: 30/40 个间期, 188 次/分 • 分支型室性心动过速: 关闭 • 室性心动过速 1: 监测区, 用户自行决定	延迟治疗方案: • 心室颤动: 2.5s 监控, 250 次/分 • 室性心动过速: 12s 监控, 200 次/分 • 室性心动过速 1: 60s 监控, 170 次/分 高速治疗方案: • 心室颤动: 2.5s 监控, 200 次/分 • 室性心动过速 1: 监测区	• 心室颤动: 30/40 个间期, 250 次/分 • 室性心动过速: 30/40 个间期, 182 次/分 • 室性心动过速 1: 监测区
室性心动过速周期长度已知	• 心室颤动: 30 个间期; 240 次/分或 250 次/分 • 室性心动过速 2: 30 个间期; 187 次/分或小于室性心动过速心率 10~20 次/分 • 室性心动过速 1: 小于室性心动过速心率 10~20 次/分或监测区治疗	• 心室颤动: 24/30 个间期; 231 次/分 • 室性心动过速 2: 30 个间期, 188 次/分 (或小于室性心动过速心率 10~20 次/分) • 室性心动过速 1: 小于室性心动过速心率 10~20 次/分或监测区, 由用户自行决定	• 心室颤动: 持续时间 5s, 250 次/分 • 室性心动过速: 持续时间为 12s, 185 次/分或小于室性心动过速心率 10~20 次/分 • 室性心动过速 1: 监测区以≥12s 的持续时间, 小于室性心动过速心率 10~20 次/分治疗	• 心室颤动: 30/40 个间期, 188 次/分 • 分支型室性心动过速: 关闭 • 室性心动过速过速: 24 个间期, 小于室性心动过速率 10~20 次/分 • 室性心动过速 1: 监测区, 用户自行决定		

（续表）

	雅 培	百多力	波士顿科学	美敦力	MADIT-RIT	PREPARE
治疗	• 心室颤动 －给予ATP，同时充电，以85%的室性心动过速周期长度发出8个脉冲 －所有电击（除非DFT引导）：最大输出功率 －注意：第一个电击输出功率低4~6J • 室性心动过速2 －ATP，在85%的室性心动过速周期长度下至少发出8次脉冲 －扫描递减10ms，重新自适应开启，最小CL为200ms －所有电击都打开 • 室性心动过速1：与室性心动过速2一样，优先考虑更多的ATP	• 心室颤动：ATP，≥1次电击，8个脉冲，周期长度为88%，最大输出功率（除非DFT引导） • 室性心动过速2：ATP，≥1次电击，8个脉冲，周期长度88%，10ms扫描递减，所有电击开启 • 室性心动过速1：监测区或治疗与室性心动过速2一样（支持更多的ATP）	• 心室颤动：快速转换至300次/分（如果可用）。所有电击处于最大输出功率 • 室性心动过速：ATP-1≥1次突发，8个脉冲、耦合同期和周期长度为84%（最小200ms），所有电击处于最大输出功率 • 室性心动过速1：至于室性心动过速，更倾向于ATP	• 心室颤动：充电前的ATP；充电器开启 • 所有电击：最大输出电击（除非DFT引导） • 室性心动过速（如果开启）： • Rx1：ATP，≥1次，发出8个脉冲、室性心动过速周期长度为88%，递减10ms • Rx2~6：所有电击开启	• 心室颤动：快速转换开启，ATP和所有电击都处于最大输出功率 • 室性心动过速：ATP所有电击都处于最大输出功率 • 室性心动过速1：作为室性心动过速治疗，但更倾向于更多的ATP	• 心室颤动：最大输出功率时的所有电击 • 分支型室性心动过速：ATP具有1个突发，在室性心动速周期长度的88%处有8个脉冲，所有电击最大输出功率 • 室性心动过速：监测区

	雅培	百多力	波士顿科学	美敦力	MADIT-RIT	PREPARE
单腔 ICD	• 远场形态：开启，90%，3/10 • 其他所有："被动"	• 波形：开启 • 发射：关闭 • 稳定性：关闭 • 持续室性心动过速定时器：关闭	• 节律 ID：开启	• 小波：开启 • 限制：260ms（230次/分） • 稳定性：关闭 • 发射：关闭	• 节律 ID：开启	• 波形：开启 • 考虑其他室上性心动过速鉴别
室上性心动过速鉴别	• 远场形态：开启，90%，3/10					
双腔 ICD/心脏再同步治疗除颤器鉴别	• 心律失常发作：开启 • 同期稳定性：开启 • 室上性心动过速鉴别超上限：230次/分 • 室上性心动过速鉴别超时：关闭 • 室性心动过速治疗超时：关闭 • 心脏再同步化治疗：模板自动更新30天，模板起搏滞后开启	• 智能：开启（默认设置或适应已知室性心动过速）	• 发射/稳定性：开启或节律 ID 开启 • 持续速率持续时间（SRD）：关闭 • 室上性心动过速鉴别器仅适用于心率高达 230 次/分	• PR 逻辑：开启（直到稳定在 3 个月） • 小波：开启（如果可用） • 限制：260ms（230次/分） • 稳定性：关闭 • 发射：关闭		• 波形：开启 • 考虑其他室上性心动过速鉴别

ATP. 抗心动过速起搏；MADIT-RIT. 多中心自动除颤器植入试验 – 减少不适当治疗；PREPARE. 一级预防参数设置评估研究

（四）突发性

与室性心律失常相比，生理性窦性心动过速会随着患者劳力程度的增加而逐渐加快心率，而室性心律失常则会在心动过速中突然发作。

六、ICD 电击的处理

当 ICD 电击发生时，必须通过确定是否发生了真正的 VT 来确定治疗是否适当。ICD 将为任何符合检测标准的心律失常提供抗心动过速治疗。不适当电击最常见的原因是 SVT。因此，护理 ICD 电击患者的第一步是确定是否发生了真正的 VT。

图 12-2 为分析单腔和双腔 ICD 中存储的 EGM 提供了基本框架[13]。在双腔装置中，通过分析心房和心室的关系，通常可以确定事件是否是由于 VT 引起。分析 EGM 时，如果心室率大于心房率（V＞A），最有可能是 VT。如果心房率大于心室率（A＞V），则可能是 SVT，但是也应该考虑双重心动过速。对于 VT，EGM 应显示 VT 区的心动过速事件，并且 V-V 间期稳定，与心房 EGM 无关（房室分离）[14]。房室分离的一个例外是当患者 VT 发作时心室到心房保持 1：1 传导，高达 26% 的患者可能发生这种情况[15]。在心房率和心室率大致相等的情况下，提示 SVT 的线索包括稳定的 V-V 间期、稳定的 A-A 间期和稳定的 A-V 间期。在 VT 有 1：1 逆行传导的情况下，可以分析 EGM 来评估 V-V 间期的变化是否驱动 A-A 间期的变化，或者反之亦然[16]。在单腔装置中，从 VT 中确定 SVT 更加困难，因为只存储了心室事件，并且必须依赖于 SVT 鉴别条件（波形、间期稳定性和突发性）（图 12-2）。

鉴于室性心动过速或其他快速心律失常伴血流动力学不稳定，任何符合 VF 区心率和持续时间标准的心律失常都将被标记为 VF，并跳过 SVT 鉴别条件，以最大限度地缩短治疗延迟时间。

七、不适当 ICD 电击的常见原因

大多数不适当的电击是由于房性心律失常符合室性快速心律失常区的治疗标准。虽然不太常见，但该装置也可能对心内 / 心外信号过感知，如电极导线故障的噪声、膈肌的肌电位（见于单极感知）或 T 波过感知。表 12-2 回顾了不适当电击的常见原因。

八、皮下 ICD

皮下 ICD 的运行与单腔经静脉 ICD 相似，并使用心律失常鉴别条件来最大限度地减少不适当电击（见第 13 章）。S-ICD 依赖于窦性心律时的波形模板来与快速性心律失常时进行比较。在将心律失常归类为室性快速心律失常之前，S-ICD 也有一个心率范围和持续时间标准。Gold 等的实验表明，利用心律失常鉴别器的"双区编程"可将不适当电击率从 12% 降低到 6.4%[21]。与经静脉系统相比，S-ICD 由于 T 波过感知而有较高的不适当电击率（73% 的病例）[22]。植入前筛查包括识别出仰卧位和直立位时在选定的向量上 QRS 与 T 波比值合适的候选患者。尽管进行了筛查，但 T 波形态可能会随着运动或位置的改变而改变，从而导致 T 波过感知（将 T 波重复计数为 QRS 波）。

评价 T 波过感知包括尝试不同的向量以试图最大化 R/T 波比值。考虑到 T 波形态如何随着运动而改变，平板运动评估也是合理的，特别是先前在运动中发生了不适当电击的患者。如果重新程控失败，则可能需要考虑改变 S-ICD 导线和（或）发生器的位置，以便相对于 T 波更好地检测 R 波。另外，也可以考虑改用经静脉 ICD 系统[20]。

九、病例总结

患者的 ICD 程控显示新发心房颤动伴快速心室率。ICD EGM 检查显示，室性心律失常首先被该装置标记为 SVT（图 12-1 面板 1）。然而，由于心室率在 ATP 后加快，被 ICD 标记为 VF，因为它符合 VF 区心率和持续时间标准，因此该设备将其视为 VF。当这种情况发生时，装置跳过 SVT 鉴别条件并实施了电击（图 12-1 面板 2~4）。第一次 ICD 放电没有解决心动过速，第二次 ICD 放电暂时终止了心房颤动和快速心室率（图 12-1 面板 5）。

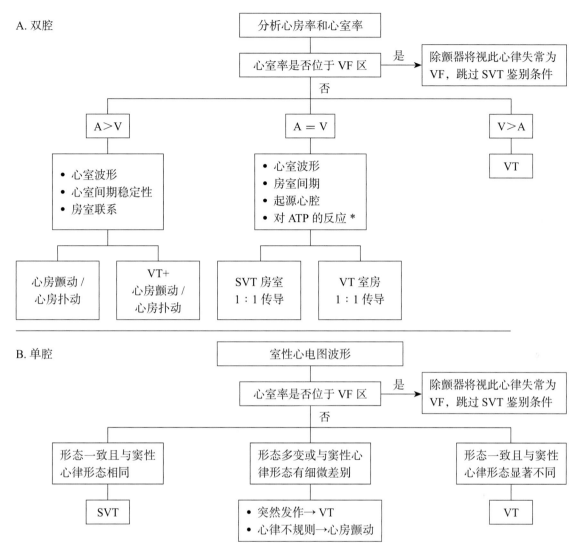

▲ 图 12-2　分析植入式心律转复除颤器电击的基本流程

VF. 心室颤动；A. 心房；V. 心室；SVT. 室上性心动过速；VT. 室性心动过速；ATP. 抗心动过速起搏（改编自 Swerdlow et al. PACE 2005;28:1322–1346.）

患者入院治疗新发心房颤动伴快速心室率、急性心力衰竭加重和不适当的电击。在利尿及心力衰竭治疗后，静脉注射胺碘酮转复为窦性心律并开始使用抗心律失常药物和 β 受体阻滞药进行积极的心律管理和心率控制。患者的 ICD 设置也被重新程控，提高 VF 区心室率和更新心室波形模板。

十、关键点

• 不适当电击的常见原因是 SVT 伴快速心室率。

• 任何导致快速心室率符合 VF 区心率和持续时间标准的心律失常都将被标记为 VF，并跳过

SVT 鉴别条件以最大限度地减少治疗延迟。

• ICD 出厂设置在心率标准上通常是保守的，并可能导致不适当的电击。MADIT-RIT 试验的结果表明，延长心律失常检测时间和在较快心率时提供治疗的程控策略在不损害安全性的情况下减少了电击，并与更低的全因死亡率相关。

• 不适当的电击大多可以通过额外的药物治疗、重新程控 ICD 设置及有时基于导管消融 SVT 治疗来解决。

• 不常用的方法是，不适当电击有时需通过导线拔除和（或）调整来解决。

表 12–2　不适当电击的常见原因
心律失常

| 房性心律失常 [如心房颤动、心房扑动、房性心动过速、其他室上性心动过速（SVT）] | • 考虑增加控制心率的药物治疗（如 β 受体阻滞药、钙通道阻滞药）
• 对于心房颤动或心房扑动患者，如果不能控制心室率，应考虑心律控制策略（如电生理检查和消融）或房室结消融
• 考虑增加室性心动过速（VT）区心率和（或）延长治疗延迟时间 |
| 窦性心动过速 | • 启用并优化 SVT 鉴别（重新更新心室波形模板，窦性心动过速时心率逐渐增快）
• 检查 VT 心室率，可能设置得太低 |

过感知心内信号

导线故障（绝缘层断裂、导线断裂、固定螺丝松动、集管连接问题）产生的噪声	• 心电图（EGM）上不稳定的噪声或伪影。通常在心室通道上存在与心动周期无关的高频信号，导致将非生理性短 V-V 间期噪声不恰当地分类为室性心律失常 • 常见导线阻抗突变（高阻抗提示导线断裂，低阻抗提示绝缘层断裂） • 起搏未能夺获 • 可以在设备程控期间用手按压囊袋，以查看该高频信号是否能被再现 • 通过 2 个不同视角的胸部 X 线检查导线断裂 • 禁用抗心动过速治疗。在等待电极导线调整时，如果患者发生室性心律失常风险高，考虑使用可穿戴式除颤器（如 Life Vest） • 考虑导线拔除和（或）调整
T 波过感知	• T 波过感知是由 T 波相对 R 波振幅较大引起的，导致每一次心搏重复计数（将 QRS 波和 T 波计数为 2 次独立的心搏），并可能导致植入式心律转复除颤器（ICD）错误地将窦性心律或 SVT 归类为室性心律失常 • 心室 EGM 更新模板 • 使用不同的心室感知向量获得较大的 R 波，以消除 T 波过感知 • 如 R/T 比值足够大（R 波振幅大于 T 波），则可使用厂商感知算法，包括形态识别、T 波空白期和高通滤波，通过算法最小化 T 波过感知 • 可以尝试程控降低灵敏度。避免过度调整（>0.6mV），因为可能导致真正的室性快速心律失常检测不出 • 如果上述方法失败，考虑重新放置 ICD 电极导线
P 波过感知（过感知远场心房信号）	• P 波过感知是引起不适当电击的罕见原因。远场信号使 P 波过感知为 R 波可导致室性快速心律失常的检测和治疗不当。这通常发生在患者处于房性快速心律失常时（如心房颤动或心房扑动）[13] • 将右心室导线置于冠状窦内 [17]，以及由于移位而将有心室线圈（感知线圈）的一体式双极 ICD 导线置于三尖瓣环近端 [18] • 通过 2 个视角的后前 - 侧位胸部 X 线以检查 ICD 电极导线位置 • 如果 ICD 电极导线似乎没有移位或误置于冠状窦内，可以尝试程控以降低心室敏感性。如果心室敏感性降低后，设备不能可靠地检测室性心律失常，那么应该计划进行 ICD 电极导线调整 • 如果有电极导线误置于冠状窦或电极导线移位的情况，计划 ICD 电极导线调整

（续表）

过感知心外信号	
肌电位（骨骼肌或膈肌过感知）	• 经常见于右心室导联使用单极感知时，如果具有双极配置的低 R 波感知，有时也会使用这种单极感知。肌电图在 EGM 上有较高的频率，可能被误诊为室性心律失常 • 如果怀疑是膈肌过感知，可以通过放大膈肌运动来重现这种现象，包括深吸气、剧烈咳嗽或 Valsalva 动作 • 如果怀疑是骨骼肌过感知，可通过上肢和躯干的等长运动来重现[19] • 改变感知向量并应用双极感知以防止过感知（假设在双极模式中有足够的 R 波感知）
电磁干扰（如焊接）	• 避免电磁干扰源 • 如果患者无法避免电磁干扰（如职业焊工），应采取预防措施，使用较低的焊接电流（160A）或非电焊来限制电磁干扰。与焊机保持距离，距离设备袋 0.6m 以上，将接地夹尽可能靠近焊接点，并允许至少 5～10s 的焊接爆发。操作人员应戴不导电手套[20]

参考文献

[1] Kiehl EL, Makki T, Kumar R, Gumber D, Kwon DH, Rickard JW, Cantillon DJ et al. Incidence and predictors of right ventricular pacing-induced cardiomyopathy in patients with complete atrioventricular block and preserved left ventricular systolic function. Heart Rhythm. 2016; 13(12):2272–2278. https://doi.org/10.1016/j.hrthm.2016.09.027.

[2] Daubert JP, Zareba W, Cannom DS, McNitt S, Rosero SZ, Wang P et al. MADIT II Investigators. (2008). Inappropriate implantable cardioverter-defibrillator shocks in MADIT II: frequency, mechanisms, predictors, and survival impact. J Am Coll Cardiol. 51(14):1357–1365. https://doi.org/10.1016/j.jacc.2007.09.073.

[3] van Rees JB, Borleffs CJW, de Bie MK, Stijnen T, van Erven L, Bax JJ, Schalij MJ. Inappropriate implantable cardioverter-defibrillator shocks: incidence, predictors, and impact on mortality. J Am Coll Cardiol. 2011;57(5):556–62. https://doi.org/10.1016/j. jacc.2010.06.059.

[4] Banning AS, Ng GA. Driving and arrhythmia: a review of scientific basis for international guidelines. Eur Heart J. 2013;34(3):236–44. https://doi.org/10.1093/eurheartj/ehs356.

[5] Moss AJ, Schuger C, Beck CA, Brown MW, Cannom DS, Daubert JP, MADIT-RIT Trial Investigators et al. Reduction in inappropriate therapy and mortality through ICD programming. New Engl J Med. 367(24):2275–2283. https://doi.org/10.1056/NEJMoa1211107.

[6] Wilkoff BL, Williamson BD, Stern RS, Moore SL, Lu F, Lee SW, PREPARE Study Investigators et al. Strategic programming of detection and therapy parameters in implantable cardioverter-defibrillators reduces shocks in primary prevention patients: results from the PREPARE (Primary Prevention Parameters Evaluation) study. J Am Coll Cardiol. 2008; 52(7):541–550. https://doi.org/10.1016/j.jacc.2008.05.011.

[7] Scott PA, Silberbauer J, McDonagh TA, Murgatroyd FD. Impact of prolonged implantable cardioverter-defibrillator arrhythmia detection times on outcomes: a meta-analysis. Heart Rhythm. 2014;11(5):828–35. https://doi.org/10.1016/j.hrthm.2014.02.009.

[8] Stiles MK, Fauchier L, Morillo CA, Wilkoff BL, ESC Scientific Document Group et al. 2019 HRS/EHRA/APHRS/LAHRS focused update to 2015 expert consensus statement on optimal implantable cardioverter-defibrillator programming and testing. Ep European Pacing Arrhythmias Cardiac Electrophysiol J Working Groups Cardiac Pacing, Arrhythmias, and Cardiac Cellular Electrophysiol European Soc Cardiol.

2019; 21(9):1442–1443. https://doi.org/10.1093/europace/euz065.

[9] Friedman PA, McClelland RL, Bamlet WR, Acosta H, Kessler D, Munger TM, Glikson M. Dual-chamber versus single-chamber detection enhancements for implantable defibrillator rhythm diagnosis: the detect supraventricular tachycardia study. Circulation. 2006; 113(25):2871–2879. https://doi.org/10.1161/CIRCULATIONAHA.105.594531.

[10] Schmitt C, Montero M, Melichercik J. Significance of supraventricular tachyarrhythmias in patients with implanted pacing cardioverter defibrillators. Pacing Clin Electrophysiol. 1994;17(3):295–302. https://doi.org/10.1111/j.1540–8159.1994.tb01391.x.

[11] Mizukami K, Yokoshiki H, Mitsuyama H, Watanabe M, Tenma T, Kamada R, Tsutsui H. Influence of myopotential interference on the Wavelet discrimination algorithm in implantable cardioverter-defibrillator. J Arrhythmia. 2017; 33(3):214–219. https://doi.org/10.1016/j. joa.2016.08.005.

[12] Swerdlow CD, Brown ML, Lurie K, Zhang J, Wood NM, Olson WH, Gillberg JM. Discrimination of ventricular tachycardia from supraventricular tachycardia by a downloaded wavelet-transform morphology algorithm: a paradigm for development of implantable cardioverter defibrillator detection algorithms. J Cardiovasc Electrophysiol. 2002;13(5):432–41. https://doi.org/10.1046/j.1540–8167.2002.00432.x.

[13] Swerdlow CD, Friedman PA. Advanced ICD Troubleshooting: Part I. Pacing Clin Electrophysiol. 2005;28(12):1322–46. https://doi.org/10.1111/j.1540–8159.2005.00275.x.

[14] Ruiz-Granell R, Dovellini EV, Dompnier A, Khalighi K, García-Campo E, Olivier A, Ritter P. Algorithm-based reduction of inappropriate defibrillator shock: results of the inappropriate shock reduction with parad+rhythm discrimination-implantable cardioverter defibrillator study. Heart Rhythm. 2019; 16(9):1429–1435. https://doi.org/10.1016/j.hrthm.2019.03.016.

[15] Militianu A, Salacata A, Meissner MD, Grill C, Mahmud R, Palti AJ, Lehmann MH. Ventriculoatrial conduction capability and prevalence of 1:1 retrograde conduction during inducible sustained monomorphic ventricular tachycardia in 305 implantable cardioverter defibrillator recipients. Pacing and clinical electrophysiology: PACE. 1997; 20(10 Pt 1):2378–2384. https://doi.org/10.1111/j.1540–8159.1997.tb06074.x.

[16] Cardoso RN, Healy C, Viles-Gonzalez J, Coffey JO. ICD discrimination of SVT versus VT with 1:1 V-A conduction: A review of the literature. Indian Pacing Electrophysiol J. 2015;15(5):236–44. https://doi.org/10.1016/j.ipej.2016.02.006.

[17] Almomani A, Abualsuod A, Paydak H, Peer W, Maskoun W. Chronic lead malposition diagnosis and management: discussion of two cases and literature review. Clin Case Rep. 2017;5(3):270–6. https://doi.org/10.1002/ccr3.819.

[18] Kadmon E, Kusniec J, Strasberg B. A life-threatening arrhythmia induced by inappropriate activation of an implantable cardioverter defibrillator. EP Europace. 2009;11(12):1716–8. https://doi.org/10.1093/europace/eup257.

[19] Sweeney MO, Ellison KE, Shea JB, Newell JB. Provoked and spontaneous high-frequency, low-amplitude, respirophasic noise transients in patients with implantable cardioverter defibrillators. J Cardiovasc Electrophysiol. 2001;12(4):402–10. https://doi.

[20] Ellenbogen KA, Wilkoff BL, Kay G, Lau CP, Auricchio A. Clinical cardiac pacing, defibrillation, and resynchronization therapy, 5th Edn. Philadelphia, PA: Elsevier, Inc.; 2017, 1232 p. ISBN: 978–0–323–37804–8.: BOOK REVIEW (Vol. 40). Retrieved from http://doi.wiley.com/10.1111/pace.12992.

[21] Gold MR, Weiss R, Theuns DAMJ, Smith W, Leon A, Knight BP, Burke MC. Use of a discrimination algorithm to reduce inappropriate shocks with a subcutaneous implantable cardioverter-defibrillator. Heart Rhythm. 2014; 11(8):1352–1358. https://doi.org/10.1016/j.hrthm.2014.04.012.

[22] Olde Nordkamp LRA, Brouwer TF, Barr C, Theuns DAMJ, Boersma LVA, Johansen JB, Knops RE et al. Inappropriate shocks in the subcutaneous ICD: Incidence, predictors and management. Int J Cardiol. 2015; 195:126–133. https://doi.org/10.1016/j.ijcard.2015.05.135.

org/10.1046/j.1540–8167.2001.00402.x.

第 13 章 皮下植入式心律转复除颤器在心力衰竭患者中的应用
Use of the Subcutaneous Implantable Cardioverter Defibrillator in Patients with Heart Failure

Paul S. Bibby　Walid Barake　Siva K. Mulpuru　著
陈浩伟　译　　薛玉梅　校

一、病例介绍

患者，男性，72 岁，有扩张型心肌病、阵发性心房颤动病史，既往有心房颤动和室性心动过速消融史，主诉为皮下植入式心律转复除颤器发生电击事件。对该设备的程控显示，除颤器（SQ-RX 1010，Boston Scientific，Natick，MA）正常工作，具有适当稳定的导线阻抗状态。该设备目前被程控为次要感知配置（图 13-1）。条件电击区设定为 190 次 / 分，电击区设定为 220 次 / 分。设备程控显示自上次随访以来的一次治疗事件。呈现的心电图显示了频率为 70 次 / 分的规律感知节律伴间歇性室性期前收缩（图 13-2）。在回顾电击事件时，似乎患者是由于 T 波过感知（T-wave oversensing，TWOS）而被电击，而不是由于真正的室性心律失常。图 13-3 的一些关键观察点包括 S-ICD 电击的实施、程控感知向量、程控检测区和电击时的节律似乎是 120 次 / 分左右的心房颤动，伴有的 TWOS 导致 QRS 波双重计数和不适当的 S-ICD 治疗。然而，他目前的临床心脏节律是规律的，并最有可能是窦性心律。有可能装置通过电击将患者由心房颤动心律转复为窦性心律。

二、皮下植入式心律转复除颤器概述

皮下植入式心律转复除颤器（subcutaneous implantable cardioverter-defibrillator，S-ICD）系统是一种植入皮下的除颤器，该除颤器为治疗室性快速心律失常提供电击。在 S-ICD 系统中，导线完全位于血管外。S-ICD 系统的优点包含降低血管损伤、血栓形成、三尖瓣功能障碍和全身感染的风险。由于该系统完全位于血管外，与经静脉导线相比，取出的相关风险较小。该系统也可以植入有血管问题的患者体内，如静脉闭塞、血液透析置管部位或先天畸形。S-ICD 系统有一定的局限性，包括无法为缓慢性心律失常或心脏再同步治

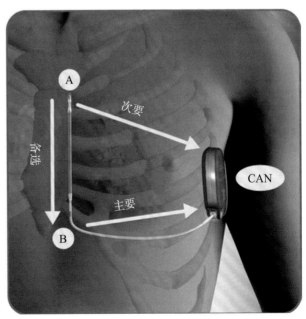

▲ 图 13-1　皮下植入式心律转复除颤器系统的机壳放置在胸侧壁，线在皮下穿隧道，有 3 个感知向量
CAN. 脉冲发生器

疗提供起搏，无法为快速性心律失常提供抗心动过速起搏，以及由于感应电图的改变而提供不适当的电击。

三、历史回顾

第一个试验器械豁免（investigational device exemption，IDE）研究患者登记于 2010 年。2012 年，Cameron Health 被波士顿科学公司收购，SQ-RX1010 S-ICD 设备获得 FDA 批准在美国使用。

当前版本的 S-ICD 比以前的 SQ-RX1010 型号小了大约 20%，并且具有更长的电池寿命、1.5T 环境下的 MRI 检测、Latitude NXT 家庭监测和心房颤动检测算法。

四、基本信息

S-ICD 系统可提供高达 80J 的电击来治疗快速性心律失常。较新的波士顿科学 Emblem 平台设备具有心房颤动检测算法，除了室性心律失常负荷

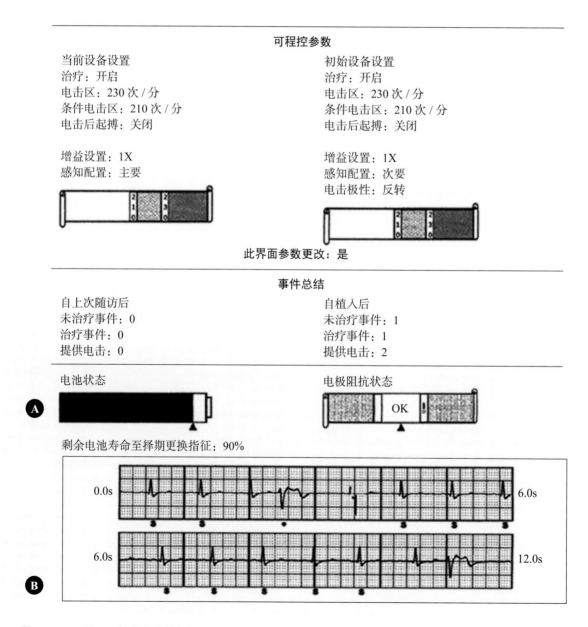

▲ 图 13-2　A. 显示了设备上的编程设置；B. 显示了电击和感知电图的事件总结，两次电击期间有一次治疗事件

之外，还可以检测心房颤动的整体负荷。以下是当前这一代设备的主要特点。

• 每个设备的电池寿命可达 5~7 年，并可提供多达 100 次电击[1]。

• 当这些设备提供治疗时，对患者进行心肺复苏是安全的。

• 当设备上放置有磁体时将暂停 ICD 治疗，并会在放置后的前 60s 发出"哔哔"声。当达到更换指示标准时、检测到充电时间延长、未完成设备完整性检测、电池不规律耗尽或阻抗超出范围时，设备会发出声音警报。

• 当前这一代设备有条件进行 MRI 检查，但是 MRI 磁场可使声音警报装置失效，因此应综合考虑 MRI 扫描的获益和声音警报失效的风险。S-ICD 装置有三种不同的感知配置。该装置基于 X/Y 标准检测心律失常（通常 18/24 用于初始检测心律失常，14/24 用于重新检测）。

• S-ICD 能以 50 次 / 分的频率提供长达 30s 的电击后起搏，并能存储多达 45 次心律失常事件以供回顾。

• 与经静脉植入式心律转复除颤器（transvenous implantable cardioverter defibrillator, TV-ICD）类似，S-ICD 包括一个脉冲发生器（设备）和一条电击导联 / 电极（图 13-10），脉冲发生器植入于左侧腋中线皮下；导线包含 1 条 8cm 的电击线圈，沿左侧胸骨旁边界穿入皮下[2, 3]。导线还包

上次随访日期：08/12/2015
随访日期：08/12/2015
植入日期：08/19/2014

设备序号：12699
电极模型：3010
电极序号：A110867

设备设置
治疗：开启
电击区：220 次 / 分
条件电击区：190 次 / 分
电击后起搏：关闭

增益设置：1X
感知配置：次要
S = 感知
P = 起搏
N = 干扰
T = 心动过速检测
C = 开始充电
• = 弃置
⚡ = 电击
♦ = 事件结束

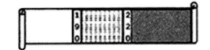

治疗事件 002: 06/10/2015 06:38:55 AM 25mm/s 2.5mm/mV
电击阻抗 =61Ω 最终电击极性 = 反转

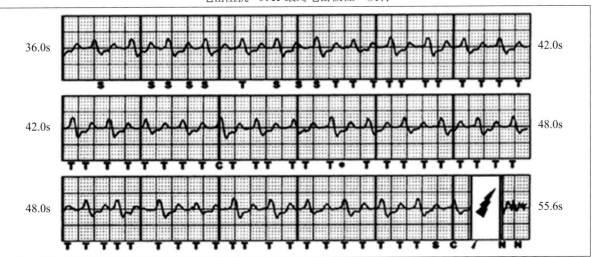

▲ 图 13-3　发作期间的电图显示 T 波过感知和不适当的治疗，面板显示的标记比 QRS 波更多

含位于电击线圈每一侧的近端和远端的感知电极。

• 心室节律失常时，S-ICD 可提供高达 80J 的电击以除颤。对于同一心律失常事件，S-ICD 最多可提供 5 次电击。在最初的电击之后，电极之间的极性会在随后的电击中反转。如果检测到 3.5s 或更长的心室停搏，该设备将在除颤后以每分钟 50 次的频率提供起搏。

• 与 TV-ICD 使用紧密间隔的电极进行感知不同，S-ICD 使用两个宽间隔的电极或其中一个感知电极和发生器来检测节律。因此，所产生的电图在形态上与 QRS-T 形态清楚的体表心电图（electrocardiograms，ECG）相似。除了感知电极之外，作为备选感知电极的脉冲发生器支持三个感知向量。

• 植入时，该设备会自动推荐最佳向量，以区分 QRS 波群和 T 波，避免重复计数。向量也可以手动选择。心脏事件的感知算法包括三个不同的阶段：检测阶段、证明阶段和决策阶段[3-5]。

五、S-ICD 的适应证和现有证据

皮下植入式心律转复除颤器并不是每个需要 ICD 的患者的最佳选择（表 13-1）。虽然 S-ICD 解决了血管通路和高感染风险的需要，但它们有局限性，在一些个体中是禁忌的。总体而言，在下列情况下应避免使用 S-ICD（图 13-4）。

• 预期需要心动过缓起搏。

• 预期需要抗心动过速起搏 / 已知室性心动过速。

• 需要心脏再同步化治疗。

• 基于植入前体表心电图筛查不合格患者。

根据 2017 年 AHA/ACC/HRS 关于室性心律失常患者管理和预防心源性猝死的指南[6]，在下列情况下应考虑 S-ICD。

• 希望避免长期慢性经静脉电极导线的年轻患者。

• 血管通路不足的患者。

• 感染风险高或留置静脉导管的个体。

• 因心动过缓而起搏的患者，既不需要也不

表 13-1　S-ICD 治疗的适应证和禁忌证	
适应证	**禁忌证**
静脉通路不畅	需要心动过缓起搏
透析患者	需要心脏再同步化
免疫抑制	已知 VT（需要抗心动过速起搏）
既往器械系统感染	心电图筛查失败
有导线失效史	不适当电击风险高
年轻患者	
一级预防	
心内膜炎史	
预期寿命 > 1 年	
人工瓣膜或慢性血管内导管	

S-ICD. 皮下植入式心律转复除颤器；VT. 室性心动过速

预期使用 ATP 或 CRT。

在选择适合 S-ICD 植入的患者时，一些基线临床特征是有用的。在回顾性队列中发现 S-ICD 不合适的重要预测因素，如二级预防指征、严重心力衰竭和 QRS 持续时间延长[7]。

根据 2017 年 AHA/ACC/HRS 指南，在缺乏起搏或 ATP 指征的情况下，由于缺乏随机数据指导 S-ICD 与 TV-ICD 的选择，S-ICD 目前仍然是感染高风险或没有足够静脉通路患者的 I 类推荐。在选择合适的患者进行 S-ICD 植入时，需要考虑临床、人口统计和程序特征（表 13-1）。

六、筛查

开发筛查 ECG 工具用于植入装置前评估 S-ICD 的适当性。该工具有助于识别因 T 波过感知错误而面临不适当电击风险的患者（图 13-5 和图 13-6）。它通过模拟设备感知向量，使用所有三种向量来检测具有相对较大或较晚 T 波的患者。这个 ECG 筛查工具是使用波士顿科学纬度编程系统完成的。在患者身上放置三根 ECG 导联，ECG 电极 LL 应沿腋中线放置在第 5 肋间隙的侧位，代

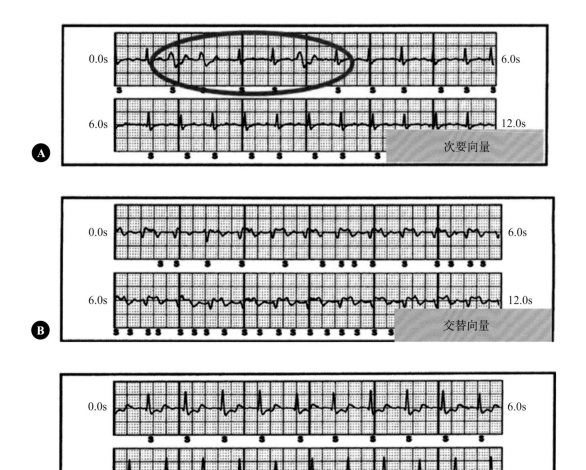

▲ 图 13-4　**A.** 显示间歇性宽 **QRS** 波心律，出现了左束支传导阻滞；**B.** 显示持续的宽 **QRS** 波心律和 **T** 波过感知；**C.** 在主要感知配置中没有记录到 **T** 波过感知

表植入脉冲发生器的预定位置。ECG 电极 LA 应放置在剑突中线左侧 1cm 处，以代表近端感应电极的预定位置。ECG 电极 RA 应放置在 ECG 电极 LA 上方约 14cm 处，以代表电极远端尖端的位置。在此测试过程中，使用新的体表电极以获得清晰的心电图信号是很重要的。筛查应在患者仰卧位、坐位或站立位时完成。一些诊所甚至需要获得基线运动测试，以确保运动期间能导致不适当的 ICD 治疗的 T 波没有显著变化。据估计，高达 15% 的患者由于对 T 波感知太敏感而不适合接受 S-ICD。目前也开发了一个评分系统（PRAETORIAN 评分），它基于影响除颤阈值的临床和计算机建模决定因素：皮下线圈的脂肪、皮下发生器的脂肪及

脉冲发生器装置的前向定位（图 13-7）。该评分在 321 例使用这些工具的患者术后胸部 X 线片上进行了评估和验证。评分分为三组：30～90 分为低风险，90～150 分为中等风险，>150 分代表 DFT 测试失败的高风险。中、高 PRAETORIAN 评分对转换试验失败的阳性预测值为 51%，而低 PRAETORIAN 评分对转换试验成功的预测值为 99.8%。

七、植入技术

S-ICD 植入手术可在电生理实验室或手术室进行。该手术可以在局部麻醉技术、监护麻醉护理或全身麻醉下进行（图 13-8）。需要通过前

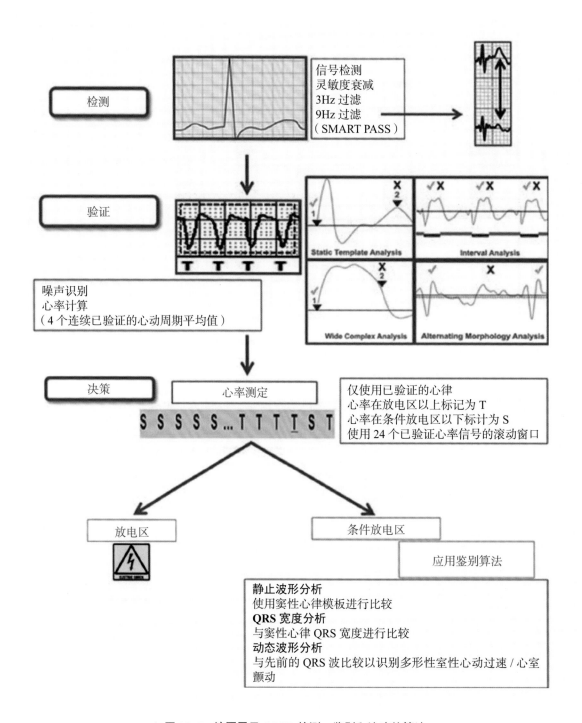

▲ 图 13-5　该图展示 S-ICD 检测、鉴别和治疗的算法

检测阶段包括用一个带波段和陷波的滤波器进行信号过滤。陷波滤波器基于所选择的时区工作。可以打开 SMART PASS 功能。该功能采用 9Hz 高通滤波器来降低低频信号（如 T 波）的幅度。SMART PASS 仅用于感知 QRS 以确定心率，因此不改变 QRS 的形态。与 TV-ICD 感知算法类似，皮下植入式心律转复除颤器（S-ICD）感知 QRS 信号后启动空白期和灵敏度衰减，以避免 T 波过感知。与之不同的是，S-ICD 的灵敏度衰减根据心率不同采用三种感知模块，分别为慢心率模块、条件放电区模块及放电区模块，灵敏度逐渐增加，以避免心室颤动感知不足。感知阈值基于前两个 QRS 振幅动态调整。S-ICD 的感知灵敏度值最小为 0.08mV，使用 3Hz 高通滤波器，以确保检测到心室颤动。验证阶段使用以上算法，排除电磁干扰、肌电位、T 波和 R 波重复计数，准确识别出 QRS。最后，决策阶段使用已验证的心率进行心率计算及算法鉴别以分析节律。如果心率落在放电区，则进行除颤电击；如果心率落在条件放电区，应用 INSIGHT 算法分析后决定是否电击

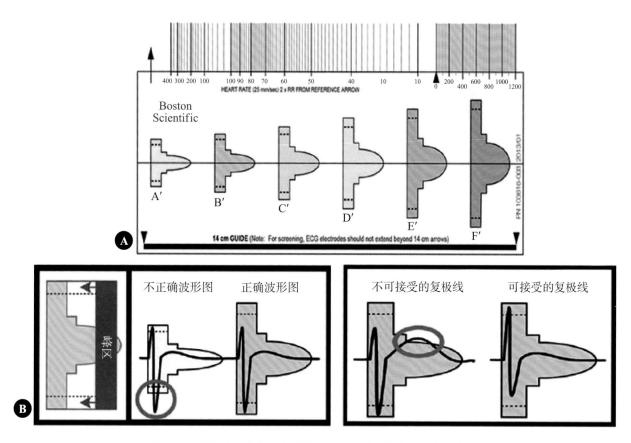

▲ 图 13-6　用于皮下植入式心律转复除颤器系统的自动心电图筛查工具
经许可转载，引自 Boston Scientific.

照灯或安装在牵开器上的光源提供充足的光源，以便对需要较大后囊的患者进行最佳止血。需要进行细致的皮肤准备，因为植入物一侧最常靠近腋窝。剪短腋毛以最大限度地减少感染风险。患者在手术台上仰卧位，手臂伸展至 60° 并固定在臂板上。应注意不要过伸手臂，以防臂丛神经损伤。某些植入术者将支架放置在左肩胛骨下方，使胸部尽量转向右侧。当肩胛骨下方使用支撑架时，AP 位置的透视图像可能会改变。手术标记位置可能有帮助，可以在铺巾前用透视检查。许多手术者将宽阔区域覆盖在无菌巾下，该区域包括胸骨区域、剑突附近的肋下区域和外侧胸壁，包括手术区中背阔肌褶皱上方的皮肤。通常从胸骨中部到腋后线、从锁骨区到剑突下区进行悬垂。当 S-ICD 最初进入市场时，通常采用三切口技术。后来，双切口技术迅速流行起来。

使用局部麻醉药物对皮肤进行麻醉。沿第 5肋或第 6 肋间隙开一个长 5～7cm 的弯曲切口。应仔细分离组织以避免割伤任何肌肉，并确保充分的止血。将牵开器定位在前锯肌和背阔肌之间的平面。应注意尽可能在后面分离一个囊袋，胸长神经在前锯肌上走行，在解剖过程中可能会受到损伤。在剑突的水平处水平地分离第二囊袋，然后将导线连接到隧道工具，并从内侧囊袋穿入外侧囊袋。导线用不可吸收缝合线固定在内侧囊袋的筋膜上。在左侧胸骨旁区域向上插入隧道工具，其上有一个剥离的鞘层。一旦工具到达适当的位置，立即移除工具，穿过鞘层插入导线。向前送入导线时，鞘被逐渐剥开。肥胖患者需在锁骨附近分离第三个囊袋，以将导线尖端固定在筋膜上。该装置连接到导线并放置在囊袋中。

大多数术者用不可吸收缝合线固定设备以防止移位，使用可吸收缝合线缝合肌层。目前有两种主要的植入技术：标准植入和肌内植入。标准

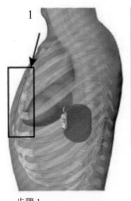
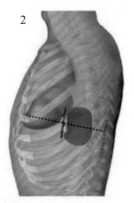
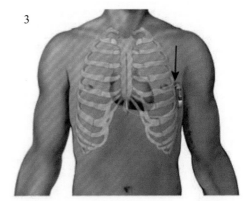

步骤 1
确定电极最接近胸骨的一半线圈与胸骨或肋骨之间脂肪组织的厚度最大值，是线圈宽度的几倍

≤1	线圈宽度	30
>1～≤2	线圈宽度	60
>2～≤3	线圈宽度	90
>3	线圈宽度	150

PRAETPRIAN 评分≥90：
BMI≤25kg/m² – 40
BMI≥25kg/m² =最终评分

步骤 2
确定 S-ICD 脉冲发生器与中线（红线标示）的相对位置

脉冲发生器在中线上或中线之后 ×1
在中线之前 ×2
在中线之前超过 1/2 机器宽度 ×4

步骤 3
确定最接近胸壁的脉冲发生器位点与胸壁之间的脂肪厚度

<1 脉冲发生器宽度 ×1
≥1 脉冲发生器宽度 ×1.5

最终 PRAETORIAN 得分	
<90	转复失败风险低
90～<150	转复失败风险中等
≥150	转复失败风险高

▲ 图 13-7 预测除颤失败的 PRAETORIAN 风险评分
S-ICD. 皮下植入式心律转复除颤器；BMI. 体重指数
引自 Quast et al.Heart Rhythm，2018.

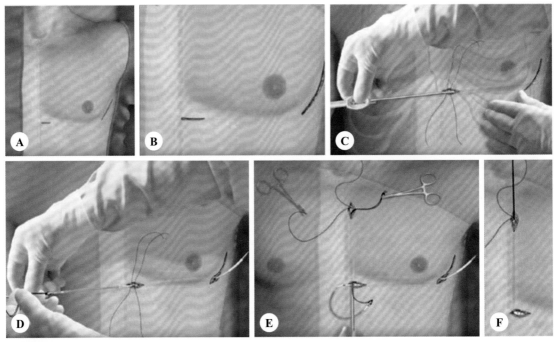
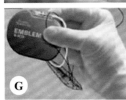

▲ 图 13-8 植入皮下植入式心律转复除颤器系统的操作步骤
A. 患者准备和铺巾，标记切口位置；B. 标记处做切口，在筋膜平面做囊袋；C 和 D. 导线从外侧囊袋穿入到内侧下部，并用缝合线固定；E 和 F. 导线尖端穿到上部囊袋并用缝合线固定；G. 设备连接到导线，然后囊袋分层闭合（经许可转载，引自 Boston scientific.）

植入技术包括在腋中线和腋前线之间的第 5 肋间隙建立一个装置袋。切口沿背阔肌前缘的乳下折痕而成。皮下组织被直接切割到肌筋膜以形成囊袋。在肌内植入技术中，脉冲发生器通常放置在由前锯肌之后、背阔肌之前界定的肌肉平面内（图 13-9）。在这两种技术中，脉冲发生器都放置在尽可能后的位置，以与胸骨前导联提供最佳除颤向量，从而尽可能多地包围心肌。所有的囊袋都用生理盐水冲洗，挤压导线上的皮肤以释放气泡，改善传导。导线上有气泡的患者在遥测中，可以看到非生理信号。可在组织内注射长效局部麻醉药（脂质体布比卡因）以减少患者不适。第一层囊袋关闭后进行感知测试。外层用缝合线或医用胶黏剂封闭。浸银泡沫黏合剂敷料可促进伤口愈合，并最大限度地减少感染的机会。术后伤口管理教育对疼痛控制和充分愈合很重要。

八、除颤阈值测试

在手术结束时，所有的 S-ICD 植入都需要进行 DFT 测试，以确保有效植入。图 13-10 提供了 DFT 测试方案。高频电流用于诱发心室颤动。在 DFT 测试期间，应注意不要妨碍肩部肌肉的收缩。

肩关节脱位的罕见病例已被报道[8]。65J 电击的 VF 转复被认为是成功的。如果 2 次或多次电击不成功，则改变导线和（或）发电机位置，以达到可接受的阈值。对选定患者进行完全 DFT 测试的替代方法是使用 10J 指令电击测试导线阻抗。小于 100Ω 的阻抗可以被认为更有可能为 VF 提供成功的电击。

高 DFT 时该怎么办

• 囊袋和导线周围的空气会显著增加阻抗。如果有空气，重复冲洗和挤压很重要。

• 至少在第一层切口闭合的情况下进行 DFT 测试。

• 检查阻抗，如果大于 100Ω 应考虑改变导线位置，进行 X 线透视以确定线圈位置。

• 麻醉和抗心律失常药物（胺碘酮）可能影响 DFT。

• 验证接线销是否插入插头（罕见情况）。

• 改变电击波形的极性（从标准到反向），在当前输出或更高下重复感应。

• 考虑改变脉冲发生器位置；深度 / 位置不够靠后。从导线到脉冲发生器的向量应该包括尽可能多的心室面积。

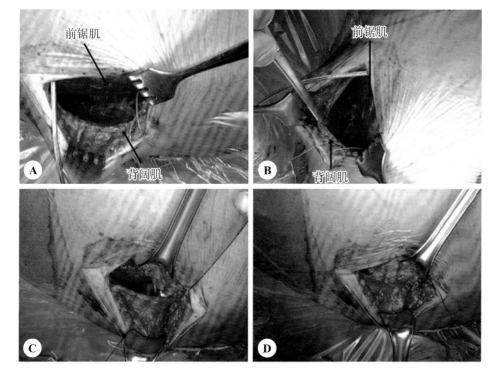

前锯肌
背阔肌
A

前锯肌
背阔肌
B

C

D

◀ 图 13-9 该装置被放置在背阔肌与前锯肌之间的平面内，然后间断缝合将其闭合
经许可转载，引自 Pacing and Cardiac Electrophysiology，Wiley.

九、随访注意事项

装置植入后的团队管理对于 S-ICD 的最佳效果至关重要。适当的设备程控、患者教育、远程监测登记和随访是管理计划的各个组成部分。表 13-2 列出了常见的故障排除方案。图 13-11 列出随访治疗内容。

十、特殊情况

1. 先天性心脏病

成人先天性心脏病患者对除颤器植入提出了特殊挑战。其中许多患者可能存在心内分流或血管通路受限，这限制了传统的装置植入。胸腔内心腔位置可能不同。对于传统筛查失败的患者，应考虑在胸骨右侧放置导联进行心电图筛查（图 13-12A）。

| 表 13-2 各种 S-ICD 潜在问题和推荐的故障排除措施 ||
挑 战	最佳处理
过感知（P-R-T 波）/ 不适当电击	• S-ICD 候选者心电图筛查 • 优化感知向量 • 鉴别（条件）区程控
设备移位或腐蚀	• 肌间平面放置 • 用 2 条缝合线固定装置 • 设备取出、调整或更换
导线移位或迁移	• 使用缝合套（固定近端胸骨旁导线段）预防 • 导线 / 设备调整
心室辅助装置干扰	• 使用备用向量（自动或手动） • 装置调整
无蜂鸣声	• 密切随访（每 3 个月） • 发生器替换

S-ICD. 皮下植入式心律转复除颤器

---

10 | 心室颤动诱发

10.2.1 推荐的测试方案

最佳实践

对于诱发心室颤动，皮下植入式心律转复除颤器（S-ICD）系统通常如下编程
- 条件电击区设置为关闭
- 电击区设为 170 次 / 分
- 电击治疗设置为开启，电击后起搏由医师自行决定编程
- 65J 标准极性（如果是以前的植入物，应考虑最新的有效极性）
- 开始感测测试之前，确保装置固定在囊袋中，所有切口处至少有一层组织封闭
- 排出切口处残余空气
- 最佳遥测取决于放置在 PG 上的调节器
- 从患者检测中筛查
  - 使用默认能量水平 65J 进行转换测试
  - 采用 50Hz 方法诱发心室颤动，这可能导致胸大肌夹持并使受约束的手臂外展，应注意保护患者的手臂以避免受伤

释放"保持并诱发"按钮后，评估诱发节律期间的感知标记。S-ICD 系统使用延长的心律检测周期。持续快速的"T"标记意味着正进行快速心律失常检测，电容器即将充电。如果在心律失常期间记录到振幅的高度变化，则在电容器充电或释放电击之前可能会出现轻微延迟

一旦检测到并确认诱发的心律失常，S-ICD 会自动按照编程的能量输出和极性提供电击

提示

如果使用了楔形物，则取下进行 DFT，解开 / 松开固定患者手臂的带子，以防受伤，并在不污染无菌区的情况下尽可能将手臂靠近躯干

▲ 图 13-10 推荐的除颤阈值（DFT）测试方案
图片由 Boston Scientific.©2020 Boston Scientific Corporation or its affiliates 提供，所有权利保留

2. 左心室辅助装置

已有文献报道在 S-ICD 患者中使用 LVAD 治疗。由于 LVAD 手术后心脏和胸壁几何形状发生变化，一些患者需要因 LVAD 的 EMI 或 R 波衰减而停用 ICD。也有文献报道了因 EMI 导致的不适当电击。在一些患者中，感知向量的改变能够防止不适当的检测和治疗（图 13-12B）。

3. S-ICD 与无导线起搏器组合

文献报道了无导线起搏器和 S-ICD 联合使用的病例报道。迄今为止，尽管动物研究和初步的人类经验已经报道，但具有设备间双向通信功能的模块化系统尚未用于商业用途。当两者组合时，起搏输出应低于不干扰 VF/VT 检测，S-ICD 测试应在最灵敏的配置下进行。

4. 病例随访

在检测和治疗被编程关闭的情况下进行一项运动试验，以评估跑步机上快心率的感知。患者出现心率依赖性束支传导阻滞，导致备选和次要感知配置进行不适当 TWOS（图 13-4）。主要感知配置中没有 TWOS。感知配置更改为主要感知配置。条件电击区和电击区的心率分别从 190 次 / 分增加到 210 次 / 分，以及从 220 次 / 分增加到 230 次 / 分。由于对设备进行了优化编程，患者未出现电击事件（表 13-3）。

十一、未来方向

- S-ICD 设备技术的改进继续发展，以减少 S-ICD 设备的体积，还可能包括引入双线圈导线，以减少电输出。

- 目前正在开发与无导线起搏技术结合，以提供抗心动过速起搏终止室性心动过速。

- 正在开发和测试导线放置于胸骨下的替代性血管外 ICD，以实现更小的设备体积和 ATP 治疗。

十二、关键点

- 完全血管外除颤器系统的开发是近十年来的一项新进展。

- 该设备依赖体表心电图来感知和检测快速性心律失常。已开发出专门的算法用于判别。

- 缺乏心动过缓起搏和抗心动过速起搏治疗是该系统的潜在缺点。

```
                    随访建议
        ┌──────────────┴──────────────┐
```

旧代 SQ-RX S-ICD	Emblem S-ICD
• 植入后 1 个月检查切口	• 植入后 1 个月检查伤口
• 装置检查	• 装置检查
• 患者教育	• 患者教育
– 电击计划	– 电击计划
– 避免高输出电信号	– 避免高输出电信号
– 演示哔哔声	– 演示哔哔声
• 临床随访 3～6 个月	• Latitude NXT 远程检测
• 建议	• 每年临床设备检查
– 电池耗尽加速	

▲ 图 13-11 首次植入皮下植入式心律转复除颤器（S-ICD）的随访治疗建议

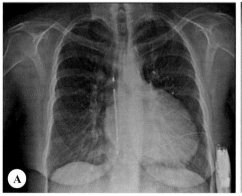
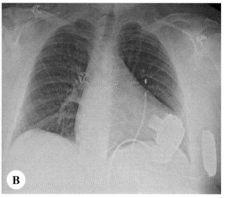

◀ 图 13-12 A. 显示了先天性心脏病患者右胸骨旁区域的导线位置；B. 显示了皮下植入式心律转复除颤器在左心室辅助装置患者中的应用（HeartMate 3）

- 植入技术非常简单，肌间技术的发展是一项新进步，显著提高了患者的舒适度。

- 在少数无法通过传统程控纠正过感知的患者中，可能需要取出系统。

表 13-3　S-ICD 重要研究的总结	
临床研究	**结　果**
系统回顾[9]	• 成功除颤 96% • 不适当电击 4%
观察性注册研究[10]	• 360 天无并发症占 92% • 1 年内有不适当电击占 8%
批准后研究[11]	• 99% 植入后成功除颤 • 30 天并发症发生率为 96.2%
RCT（S-ICD 与 TV-ICD 的比较）[2]	与 TV-ICD 一样有效，但需要更高的能量
除颤成功的预测评分[12]	如果线圈至胸骨、发生器至胸廓的脂肪较多，则除颤阈值增加
需要取出 S-ICD 的患者	• 5.6% 由于难治性感知问题 • 所有患者都通过了初筛
PRAETORIAN[13] *	S-ICD 与 TV-ICD 的比较
ATLAS S-ICD[14] *	S-ICD 与 TV-ICD 在设备并发症风险较高的年轻患者中的比较
UNTOUCHED[15] *	S-ICD 用于一级预防，在 MADIT-RIT 中，不适当的电击将与 TV-ICD 患者进行比较

*. 正在进行的研究

S-ICD. 皮下植入式心律转复除颤器；RCT. 随机对照试验；TV-ICD. 经静脉植入式心律转复除颤器

参 考 文 献

[1] Burke MC, Gold MR, Knight BP, Barr CS, Theuns D, Boersma LVA, Knops RE, Weiss R, Leon AR, Herre JM, Husby M, Stein KM, Lambiase PD. Safety and efficacy of the totally subcutaneous implantable defibrillator: 2–Year results from a pooled analysis of the IDE study and EFFORTLESS registry. J Am Coll Cardiol. 2015;65:1605–15.

[2] Bardy GH, Smith WM, Hood MA, Crozier IG, Melton IC, Jordaens L, Theuns D, Park RE, Wright DJ, Connelly DT, Fynn SP, Murgatroyd FD, Sperzel J, Neuzner J, Spitzer SG, Ardashev AV, Oduro A, Boersma L, Maass AH, Van Gelder IC, Wilde AA, van Dessel PF, Knops RE, Barr CS, Lupo P, Cappato R, Grace AA. An entirely subcutaneous implantable cardioverter-defibrillator. N Engl J Med. 2010;363:36–44.

[3] McLeod CJ, Boersma L, Okamura H, Friedman PA. The subcutaneous implantable cardioverter defibrillator: state-of-the-art review. Eur Heart J. 2017;38:247–57.

[4] Swerdlow CD, Asirvatham SJ, Ellenbogen KA, Friedman PA. Troubleshooting implantable cardioverter-defibrillator sensing problems II. Circ Arrhythm Electrophysiol. 2015;8:212–20.

[5] Rowley CP, Gold MR. Subcutaneous implantable cardioverter defibrillator. Circ Arrhythm Electrophysiol. 2012;5:587–93.

[6] Al-Khatib SM, Stevenson WG, Ackerman MJ, Bryant WJ, Callans DJ,

Curtis AB, Deal BJ, Dickfeld T, Field ME, Fonarow GC, Gillis AM, Granger CB, Hammill SC, Hlatky MA, Joglar JA, Kay GN, Matlock DD, Myerburg RJ, Page RL. 2017 AHA/ACC/HRS guideline for management of patients with ventricular arrhythmias and the prevention of sudden cardiac death: executive summary: a report of the American College of Cardiology/American Heart Association Task Force on clinical practice guidelines and the heart rhythm society. Heart Rhythm. 2018;15:e190–252.

[7] de Bie MK, Thijssen J, van Rees JB, Putter H, van der Velde ET, Schalij MJ, van Erven L. Suitability for subcutaneous defibrillator implantation: results based on data from routine clinical practice. Heart. 2013;99:1018–23.

[8] Noheria A, Cha YM, Asirvatham SJ, Friedman PA. Shoulder joint dislocation as an unusual complication of defibrillation threshold testing following subcutaneous implantable cardioverter- defibrillator implantation. Indian Pacing Electrophysiol J. 2014;14:297–300.

[9] Chue CD, Kwok CS, Wong CW, Patwala A, Barker D, Zaidi A, Mamas MA, Cunnington C, Ahmed FZ. Efficacy and safety of the subcutaneous implantable cardioverter defibrillator: a systematic review. Heart. 2017;103:1315–22.

[10] Boersma L, Barr C, Knops R, Theuns D, Eckardt L, Neuzil P, Scholten

M, Hood M, Kuschyk J, Jones P, Duffy E, Husby M, Stein K, Lambiase PD, Group EI. Implant and midterm outcomes of the subcutaneous implantable cardioverter-defibrillator registry: the effortless study. J Am Coll Cardiol. 2017;70:830–41.

[11] Gold MR, Aasbo JD, El-Chami MF, Niebauer M, Herre J, Prutkin JM, Knight BP, Kutalek S, Hsu K, Weiss R, Bass E, Husby M, Stivland TM, Burke MC. Subcutaneous implantable cardioverter-defibrillator post-approval study: clinical characteristics and perioperative results. Heart Rhythm. 2017;14:1456–63.

[12] Quast ABE, Baalman SWE, Brouwer TF, Smeding L, Wilde AAM, Burke MC, Knops RE. A novel tool to evaluate the implant position and predict defibrillation success of the subcutaneous implantable cardioverter-defibrillator: the PRAETORIAN score. Heart Rhythm. 2019;16:403–10.

[13] Olde Nordkamp LR, Knops RE, Bardy GH, Blaauw Y, Boersma LV, Bos JS, Delnoy PP, van Dessel PF, Driessen AH, de Groot JR, Herrman JP, Jordaens LJ, Kooiman KM, Maass AH, Meine M, Mizusawa Y, Molhoek SG, van Opstal J, Tijssen JG, Wilde AA. Rationale and design of the PRAETORIAN trial: a prospective, randomized comparison of subcutaneous and transvenous implantable cardioverter-defibrillator therapy. Am Heart J. 2012;163:753–60 e2.

[14] Mondesert B, Bashir J, Philippon F, Dubuc M, Amit G, Exner D, Joza J, Birnie DH, Lane C, Tsang B, Korley V, Spears D, Ling A, Djuric A, Crystal E, Hruczkowski T, Roux JF, Carroll S, Essebag V, Krahn AD, Healey JS. Rationale and design of the randomized prospective ATLAS study: avoid transvenous leads in appropriate subjects. Am Heart J. 2019;207:1–9.

[15] Gold MR, Knops R, Burke MC, Lambiase PD, Russo AM, Bongiorni MG, Deharo JC, Aasbo J, El Chami MF, Husby M, Carter N, Boersma L. The Design of the understanding outcomes with the S-ICD in primary prevention patients with low EF study (UNTOUCHED). Pacing Clin Electrophysiol. 2017;40:1–8.

Lalit Wadhwani　Arif Albulushi　Faris Khan　著

刘慧意　译　　薛玉梅　校

一、病例介绍

患者，女性，53 岁，有高血压、慢性肾损伤史，因完全房室传导阻滞植入双腔永久性心脏起搏器。近 1 周出现发热，自觉全身乏力、萎靡不振，初步超声检查显示起搏器右心室电极上有新生的赘生物，血液培养结果显示革兰阳性球菌阳性。现向心脏电生理学医生咨询心脏植入式电子器械感染和设备取出相关问题。

二、概述

心脏植入式电子器械（cardiac implantable electronic device，CIED）是与心脏固有的电传导系统相互作用的植入型电子设备的统称。CIED 包含大量的装置，包括永久起搏器、植入式心律转复除颤器和心脏再同步化治疗。据估计，全世界每年植入的 CIED 超过 150 万台[1]。其中，仅在美国，每年新植入大约 35 万个装置。

在 2012 年美国 FDA 批准第一台皮下植入式心律转复除颤器植入之前，所有的 CIED 都是通过静脉植入。随着无导线起搏器系统的出现，经静脉植入 CIED 增加了一个新的维度。2016 年，无导线起搏器系统获 FDA 批准。

三、并发症的发生率

大量研究显示 CIED 有急性、亚急性及慢性并发症[2]，总结在表 14-1。研究报道显示严重并发症的发生率在 2.6%～4.8%，而轻微并发症的发生率在 2.3%～5.3%[3-5]。

四、危险因素

多种危险因素可以预测 CIED 植入相关并发症的可能性[6, 7]。常见的危险因素具体如下。

- 年龄＞75 岁。
- 女性。
- 慢性肺疾病。
- BMI＜18.5kg/m²。
- 高血压。
- 体表心电图提示左束支阻滞。
- 持续使用华法林或其他抗凝血药。

基于发生时间，CIED 植入并发症可以分为以下三类。

- 急性：术中发生的并发症。
- 亚急性：术后 48h 内发生的并发症。
- 长期：术后数天至数周内发生的并发症。

（一）急性并发症

急性并发症发生在手术过程中，尽管其中一些并发症可以通过保守治疗缓解，但大部分需要积极干预。这些并发症包括大量出血、血管损伤、气胸、血胸、静脉阻塞、电极异位、心脏穿孔、心脏压塞和瓣膜损伤。正如预期的那样，植入量越少的医生发生急性并发症的风险越高。一项基于 Ontario 数据库的研究显示，与年植入量＞120 台的术者相比，年植入量＜60 台的术者发生并发症的概率显著升高[4]。以下对一些急性并发症进行

表 14-1　心脏植入式电子器械的并发症

- 急性并发症
  - 囊袋血肿
  - 误穿动脉
  - 出血
  - 气胸
  - 置入导丝或鞘管造成的血管损伤
  - 导线植入位置不当［右心室导线放置在心中静脉，右心室导线放置在左心室（未正确识别动脉），冠状窦导线植入位置不良］
  - 电极移位
  - 心包积液
- 亚急性并发症
  - 电极移位需要重新放置
  - 心包积液
  - CIED 植入部位不适（常见于 S-ICD，经静脉较少见）
- 长期并发症
  - 囊袋皮肤溃烂和感染
  - Twiddler 综合征
  - 电极拔除的并发症（血管撕裂、心肌穿孔、电极残留、出血）
  - 局部不适（常见于 S-ICD，经静脉较少见）

CIED. 心脏植入式电子器械；S-ICD. 皮下植入式心律转复除颤器

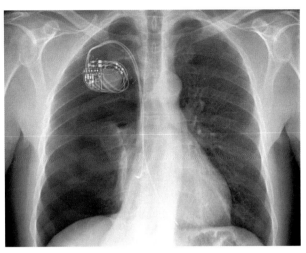

▲ 图 14-1　气胸

经许可转载，引自 Ulrika Birgersdotter-Green, MD; University of California San Diego.

详细讨论。

1. 气胸

- 发生于穿刺静脉时无意中穿刺胸膜腔或肺实质（图 14-1）。
- 尽管发生率低，气胸一旦发生可能威胁生命安全[3, 6]。
- MADIT-CRT 试验显示，女性发生率高于男性[8]。
- 可表现为气胸、血胸、液气胸和张力性气胸。
- 突然发作的气短和胸痛应考虑临床气胸可能。

(1) 如何避免见下所示。

- 头静脉切开入路优于对比剂引导的胸外入路[9]。
- 最好选择腋静脉穿刺，尽量不选择锁骨下静脉。
- 外周静脉对比剂注射。
- 在超声引导下静脉穿刺。

(2) 治疗：小的（≤1cm 的空气带）和无症状的气胸可以密切观察。然而，压缩明显的气胸、血胸或张力性气胸可能需要放置胸腔闭式引流管。

2. 心脏穿孔和心脏压塞

- 虽然罕见，但它是 CIED 植入术后最严重的并发症[2, 3, 7]。
- 可以表现为急性心脏压塞，或因少量至中度心包积液而出现胸痛和气短等亚急性表现。
- 发生心脏穿孔的一些危险因素包括使用临时起搏器电极、使用类固醇释放电极、使用螺旋电极[10]。
- 术中血压急剧下降，特别是在植入电极之后，通常是心脏压塞发生的第一征象。
- 导线穿孔而无明显积液时，有一个重要征象是电极阈值和阻抗较基线值增加。

(1) 诊断心脏穿孔与心脏压塞。

- 胸部 X 线片（chest x-ray，CXR）显示电极头端超出心脏轮廓，经胸超声心动图评估心包积液量，CT（图 14-2）对起搏器或 ICD 电极导线引起的心脏穿孔具有较好的诊断价值[11, 12]。

(2) 避免心脏穿孔与心脏压塞。

- 避免在电极导线主动螺旋完全舒展时过度旋转。

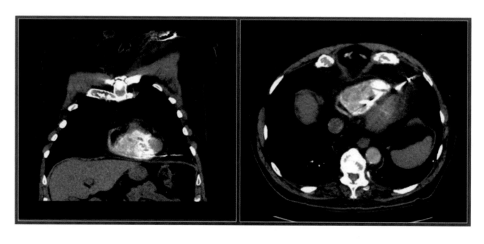

◀ 图 14-2　右心室电极导线穿孔

经许可转载，引自 Ulrika Birgersdotter-Green, MD; University of California San Diego.

- 在放置电极时，要小心使用置入钢丝，用柔软的导线头端小心探察。

- 电极放置过程中使用多角度透视。

(3) 治疗：导线穿孔是外科急症，如果出血不停止，需要立即心包穿刺或开放手术修补。

3. 螺丝松动

- 螺丝松动可能表现为感知带动不良、电极导线阻抗变化、起搏时囊袋刺激、不适当的模式转换和不适当的电击。

- 一般来说，发生的时间范围是手术后不久（数小时至数天）。

如何避免螺丝松动

- 通过透视观察电极导线尾端与起搏器连接的位置，适当拧紧固定螺丝，固定后拽动电极导线检查连接是否牢固。

4. 冠状静脉窦夹层

- 该并发症主要与心脏再同步治疗相关，是一种罕见的并发症[13]。

- 它可能发生在操作导丝或鞘管进入冠状静脉窦（coronary sinus，CS）时。

(1) 诊断。

- 监测生命体征，透视心脏轮廓和超声应有助于诊断。

- 管腔外造影可以显示 CS 远端的小分支。一般来说，造影不会影响血流动力学，但可能会影响在此位置放置导线。

- 在 CS 中小心使用球囊和导引鞘。

(2) 治疗：一般来说，在大多数情况下 CS 夹层耐受性良好，没有任何临床或血管造影不良结局[14]，除了密切监测外不需要过度的干预。

（二）亚急性并发症

亚急性并发症发生在 CIED 植入后 48h 内，通常能在出院前发现，包括电极脱位、囊袋血肿、植入部位不适及亚急性心包积液表现等。电极脱位多数需要再次手术干预，其余并发症可以观察，必要时处理。

1. 电极导线脱位

- 小部分电极导线脱位因心脏收缩、旋转和移位所致。

- 大部分电极导线脱位发生在设备植入后的 24～48h 内。

- 急性电极导线脱位主要发生在 CRT-D 植入术[15]。

- 急性电极导线脱位的主要危险因素包括老年患者、女性、进展性心力衰竭和多种并发症。

- 电极感知和起搏阈值的突然变化与胸部 X 线片上电极位置的变化，可以诊断电极导线脱位（图 14-3）。

- 无导线起搏器的脱位率远低于传统起搏器[16]。

(1) 如何避免右心房或右心室电极脱位。

- 心房电极优先放置在右心耳处。

- 右心室电极放置在心尖部较右心室间隔部脱位的可能性小。

- 在放置电极时保留导丝，主动螺旋适当伸展，可以减少电极导线脱位的风险。

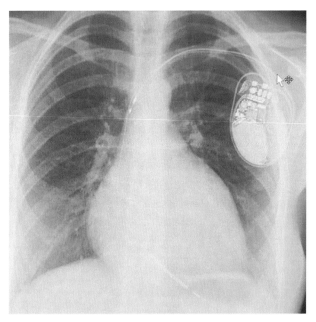

▲ 图 14-3　心房电极导线脱位

• 植入后应进行心房电极稳定性测试。

• 确保手术结束时电极导线有足够的张力。

• 将电极导线适当地固定在胸肌上。

• 将设备固定在胸肌上，避免其移位。

• 明确地向患者说明术后活动限制相关事宜。

(2) 如何避免左心室电极导线和冠状窦电极导线脱位。

• 保持左心室电极导线的弯度，避免脱位。

• 当回撤导丝时，电极导线也出现回退现象，需要更换电极类型或者重新放置电极。

• 四极导线电极的头端放置在心尖侧，从而稳定导线位置。

2. 囊袋血肿

• 这是 CIED 植入术后较为常见的并发症[12]。

• 在接受抗凝和（或）双抗血小板治疗的患者中更常见。

• 先前的研究表明，与肝素桥接治疗策略相比，持续使用华法林治疗的装置血肿发生率较低[17, 18]。

• 可引起明显的疼痛和不适，但大多数症状可自行缓解，无须任何手术干预（图 14-4）。

• 抽吸血肿可能导致囊袋感染，因此不能依靠抽吸血肿进行诊断。

(1) 避免囊袋血肿。

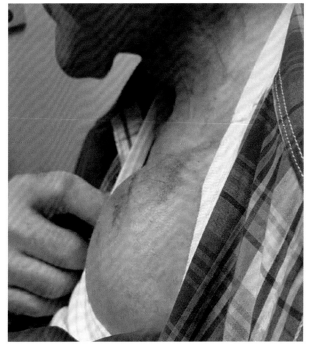

▲ 图 14-4　囊袋血肿

• 应了解术前、术中、术后抗凝状态。

• 术中应注意止血，必要时可在穿刺部位周围行 8 字缝合或荷包缝合。

• 必要时可在囊袋内注射凝血酶。

(2) 治疗。

• 在血肿很大、切口完整性受损的情况下，需要清除血肿。

• 检查血红蛋白和红细胞压积，血红蛋白水平显著下降时需要输血。

• 使用加压装置进行加压包扎。

• 如果患者出现血肿，感染风险高，可考虑使用抗生素。

（三）长期并发症

CIED 植入术后并发症随时可能发生。设备植入后数周至数月，有时甚至数年发生的并发症包括植入部位持续性局部不适（尤其是相对较大的皮下 ICD）、抚弄综合征、囊袋糜烂、囊袋感染、缝合线脓肿、菌血症和感染性心内膜炎。这些并发症几乎不能保守治疗，需要手术干预。

1. CIED 感染

• 它是最可怕的并发症之一，发病率和死亡率较高。

• 患者通常表现为心动过速、发热、白细胞计数升高、降钙素原升高和（或）血培养阳性（图 14-5）。

• 感染大多是细菌性的。

• 植入后 6~12 个月感染风险最高。

• CRT 的感染风险高于 ICD 或起搏器。

• CIED 感染的主要危险因素包括糖尿病、血液透析、血肿形成、糖皮质激素使用、慢性皮肤病和临时起搏器导线[19]。

(1) 诊断：超声可用于评估囊袋感染。此外，放射性核素成像（^{18}F-FDG-PET/CT 或 WBC-SPECT/CT）也可用于 CIED 感染的诊断，但多数诊断依靠临床判断。

(2) 如何避免 CIED 感染。

• 一定要在无菌环境中进行操作。

• 在手术开始前预防性使用抗生素。

• 尽可能缩短手术时间。

• 遵循注意事项，避免血肿形成。

• 对于高危患者，考虑使用可吸收抗菌封套，WRAP-IT 试验已证明可以临床获益[19]。

2. 静脉闭塞

• 静脉闭塞的危险因素包括但不限于放置额外的电极升级现有设备、设备和（或）电极感染、使用激素替代治疗、双线圈 ICD 导线、深静脉血栓病史和经静脉植入临时起搏电极[20, 21]。

• 可能会增加未来设备植入和升级的挑战性，甚至无法植入。

• 最常见的阻塞部位为外周锁骨下静脉和远端无名静脉[22-24]。

• 静脉闭塞的患者有时可见起搏器囊袋上方的静脉明显扩张（图 14-6）。

(1) 如何避免静脉闭塞。

• 对于有上述危险因素的患者，植入 CIED 前应考虑静脉对比剂造影。

• 设备植入后监测手臂是否有肿胀的迹象。

(2) 诊断。

• 多普勒超声可用于评估下肢深静脉血栓形成和静脉阻塞。

(3) 治疗。

• 患者需要口服抗凝血药。

• 对于外周静脉阻塞的患者，可能需要在对侧部位植入设备。

• 对于出现中央梗阻或无法在对侧植入设备器的患者，应考虑静脉成形术。

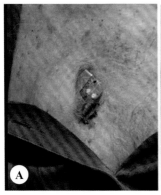
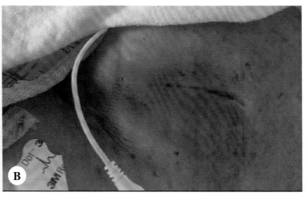

◀ 图 14-5 心脏植入式电子器械感染伴皮肤破溃（A）和皮肤红斑（B）

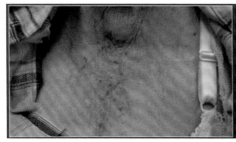
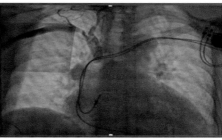

◀ 图 14-6 静脉闭塞
经许可转载，引自 Ulrika Birgersdotter-Green，MD；University of California San Diego.

3. 无导线起搏器并发症

无导线起搏器系统的引入无疑降低了一些囊袋和电极相关 CIED 并发症的风险，但仍存在入路部位相关并发症，如血肿或假性动脉瘤。其他并发症包括血管损伤、血栓形成（图 14-7）或右心室穿孔导致心脏压塞。

(1) 无导线起搏器植入并发症的可能危险因素。

• 高龄。

• 女性。

• 低 BMI。

• 慢性肺疾病[22]。

(2) 如何避免无导线起搏器并发症。

• 在超声引导下获得静脉通路。

• 用肝素化溶液冲洗输送鞘管，以避免血栓形成。

• 使用对比剂和不同的透视角度来确定合适的植入位置。

• 将设备放置在间隔部，避免放在心尖部以降低穿孔的风险。

• 在装置植入期间，严格监督医师直到其掌握独立操作的技能。

五、关键点

• 与其他任何手术一样，CIED 植入术也可能伴有并发症。

• 并发症可大可小。

• 这些并发症分为急性（术中）、亚急性（术后 48h 内）和长期（术后数天至数周）并发症。

• 最常见的并发症包括导线脱位、导线故障、囊袋血肿、气胸和切口及设备感染。

• 发生这些并发症的主要危险因素包括年龄大于 75 岁、女性、慢性肺部疾病、BMI ＜ 18.5、高血压、心电图显示左束支传导阻滞和持续使用华法林。

• 及时发现这些并发症非常重要。

• 根据现行指南和当地专家的建议处理每种并发症。

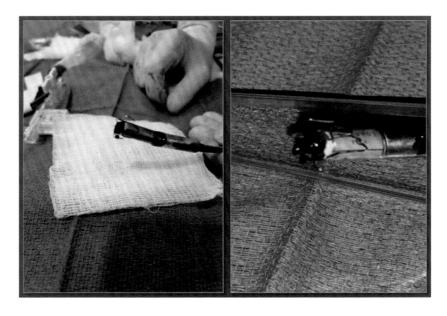

◀ 图 14-7　无导线起搏器血栓
经许可转载，引自 Ulrika Birgersdotter-Green，MD；University of California San Diego.

参考文献

[1] Mond HG1, Proclemer A. The 11th world survey of cardiac pacing and implantable cardioverter- defibrillators: calendar year 2009–a World Society of Arrhythmia's project. Pacing Clin Electrophysiol. 2011 Aug; 34(8):1013–27. https://doi.org/10.1111/j.1540– 8159.2011.03150.x.

Epub 2011 Jun 27.

[2] Poole JE1, Gleva MJ, Mela T, Chung MK, Uslan DZ, Borge R, Gottipaty V, Shinn T, Dan D, Feldman LA, Seide H, Winston SA, Gallagher JJ, Langberg JJ, Mitchell K, Holcomb R; REPLACE

Registry Investigators. Complication rates associated with pacemaker or implantablecardioverter-defibrillator generator replacements and upgradeprocedures: results from the REPLACE registry. Circulation. 2010 Oct 19;122(16):1553–61. https://doi. org/10.1161/circulationaha.110.976076. Epub 2010 Oct 4.

[3] Peterson PN1, Varosy PD, Heidenreich PA, Wang Y, Dewland TA, Curtis JP, Go AS, Greenlee RT, Magid DJ, Normand SL, Masoudi FA. Association of single- vs dual-chamber ICDs with mortality, readmissions, and complicationsamong patients receiving an ICD for primary prevention. JAMA. 2013 May 15;309(19):2025–34. https://doi. org/10.1001/jama.2013.4982.

[4] Krahn AD1, Lee DS, Birnie D, Healey JS, Crystal E, Dorian P, Simpson CS, Khaykin Y, Cameron D, Janmohamed A, Yee R, Austin PC, Chen Z, Hardy J, Tu JV; Ontario ICD Database Investigators. Predictors of short-term complications after implantablecardioverter- defibrillator replacement: results from the OntarioICD database. Circ Arrhythm Electrophysiol. 2011 Apr;4(2):136–42. https://doi.org/10.1161/circep.110.959791. Epub 2011 Feb 15.

[5] Lee DS1, Krahn AD, Healey JS, Birnie D, Crystal E, Dorian P, Simpson CS, Khaykin Y, Cameron D, Janmohamed A, Yee R, Austin PC, Chen Z, Hardy J, Tu JV; Investigators of the Ontario ICD Database. Evaluation of early complications related to De Novo cardioverterdefibrillator implantation insights from the Ontario ICD database. J Am Coll Cardiol. 2010 Feb 23;55(8):774–82. https://doi.org/10.1016/j.jacc.2009.11.029.

[6] Haines DE, Wang Y, Curtis J. Implantable cardioverter-defibrillator registry risk score models for acute proceduralcomplications or death after implantable cardioverter-defibrillator implantation. Circulation. 2011 May 17;123(19):2069–76. https://doi.org/10.1161/circulationaha.110.959676. Epub 2011 May 2.

[7] Padala SK, Gunda S, Li S, Sharma PS, Koneru JN, Varosy PD, Ellenbogen KA. A risk score model for predicting intraprocedural cardiac injury during implantable cardioverterdefibrillator implantation: Insights from the National Cardiovascular Data Registry. J Cardiovasc Electrophysiol. 2019 Feb;30(2):212–20. https://doi.org/10.1111/jce.13823. Epub 2019 Jan 4.

[8] Jamerson D, McNitt S, Polonsky S, Zareba W, Moss A, Tompkins C. Early procedure-related adverse events by gender in MADIT-CRT. J Cardiovasc Electrophysiol. 2014 Sep;25(9):985–9. https://doi.org/10.1111/jce.12438. Epub 2014 May 30.

[9] Calkins H1, Ramza BM, Brinker J, Atiga W, Donahue K, Nsah E, Taylor E, Halperin H, Lawrence JH, Tomaselli G, Berger RD. Prospective randomized comparison of the safety and effectiveness of placement of endocardial pacemaker and defibrillator leads using the extrathoracic subclavian vein guided by contrast venography versus the cephalic approach. Pacing Clin Electrophysiol. 2001 Apr;24(4 Pt 1):456–64.

[10] Mahapatra S1, Bybee KA, Bunch TJ, Espinosa RE, Sinak LJ, McGoon MD, Hayes DL. Incidence and predictors of cardiac perforation after permanent pacemaker placement. Heart Rhythm. 2005 Sep;2(9):907–11.

[11] Rajkumar CA, Claridge S, Jackson T, Behar J, Johnson J, Sohal M, Amraoui S, Nair A, Preston R, Gill J, Rajani R, Rinaldi CA. Diagnosis and management of iatrogenic cardiac perforation caused by pacemaker and defibrillator leads. Europace. 2017 Jun 1;19(6):1031–7. https://doi.org/10.1093/europace/euw074.

[12] Worley SJ1, Gohn DC, Pulliam RW, Raifsnider MA, Ebersole BI, Tuzi J. Subclavian venoplasty by the implanting physicians in 373 patients over 11 years. Heart Rhythm. 2011 Apr;8(4):526–33. https://doi.org/10.1016/j.hrthm.2010.12.014. Epub 2010 Dec 13.

[13] van Rees JB1, de Bie MK, Thijssen J, Borleffs CJ, Schalij MJ, van Erven L. Implantationrelated complications of implantable

cardioverter-defibrillators and cardiac resynchronization therapy devices: a systematic review of randomized clinical trials. J Am Coll Cardiol. 2011 Aug 30;58(10):995–1000. https://doi.org/10.1016/j.jacc.2011.06.007.

[14] de Cock CC, van Campen CM, Visser CA. Major dissection of the coronary sinus and its tributaries during lead implantation for biventricularstimulation: angiographic follow-up. Europace. 2004 Jan;6(1):43–7.

[15] Cheng A1, Wang Y, Curtis JP, Varosy PD. Acute lead dislodgements and in-hospital mortality in patients enrolled in the national cardiovascular data registry implantable cardioverter defibrillator registry. Acute lead dislodgements and in-hospital mortality in patients enrolled in the national cardiovascular data registry implantable cardioverter defibrillator registry. J Am Coll Cardiol. 2010 Nov 9;56(20):1651–6. https://doi.org/10.1016/j.jacc.2010.06.037.

[16] Wang Y, Hou W, Zhou C, Yin Y, Lu S, Liu G, Duan C, Cao M, Li M, Toft ES, Zhang HJ. Meta-analysis of the incidence of lead dislodgement with conventional and leadless pacemaker systems. Pacing Clin Electrophysiol. 2018 Oct;41(10):1365–71. https://doi.org/10.1111/pace.13458. Epub 2018 Aug 27.

[17] Bernard ML, Shotwell M, Nietert PJ, Gold MR. Meta-analysis of bleeding complications associated with cardiac rhythm device implantation. Circ Arrhythm Electrophysiol. 2012 Jun 1;5(3):468–74. https://doi.org/10.1161/CIRCEP.111.969105. Epub 2012 Apr 24.

[18] Birnie DH1, Healey JS, Wells GA, Verma A, Tang AS, Krahn AD, Simpson CS, Ayala- Paredes F, Coutu B, Leiria TL, Essebag V; BRUISE CONTROL Investigators. Pacemaker or defibrillator surgery without interruption of anticoagulation. N Engl J Med. 2013 May 30;368(22):2084–93. https://doi.org/10.1056/nejmoa1302946. Epub 2013 May 9.

[19] Nielsen JC, Gerdes JC, Varma N. Infected cardiac-implantable electronic devices: prevention, diagnosis, and treatment. Eur Heart J. 2015 Oct 1;36(37):2484–90. https://doi.org/10.1093/eurheartj/ehv060. Epub 2015 Mar 5.

[20] Hirschl DA1, Jain VR, Spindola-Franco H, Gross JN, Haramati LB. Prevalence and characterization of asymptomatic pacemaker and ICD lead perforation on CT. Pacing Clin Electrophysiol. 2007 Jan;30(1):28–32.

[21] Haghjoo M1, Nikoo MH, Fazelifar AF, Alizadeh A, Emkanjoo Z, Sadr-Ameli MA. Predictors of venous obstruction following pacemaker or implantable cardioverter-defibrillator implantation: a contrast venographic study on 100 patients admitted for generator change, lead revision, or device upgrade. Europace. 2007 May;9(5):328–32. Epub 2007 Mar 16.

[22] Tjong FV, Reddy VY. Permanent leadless cardiac pacemaker therapy: a comprehensive review. Circulation. 2017 Apr 11;135(15):1458–70. https://doi.org/10.1161/circulationaha.116.025037.

[23] Rozmus G1, Daubert JP, Huang DT, Rosero S, Hall B, Francis C. Venous thrombosis and stenosis after implantation of pacemakers and defibrillators. J Interv Card Electrophysiol. 2005 Jun;13(1):9–19.

[24] Tarakji KG, Mittal S, Kennergren C, Corey R, Poole JE, Schloss E, Gallastegui J, Pickett RA, Evonich R, Philippon F, McComb JM, Roark SF, Sorrentino D, Sholevar D, Cronin E, Berman B, Riggio D, Biffi M, Khan H, Silver MT, Collier J, Eldadah Z, Wright DJ, Lande JD, Lexcen DR, Cheng A, Wilkoff BL; WRAP-IT Investigators; the WRAP-IT Investigators. Antibacterial Envelope to Prevent Cardiac Implantable Device Infection. N Engl J Med. 2019 May 16;380(20):1895–905. https://doi.org/10.1056/nejmoa1901111. Epub 2019 Mar 17.

第 15 章 左心室辅助装置患者中植入式心律转复除颤器的管理

Management of Implantable Cardioverter Defibrillators in Patients with a Left Ventricular Assist Device

Oscar Braun 著

刘慧意 译 薛玉梅 校

一、病例介绍

患者，男性，50 岁，无其他疾病史，因病毒性疾病、暴发性心肌炎和心源性休克就诊。3 周后，患者需要紧急植入 HeartMate 3 左心室辅助装置（left ventricular assist device，LVAD）。在整个住院期间，患者未发生任何明显的室性心律失常。LVAD 植入后 2 周，为了心源性猝死一级预防，医生决定为该患者植入 ICD。手术过程因大量气胸进展为血胸而复杂化，需要急性开胸引流。住院时间显著延长，患者最终出院至康复机构，ICD 未出现放电治疗现象。

二、LVAD 患者的 ICD 适应证

大约 80% 的患者在 LVAD 植入前就已植入 ICD[1]。在植入 LVAD 的患者中，关于能否植入 ICD 的数据有限[2]。2017 年室性心律失常患者管理指南认为 ICD 可能对有持续室性心律失常的 LVAD 患者有益（Ⅱa 类推荐）[3]。另外，2013 年 ISHLT 指南建议，对于置入 LVAD 的患者，应常规置入 ICD（Ⅱa 类推荐）[4]。这些建议基于回顾性研究，迄今尚无任何随机试验评估植入 LVAD 患者再植入 ICD 的临床益处。

多项回顾性研究提示了 ICD 与 LVAD 患者死亡率之间的关联，但结果不一致。在包括搏动 LVAD 在内的早期研究中，LVAD 植入后再植入 ICD 提示生存获益[5, 6]。然而，最近对恒流 LVAD 患者进行的单中心回顾性研究并未提示植入 ICD 有生存获益[5-8]。最近，分别来自 INTERMACS 和器官共享联合网络（United Network for Organ Sharing，UNOS）登记系统的两项大型倾向匹配登记研究，包括 5400 多名患者，进一步提示 ICD 与死亡率之间无明显关联[1, 9]。最近的一项 Meta 分析进一步提示，在恒流 LVAD 治疗期间，ICD 缺乏生存获益的证据[10]。

总之，根据最近的指南和现有的回顾性数据，植入 ICD 似乎可使植入 LVAD 前或 LVAD 后有室性心律失常病史的患者获益，而无室性心律失常病史的患者可能并不一定需要 ICD（图 15-1），该结论还需随机研究来证实。

三、LVAD 植入后的脉冲发生器更换

目前尚无研究评估已达到择期更换 ICD 状态的 LVAD 患者更换脉冲发生器的必要性。必须权衡 ICD 治疗的益处和更换脉冲发生器的风险，包括高达 7% 的 LVAD 患者发生感染[11]。在一项纳入 247 例 LVAD 患者的研究中，3%（n=6）发生了 CIED 感染[12]。其中一半的患者（n=3）发生了囊袋感染，但未发生菌血症，3 位患者都更换了 ICD 装置。另一半（n=3）发生菌血症。所有患者均完整移除 CIED。尽管菌血症患者长期接受抗生素治疗，但仍有 1 例患者需要更换 LVAD，1 例

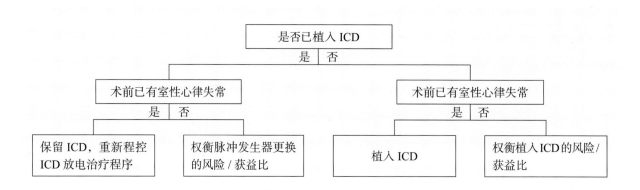

▲ 图 15-1　指导 LVAD 患者植入 ICD 的建议流程

ICD. 植入式心律转复除颤器；LVAD. 左心室辅助装置（经许可转载，改编自 Ho et al.，JACC-EP 2018.）

患者死于感染相关并发症。这项小样本研究提示，局部囊袋感染的患者仅移除 CIED 即可获得良好结局，但菌血症患者的结局较差。另一项研究也证实了这些发现。该研究报道了 6 例 CIED 感染患者，其中 5 例患者表现为菌血症[13]。这些患者在完全移除 CIED 的情况下仍出现菌血症复发。大多数患者（4 例）最终死于感染相关并发症，其中 1 例患者接受了 LVAD 置换术。这些研究提示，尽管 CIED 完全移除，但在 LVAD 存在的情况下仍难以清除菌血症。需要更多的研究来评估 LVAD 更换是否可以改善这些患者的结局。

考虑到 LVAD 术后室性心律失常的高负荷和相关并发症，在所有二级预防患者或有起搏器适应证的患者中更换发生器可能是合理的[4]。然而，在择期更换时，对于既往无室性心律失常病史及术后未发生室性心律失常的患者，可能无法从更换脉冲发生器中获益，尽管目前尚无相关研究对此进行探讨。

四、皮下 ICD 在 LVAD 患者中的应用

对于血液感染风险较高或静脉通路受限的特定患者，皮下 ICD 可能是一个有吸引力的选择，但这在已植入 LVAD 的患者中仍存在一些局限性。虽然已经有 2 例成功使用 HeartMate Ⅱ 和 HVAD 的皮下 ICD 的病例报道[14, 15]，也有 1 例报道皮下 ICD 与 HVAD 产生电磁干扰[16]，1 例报道 R 波感知障碍[17]，1 例报道皮下 ICD 放置在 LVAD 植入时用于做胸廓微创小切口入路的区域[18]，而后 2 例需要更换为经静脉 ICD 系统。此外，LVAD 的植入可显著改变体表心电图，尤其是 Ⅰ、Ⅱ 和 aVF 导联的 R:T 比值。由于这些导联与皮下 ICD 使用的导联密切相关，因此有 LVAD 患者考虑植入皮下 ICD 时，必须进行详细的心电图筛查[19]。

此外，LVAD 植入术后，需要对预先存在的皮下 ICD 进行彻底的检查。但在广泛应用这一方法之前，装置之间的相互作用需要进一步研究。

五、LVAD 植入后 ICD 的故障处理

LVAD 植入后，各代 ICD 均有装置干扰的报道。装置干扰可能表现为程控仪无法遥测或外部电磁干扰（external electromagnetic interference，EMI）导致不适当的 ICD 电击。两项回顾性研究[20, 21]和 HM Ⅱ 患者的病例报道[22-26] 显示了 LVAD 与老一代 St.Jude Medical ICD 和 Sorin ICD 相互影响，2012 年之前发生率为所有患者的 2%～17%。最近，有病例报道称，在 2 例 HM3 联合当前一代 Biotronik（Ilesto 和 Iforia）和 Sorin ICD 的患者中，ICD 的遥测功能丧失[27, 28]。这两个病例通过使用绝缘体尽量减少问询期间的干扰，得以暂时地解决。这些技术包括在 LVAD 和程控仪之间建立一个金属绝缘屏蔽[24, 26, 29]。绝缘装置的例子甚至包括用铸铁煎锅。表 15-1 显示已报告给 HeartMate 设备制造商 Thoratec/Abbott 的 ICD 型号。

表 15-1　报道与 LVAD 相互作用的 ICD 型号

制造商	型　号
HeartMate Ⅱ™ 左心室辅助装置报道的 ICD 经验	
Abbott	Atlas™ model V193
Abbott	Atlas™ model V-242
Abbott	Atlas™ model V-243
Abbott	Atlas™ model V-366
Abbott	Atlas-HF™ model V-340
Abbott	Atlas-HF™ model V-341
Abbott	Atlas-HF™ model V-343
Abbott	Atlas™ VR model V-199
Abbott	Current™ DR RF 2207-36
Abbott	Current™ RF VR 1207-36
Abbott	Epic™ HF CRT-D model V-337
Abbott	Epic™ HF CRT-D model V-338
Abbott	Epic™ HF model V-350
Abbott	Epic™ Plus VR model V-196
Abbott	Integrity™ SR model 5142
Abbott	Photon™ Micron DR model V-232
Abbott	Promote™ RF CRT-D model 3207-36
Abbott	Quadra Assura MP model 3371-40QC
Abbott	SN model V-235
Abbott	Unify Quadra model 3251-40Q
Sorin Group	Alto 2 model 624
Sorin Group	Paradigm
HeartMate 3™ 左心室辅助装置报道的 ICD 经验	
Biotronik	Iforia 5-HF-t
Biotronik	Iforia 5-VR-T
Biotronik	Iforia CRT-D
Biotronik	Ilestro 7-VR-T DX
Biotronik	Ilestro 7-HFT-RF
ELA Medical	Paradyme RF CRT-D9750

LVAD. 左心室辅助装置；ICD. 植入式心律转复除颤器

由 EMI 引起的 ICD 不适当电击很少发生，但曾有报道。在一项纳入 44 例 LVAD 患者的回顾性研究中，1 例患者（2%）因 Boston Scientific ICD 的 EMI（检测到的频率为 250 次 / 分）经历了 5 次不适当电击。通过调整 RV 感知阈值和延长检测间隔可以将电磁干扰降到最低。

需要注意的是，LVAD 产生的 EMI 可能导致过感知，并导致起搏抑制。在 1 例有完全性心脏传导阻滞且植入 s/p Abbott CRT-D 病史，并接受了 HeartMate 3 植入的患者中，我们注意到其因起搏受到抑制而出现心室停搏，检查显示患者 CRT-D 存在过感知，从而抑制了 Bi-V 起搏（图 15-2A）。虽然 EMI 的振幅很低，但打开了这台 Abbott CRT-D 上一种称为低频衰减（low frequency attenuation，LFA）滤波器。这种滤过器的目的是通过放大 R 波和减小 T 波来减少 T 波的过感知，结果就是 EMI 被放大了。在该病例中，关闭 LFA 滤波器可以阻止了进一步的过感知（图 15-2B），并消除了对起搏和心脏传导阻滞的抑制。

也有报道称，LVAD 植入后 CRT-D 电极导线功能发生了显著变化，其临床意义不一。一些研究报道右心室感知幅度显著降低，夺获阈值和除颤阈值增加[21, 30, 31]。这些变化持续至术后 30 日后，约有 20% 的患者受到干扰。在高达 5% 的患者中，由于电极感知降低而导致临床室性心动过速感知不足，因此需要对右心室电极进行修正。高达 9% 的患者 ICD 放电治疗不成功，高达 7% 的患者因为高除颤阈值而需要植入皮下 ICD。电极直接损伤很少见，其中 1 例右心室电极断裂，1 例左心室心外膜电极移位。考虑到 LVAD 植入术后右心室电极参数持续显著变化，术后进行 ICD 检查以监测 EMI、右心室电极感知不足、不适当或无效的 ICD 电击是必要的。

六、程控 ICD 治疗区域

在对未植入 LVAD 的 ICD 患者进行的大型随机试验中，比较保守 ICD 程控与常规程控的获

EMI 感知不足（LFA 滤波器开启）

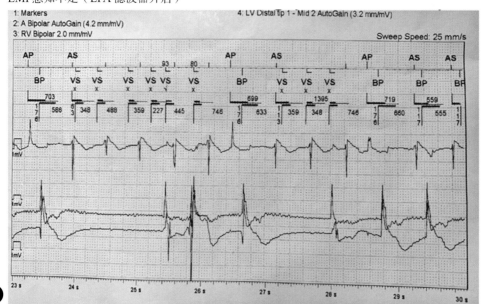

EMI 没有感知不足的限制（LFA 滤波器关闭）

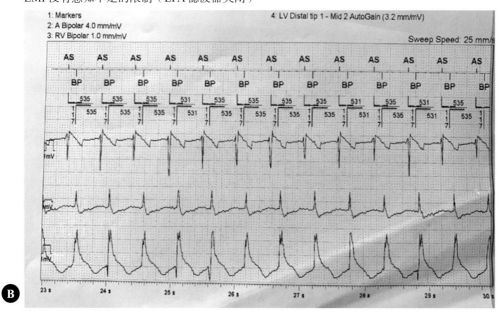

◀ 图 15-2　由左心室辅助装置引起的电磁干扰（EMI）

A. EMI 引起过感知，低频衰减（LFA）滤波器可降低 T 波的过感知，但会加重 R 波；B. 关闭 LFA 滤波器，消除对 EMI 的限制

益，常规 ICD 程控患者接受了更多的电击，死亡率显著增加，提示 ICD 放电与高死亡率相关[32-35]。考虑到有 LVAD 支持的患者发生室性心律失常通常不会立即出现血流动力学障碍，最大限度地增加检测时间和检测频率区域，并启用抗心动过速起搏，以减少 ICD 放电可能是最佳 ICD 程控策略。

最近的一项小型试验将 83 例患者随机分组，分别接受传统 ICD 程控和超保守程控，其中包括：①室性心动过速区 180 次 / 分，最大检测时间 33s，ATP 和电击 3～8 轮；② 220～240 次 / 分的心室颤动区，最大检测时间 15～32s，并进行电击治疗，根据 ICD 制造商的不同而有所区别[36]。

虽然超保守组 ICD 电击次数有较少的趋势，在中位随访 11 个月后，两组结果未达到统计学差异。这项研究不足以显示两组的差异性。此外，常规的方案已经是相对保守的，大多数电击是针对心室颤动。作者面临的另一个局限性是装置部件允许的程控范围有限，以及检测时间无法延长。然而，作为评估保守性 ICD 程控的第一项随机试验，该研究的一项重要发现是保守性程控策略与不良事件（如死亡或心血管相关住院）无关，这提示这一程控策略可以安全实施。然而，更大规模、更长期随访的多中心研究须积极开展，以全面评估这些程控策略的效果。

七、病例总结

通过最佳药物治疗和减轻左心室负荷，该患者心功能逐渐恢复。3 年后，患者病情好转，LVAD 可以移除。LVAD 移除 1 年后复查，该患者射血分数接近恢复至 45%，但体内的 ICD 从未监测到或治疗过任何明显的心律失常。该病例说明了 ICD 植入存在争议，尤其是在一级预防患者中。该患者不需要 ICD 治疗，但 LVAD 相关抗凝和凝血障碍导致出血等并发症的风险却增加了。

八、关键点

• 回顾性研究中，对于已植入 LVAD 的患者，植入 ICD 的收益并不确定。

• LVAD 治疗前或治疗后出现室性心律失常的患者可能从植入 ICD 中获益，而无室性心律失常病史的患者并不一定需要 ICD。

• 对于二级预防或有起搏器适应证的患者，应考虑更换为 ICD 发生器。

• 皮下 ICD 可作为 ICD 治疗的一种替代方法，但存在电磁干扰和感知异常等风险。

• LVAD 植入术后可能会出现 EMI、右心室导线无法感知、ICD 治疗不当或治疗无效等电极及装置故障等问题，因此术后 ICD 程控非常重要。

• LVAD 患者可能出现血流动力学耐受的室性心律失常，除非患者的右心室衰竭风险高，保守的 ICD 程控策略是合理的。

参考文献

[1] Clerkin KJ, Topkara VK, Mancini DM, Yuzefpolskaya M, Demmer RT, Dizon JM, et al. The role of implantable cardioverter defibrillators in patients bridged to transplantation with a continuous-flow left ventricular assist device: a propensity score matched analysis. J Heart Lung Transplant. 2017;36(6):633–9.

[2] Ho G, Braun OÖ, Adler ED, Feld GK, Pretorius VG, Birgersdotter-Green U. Management of arrhythmias and cardiac implantable electronic devices in patients with left ventricular assist devices. JACC Clin Electrophysiol. 2018; 7:847–859.

[3] Al-Khatib SM, Stevenson WG, Ackerman MJ, Bryant WJ, Callans DJ, Curtis AB, et al. 2017 AHA/ACC/HRS Guideline for management of patients with ventricular arrhythmias and the prevention of sudden cardiac death: a report of the American College of Cardiology/American Heart Association Task Force on clinical practice guidelines and the heart rhythm society. Circulation. 2017.

[4] Feldman D, Pamboukian SV, Teuteberg JJ, Birks E, Lietz K, Moore SA, et al. The 2013 International Society for Heart and Lung Transplantation Guidelines for mechanical circulatory support: executive summary, vol 32. J Heart Lung Transplant Off Public Int Soc Heart Transplant. 2013; 157–87.

[5] Garan AR, Yuzefpolskaya M, Colombo PC, Morrow JP, Te-Frey R, Dano D, et al. Ventricular arrhythmias and implantable cardioverter-defibrillator therapy in patients with continuous-flow left ventricular assist devices: need for primary prevention? J Am Coll Cardiol. 2013;61(25):2542–50.

[6] Lee W, Tay A, Subbiah RN, Walker BD, Kuchar DL, Muthiah K, et al. Impact of implantable cardioverter defibrillators on survival of patients with centrifugal left ventricular assist devices. Pacing Clin Electrophysiol. 2015;38(8):925–33.

[7] Andersen M, Videbæk R, Boesgaard S, Sander K, Hansen PB,

Gustafsson F. Incidence of ventricular arrhythmias in patients on long-term support with a continuous-flow assist device (HeartMate II). J Heart Lung Transplant. 2009;28(7):733–5.

[8] Enriquez AD, Calenda B, Miller MA, Anyanwu AC, Pinney SP. The role of implantable cardioverter-defibrillators in patients with continuous flow left ventricular assist devices. Circ Arrhythm Electrophysiol. American Heart Association, Inc; 2013; 6(4):668–74.

[9] Clerkin KJ, Topkara VK, Demmer RT, Dizon JM, Yuzefpolskaya M, Fried JA, et al. Implantable cardioverter-defibrillators in patients with a continuous-flow left ventricular assist device. JACC Heart Fail. 2017;5(12):916–26.

[10] Elkaryoni A, Badarin FA, Khan MS, Ellakany K, Potturi N, Poonia J, et al. Implantable cardioverter-defibrillators and survival in advanced heart failure patients with continuous-flow left ventricular assist devices: a systematic review and meta-analysis. Europace. 2019;13(36):1080.

[11] Voigt A, Shalaby A, Saba S. Continued rise in rates of cardiovascular implantable electronic device infections in the united states: temporal trends and causative insights. Pacing Clin Electrophysiol. 2010;33(4):414–9.

[12] Riaz T, Nienaber JJC, Baddour LM, Walker RC, Park SJ, Sohail MR. Cardiovascular implantable electronic device infections in left ventricular assist device recipients. Pacing Clin Electrophysiol. 2014;37(2):225–30.

[13] Krishnamoorthy A, Pokorney SD, Lewis RK, Daubert JP, Greenfield RA, Hegland DD, et al. Cardiac implantable electronic device removal in patients with left ventricular assist device associated infections. J Cardiovasc Electrophysiol. 2014;25(11):1199–205.

[14] Raman AS, Shabari FR, Kar B, Loyalka P, Hariharan R. No electromagnetic interference occurred in a patient with a HeartMate

II left ventricular assist system and a subcutaneous implantable cardioverter-defibrillator. Tex Heart Inst J. 2016; 43(2):183–5.

[15] Gupta A, Subzposh F, Hankins SR, Kutalek SP. Subcutaneous implantable cardioverter-defibrillator implantation in a patient with a left ventricular assist device already in place. Tex Heart Inst J. Texas Heart® Institute, Houston; 2015; 42(2):140–3.

[16] Saeed D, Albert A, Westenfeld R, Maxhera B, Gramsch-Zabel H, O'Connor S, et al. Left ventricular assist device in a patient with a concomitant subcutaneous implantable cardioverter defibrillator. Circ Arrhythm Electrophysiol. American Heart Association, Inc; 2013; 6(3):e32–3.

[17] Pfeffer TJ, König T, Duncker D, Michalski R, Hohmann S, Oswald H, et al. Subcutaneous implantable cardioverter-defibrillator shocks after left ventricular assist device implantation. Circ Arrhythm Electrophysiol. 2016;9(11):e004633.

[18] Raffa GM, Morsolini M, Gentile G, Coppola G, Sciacca S. Should subcutaneous implantable cardioverter-defibrillators be implanted in patients who are candidates for continuous flow left ventricular assist device? Eur J Intern Med Elsevier. 2017;1(43):e30–2.

[19] Zormpas C, Mueller-Leisse J, Koenig T, Schmitto JD, Veltmann C, Duncker D. Electrocardiographic changes after implantation of a left ventricular assist device: Potential implications for subcutaneous defibrillator therapy. J Electrocardiol. 2019;52:29–34.

[20] Kühne M, Sakumura M, Reich SS, Sarrazin J-F, Wells D, Chalfoun N, et al. Simultaneous use of implantable cardioverter-defibrillators and left ventricular assist devices in patients with severe heart failure. Am J Cardiol. 2010;105(3):378–82.

[21] Boudghène-Stambouli F, Boulé S, Goéminne C, Botcherby E, Marquié C, Kouakam C, et al. Clinical implications of left ventricular assist device implantation in patients with an implantable cardioverter-defibrillator. J Interv Card Electrophysiol. Springer US; 2014; 39(2):177–84.

[22] Matthews JC, Betley D, Morady F, Pelosi F. Adverse interaction between a left ventricular assist device and an implantable cardioverter defibrillator. J Cardio Electrophysiol. Blackwell Publishing Inc; 2007; 18(10):1107–8.

[23] Mehta R, Doshi AA, Hasan AK, Love CJ, Pizzuto M, Sai-Sudhakar C, et al. Device interactions in patients with advanced cardiomyopathy. J Am Coll Cardiol. 2008;51(16):1613–4.

[24] Biviano A, Mancini D, Naka Y, Arellano J, Garan H. Overcoming electromagnetic interference by LVADs on ICD function by shielding the ICD programmer wand and extension cable. Pacing Clin Electrophysiol. 2009; 32(7):945–8.

[25] Netzler PC, Vasuki N, Peura JL, Gold MR. Interactions between a left ventricular assist device and implantable cardioverter-defibrillator.

Pacing Clin Electrophysiol. 2012;35(9):e272–3.

[26] Duncker D, Gardiwal A, Oswald H, Luesebrink U, klein G. The creative method to reduce device-device interferences. Pacing Clin Electrophysiol. 2010; 33(7):909–10.

[27] Sehatbakhsh S, Kushnir A, Kabach M, Kolek M, Chait R, Ghumman W. A case of electromagnetic interference between HeartMate 3 LVAD and implantable cardioverter defibrillator. Pacing Clin Electrophysiol. 2018;41(2):218–20.

[28] Duncker D, König T, Müller-Leisse J, Michalski R, Oswald H, Schmitto JD, et al. Electric smog: telemetry interference between ICD and LVAD. Herzschrittmacherther Elektrophysiol. 2017;28(3):257–9.

[29] Jacob S, Cherian PK, Ghumman WS, Das MK. "Pseudo" Faraday cage: a solution for telemetry link interaction between a left ventricular assist device and an implantable cardioverter defibrillator. J Interv Card Electrophysiol. 2010;28(3):221–5.

[30] Ambardekar AV, Lowery CM, Allen LA, Cannon AP, Cleveland JC, Lindenfeld J, et al. Effect of left ventricular assist device placement on preexisting implantable cardioverter-defibrillator leads. J Cardiac Fail. 2010;16(4):327–31.

[31] Thomas IC, Cork DP, Levy A, Nayak H, Beshai JF, Burke MC, et al. ICD lead parameters, performance, and adverse events following continuous-flow LVAD implantation. Pacing Clin Electrophysiol. 2014;37(4):464–72.

[32] Saeed M, Hanna I, Robotis D, Styperek R, Polosajian L, Khan A, et al. Programming Implantable Cardioverter-Defibrillators in Patients with Primary Prevention Indication to Prolong Time to First Shock: Results from the PROVIDE Study. J Cardiovasc Electrophysiol. 2014;25(1):52–9.

[33] Gasparini M, Proclemer A, Klersy C, Kloppe A, Lunati M, Ferrer JBM, et al. Effect of long-detection interval vs standard-detection interval for implantable cardioverter-defibrillators on antitachycardia pacing and shock delivery: The ADVANCE III Randomized Clinical Trial. JAMA. American Medical Association; 2013; 309(18):1903–11.

[34] Wathen MS, DeGroot PJ, Sweeney MO, Stark AJ, Otterness MF, Adkisson WO, et al. Prospective randomized multicenter trial of empirical antitachycardia pacing versus shocks for spontaneous rapid ventricular tachycardia in patients with implantable cardioverter-defibrillators: pacing fast ventricular tachycardia reduces shock therapies (PainFREE Rx II) trial results. Circulation. 2004;110(17):2591–6.

[35] Moss AJ, Hall WJ, Cannom DS, Klein H, Brown MW, Daubert JP, et al. Cardiacresynchronization therapy for the prevention of heart-failure events. N Engl J Med. 2009;361(14):1329–38.

[36] Richardson TD, Hale L, Arteaga C, Xu M, Keebler M, Schlendorf K, et al. Prospective randomized evaluation of implantable cardioverter-defibrillator programming in patients with a left ventricular assist device. J Am Heart Assoc. 2018;7(5):e007748.

第16章 可穿戴式心律转复除颤器的适应证和使用
Indications and Use of the Wearable Cardioverter-Defibrillator

Michael Eskander MD　David Krummen MD　著

刘慧意 译　薛玉梅 校

一、病例介绍

患者，男性，62岁，有非缺血性心肌病病史，因肺炎、心房颤动伴快速心室率、失代偿性充血性心力衰竭入住重症监护病房。患者开始接受抗生素、房室结阻断药、抗凝和静脉利尿药治疗。连续心电图和心脏生物标志物监测未显示急性心肌梗死证据。心电遥测监测显示频繁的心室异位激动，并出现非持续性室性心动过速。经胸超声心动图显示左心室射血分数从之前的50%降低至20%（正常值55%～65%）。考虑到患者的心源性猝死风险，患者的住院医生团队就患者是否适合可穿戴式心律转复除颤器（wearable cardioverter-defibrillator，WCD）要求心内科会诊。

二、概述

室性心动过速和心室颤动是心源性猝死（sudden cardiac death，SCD）的主要原因，每年全球约300万患者受影响[1]。虽然植入式心律转复除颤器对持续性室性心律失常患者提供了明确的保护[2]，但许多患者不适合植入ICD，原因包括近期诊断为心力衰竭、存在感染或其他因素。

WCD是ICD的替代方案，它是一种独立的外部背心，能够自动检测室性心律失常并进行除颤，从而挽救生命。本章的目的是探讨技术，回顾从WCD治疗中获益的患者，并讨论目前关于WCD使用的相关医学知识。

三、可穿戴式心律转复除颤器

WCD包括2个肩带和1条腰带（可放置2个背部除颤垫和1个前胸部除颤垫）、腰带上的4个传感电极，以及一个通过电线连接的便携式电池/监测单元（可连接到腰带或患者的衣服上）（图16-1）。用户可以调节肩带和腰带以相对舒适地贴合躯干。

四、WCD的功能

在正常功能状态下，WCD腰带上的4个电极持续监测患者的心律，电池或监控单元中的微处理器实时分析心律。监测电极通过弹性带的张力固定在位置上，并提供两个体表心电图导联[3]。通过程控心律失常检测以适应正常节律与VT/VF的不同预期频率。WCD需要正确安装，确保电极与皮肤适当接触，以避免噪音和设备频繁报警。

心律失常的检测是基于程控的心率和波形标准。如果检测到VT或VF，WCD启动一系列程序化措施。这些措施包括发出声音信号，震动佩戴者的胸部，以及对佩戴者和附近旁观者发出即将发生的电击的口头警报。如果WCD没有接收到佩戴者的回应，除颤器电极会释放出蓝色导电凝胶，并以预先设定的能量水平发送多达5次双相电击。或者，患者也可以按住应答按钮，使声音警告静音，并延迟治疗。

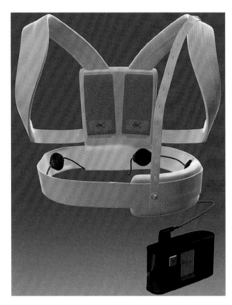

▲ 图 16-1　可穿戴式心律转复除颤器，包括肩带、腰带、电极和可拆卸电池组 / 监测装置（Lifevest，Zoll Medical Corp）

五、ICD 植入与消除 SCD 风险的时间差距

目前，患者被诊断出与猝死风险相关的疾病的时间与他们适合植入 ICD 的时间之间存在差距。这一差距源于 DINAMIT[4] 和 IRIS[5] 两项试验的试验结果。上述试验纳入左心室射血分数≤35% 的心肌梗死患者，随机分为早期植入 ICD 组（6～40 天）与药物治疗组，结果均提示尽管心律失常相关死亡人数减少，早期植入 ICD 组患者死亡率没有改善。早期非心律失常相关死亡的风险更高，因此两组患者总体死亡率相近[4,5]。不幸的是，在心肌梗死合并左心室功能障碍、心力衰竭或这两种情况均存在的同一人群中，SCD 风险在前 30 天内最高，为每月 1.4%～2.3%[6]。

在血运重建后早期左心室功能不全的患者中也存在类似的时间差距。这主要是基于 MADIT 和 CABG-Patch 试验中为一级预防 SCD 而植入 ICD 的缺血性心肌病患者的特性[7,8]。虽然心脏电生理专业学会不会拒绝为这些患者植入 ICD，但美国医疗保险和医疗补助服务中心（Centers for Medieare and Medicaid Services，CMS）拒绝为过去 90 天内接受血运重建的患者报销接受一级预防 ICD 而产

生的医疗费用。Weintraub 等最近对 NCDR 进行的调查也表明，左心室功能不全和近期经皮冠状动脉介入治疗的患者 30 天死亡率较高，为 3%[9]。

此外，有些患者符合 ICD 植入适应证，但由于合并症（如装置感染、血管通路或近期外科手术），装置植入必须推迟或中断。这些患者仍有发生 SCD 的风险。对于这些群体，WCD 仍然是降低 SCD 风险的一个选择。

六、适用人群

目前的专家共识文件认为在以下情况可以使用 WCD 治疗[10]（表 16-1）：有 ICD 适应证，但由于患者因素必须推迟或中断植入装置；在等待指南指导的药物治疗起效期间，须持续对左心室功能进行评估；或者由于国家覆盖要求，WCD 作为植入 ICD 之前的过渡。

七、WCD 的治疗率及有效性

美国上市后研究报道了 8453 例心肌梗死后接受 WCD 治疗患者的结局。总体而言，133 例患者（占纳入人群的 1.6%）发生了共 146 起 VT/VF 事件。总体电击成功率为 82%，其中 91% 立即存活。值得注意的是，电击成功率与患者血运重建是否成功有相关，血运重建成功的患者电击治疗成功率为 95%，而在未能血运重建的患者中仅 84%[11]。WEARIT Ⅱ 注册研究纳入了 2000 例患者，其中 40% 为缺血性心肌病，46% 为非缺血性心肌病[12]。值得注意的是，患者每天使用 WCD 的中位时间为 22.5h。41 例患者共发生 120 次持续性室性快速性心律失常，54% 接受了适当的电击治疗。仅 10 例（0.5%）患者接受了不恰当的 WCD 治疗。在其他研究中，Ellenbogen 及其同事发现，WCD 对移除 ICD 的患者有潜在益处[13]。然而，这些研究本质上是观察性的，我们仍需要随机试验研究数据来证明 WCD 对高危患者的有效性。

八、VEST 试验

2018 年，随机、多中心 VEST 试验[14] 结果发

表，表明在近期发生心肌梗死且射血分数≤35%的患者中，可穿戴式心律转复除颤器与对照相比，未显著降低主要终点（心律失常性死亡）的发生率（图 16-2）。

VEST 试验的一个重要发现是，患者每天的平均佩戴时长为（14.0±9.3）h，显著低于推荐时长，提示导致本试验不良结局的一个潜在因素是患者依从性欠佳。因此，改善穿戴性和舒适度的 WCD 未来迭代可能提供更高水平的依从性，增加 WCD 治疗成功的概率。

表 16-1　WCD 治疗的指征		
WCD 治疗的指征	推荐级别	证据水平
有明确指征的已植入 / 永久性装置因出现暂时性禁忌或由于感染等需中断 ICD 时，推荐使用 WCD	Ⅱ a	C
推荐将 WCD 作为一种过渡治疗方式用于心脏移植等这类确切的治疗	Ⅱ a	C
对于 ICD 可能降低 SCD 风险但不改善总生存率的患者，如急性心肌梗死 40 天内的患者，WCD 可能作为过渡治疗使用	Ⅱ b	C
考虑增高的 SCD 风险随着时间或随着左心室功能障碍治疗而解决时（如新诊断的非缺血性扩张性心肌病患者），可能有理由使用 WCD	Ⅱ b	C
当预计非心律失常风险显著超过心律失常风险时，不应使用 WCD，特别是预计生存期不超过 6 个月	Ⅲ：没有获益	C

WCD. 可穿戴式心律转复除颤器；ICD. 植入式心律转复除颤器；SCD. 心源性猝死

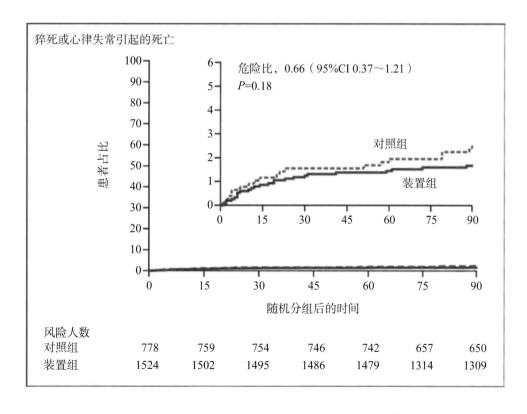

▲ 图 16-2　VEST 试验中室性心律失常导致的猝死[14]

经许可转载

九、WCD 使用的争议

目前，WCD 在 EF＜35% 的常规新发心肌病患者中的治疗效果尚不确定。根据 VEST 试验的结果，常规用药可能无法改善此类患者的结局。然而，这一人群中，有一些高危亚组使用 WCD 可能会获益。尽管人们认为这项技术很有必要，但关于 WCD 用于预防心源性猝死的观察性研究存在争议，进而导致 WCD 的应用存在显著差异[15]。

十、WCD 的局限性

WCD 的当前使用存在一些局限性。如前所述，WCD 在监测和治疗 VT 和 VF 方面的效果可能与佩戴者的依从性潜在相关。在 WEARIT/BIROAD 研究中，289 例患者中有 68 例因"舒适度问题或不良反应"停止佩戴，研究中的其他人也报道了皮疹或瘙痒[16]。此外，该设备不能在洗澡或激烈的水上运动期间提供保护。最后，由于该装置是外部佩戴，因此没有电击后起搏或心动过缓起搏功能。

十一、目前建议

WCD 的最佳使用指征仍存在争议。但对于心脏移植等待期、符合 ICD 适应证但因血管通路或全身感染而延缓或中断植入 ICD 的 SCD 高危患者，推荐 WCD 治疗。对于其他 SCD 风险特别高的患者，可根据具体情况考虑使用。

十二、未来方向

目前新技术正在开发，以解决现有可穿戴式心律转复除颤器的局限性。虽然还没有获得 FDA 的批准，也没有在市场上市，但 Element Science 公司正在开发一种 WCD 的补丁版本，它由两个小补丁组成，可以穿在衣服里面。这些和其他类似的技术应用使 WCD 变得更舒适和防水，可能会提高用户的佩戴依从性。

十三、病例总结

本章前面介绍的患者由于左心室功能低（＜25%）和频发的非持续性室性心动过速，猝死风险增加，因此医生给他使用了 WCD。WCD 治疗第 17 天，患者出现持续性室性心动过速和晕厥。WCD 精准地监测到了心律失常，并实施了挽救生命的电击（图 16-3）。患者在入院后 3 个月接受了永久性 ICD 治疗，并继续接受电生理随访。

十四、关键点

• 由于 VEST 试验的阴性结果，WCD 的使用仍存在争议。

• 专家意见认为 WCD 合理应用的指征如下。

  – ICD 中断治疗的患者（移除装置）。

  – 等待心脏移植的患者。

  – 对于其他 SCD 风险特别高的患者，可根据具体情况考虑使用。

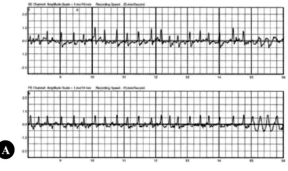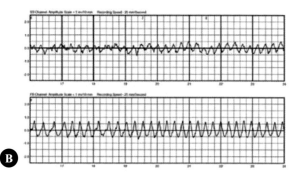

▲ 图 16-3　A. 可穿戴式心律转复除颤器（WCD）事件片段报告的典型格式包括连续 2 个心电图通道（SS 和 FB）；B. 本次事件从快速心房颤动开始，然后退化为持续性室性心动过速

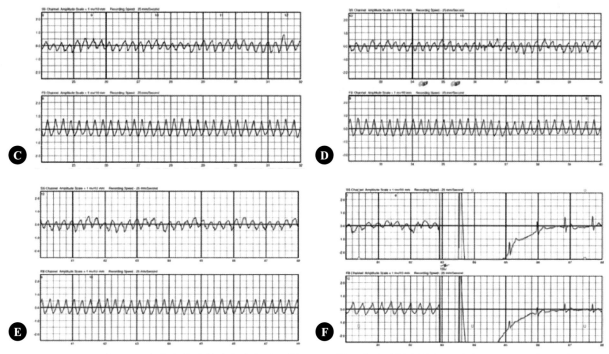

▲ 图 16–3（续）　C. 本次事件从快速心房颤动开始，然后退化为持续性室性心动过速；D. WCD 检测到的室性心动过速；E. WCD 警告佩戴者即将发生电击，并等待佩戴者做出反应；F. 成功发出电击，恢复窦性心律

参考文献

[1] Nichol G, Thomas E, Callaway CW, et al. Regional variation in out-of-hospital cardiac arrest incidence and outcome. JAMA. 2008;300:1423–31.

[2] Epstein AE, DiMarco JP, Ellenbogen KA, et al. 2012 ACCF/AHA/HRS focused update incorporated into the ACCF/AHA/HRS 2008 guidelines for device-based therapy of cardiac rhythm abnormalities: a report of the American College of Cardiology Foundation/ American Heart Association Task Force on Practice Guidelines and the Heart Rhythm Society. J Am Coll Cardiol. 2013;61:e6–75.

[3] Sharma PS, Bordachar P, Ellenbogen KA. Indications and use of the wearable cardiac defibrillator. Eur Heart J. 2017;38:258–67.

[4] Hohnloser SH, Kuck KH, Dorian P, et al. Prophylactic use of an implantable cardioverter- defibrillator after acute myocardial infarction. N Engl J Med. 2004;351:2481–8.

[5] Steinbeck G, Andresen D, Seidl K, et al. Defibrillator implantation early after myocardial infarction. N Engl J Med. 2009;361:1427–36.

[6] Solomon SD, Zelenkofske S, McMurray JJ, et al. Sudden death in patients with myocardial infarction and left ventricular dysfunction, heart failure, or both. N Engl J Med. 2005;352:2581–8.

[7] Moss AJ, Hall WJ, Cannom DS et al. Improved survival with an implanted defibrillator in patients with coronary disease at high risk for ventricular arrhythmia. Multicenter Automatic Defibrillator Implantation Trial Investigators. N Engl J Med. 1996;335:1933–40.

[8] Bigger JT, Jr. Prophylactic use of implanted cardiac defibrillators in patients at high risk for ventricular arrhythmias after coronary-artery bypass graft surgery. Coronary Artery Bypass Graft (CABG) Patch Trial Investigators. N Engl J Med. 1997;337:1569–75.

[9] Weintraub WS, Grau-Sepulveda MV, Weiss JM, et al. Prediction of long-term mortality after percutaneous coronary intervention in older adults: results from the National Cardiovascular Data Registry. Circulation. 2012;125:1501–10.

[10] Piccini JP Sr, Allen LA, Kudenchuk PJ, et al. Wearable cardioverter-defibrillator therapy for the prevention of sudden cardiac death: a science advisory from the American Heart Association. Circulation. 2016;133:1715–27.

[11] Epstein AE, Abraham WT, Bianco NR, et al. Wearable cardioverter-defibrillator use in patients perceived to be at high risk early post-myocardial infarction. J Am Coll Cardiol. 2013;62:2000–7.

[12] Kutyifa V, Moss AJ, Klein H, et al. Use of the wearable cardioverter defibrillator in highrisk cardiac patients: data from the Prospective Registry of Patients Using the Wearable Cardioverter Defibrillator (WEARIT-II Registry). Circulation. 2015;132:1613–9.

[13] Ellenbogen KA, Koneru JN, Sharma PS, Deshpande S, Wan C, Szymkiewicz SJ. Benefit of the wearable cardioverter-defibrillator in protecting patients after implantable-cardioverter defibrillator explant: results from the national registry. JACC Clin Electrophysiol. 2017;3:243–50.

[14] Olgin JE, Pletcher MJ, Vittinghoff E, et al. Wearable cardioverter-defibrillator after myocardial infarction. N Engl J Med. 2018;379:1205–15.

[15] Masri A, Altibi AM, Erqou S, et al. Wearable cardioverter-defibrillator therapy for the prevention of sudden cardiac death: a systematic review and meta-analysis. JACC Clin Electrophysiol. 2019;5:152–61.

[16] Feldman AM, Klein H, Tchou P, et al. Use of a wearable defibrillator in terminating tachyarrhythmias in patients at high risk for sudden death: results of the WEARIT/BIROAD. Pacing Clin Electrophysiol. 2004;27:4–9.

第 17 章　姑息治疗中的心脏器械管理
Cardiac Device Management in Palliative Care

Patrick Azcarate　Stephanie Yoakum　著

刘慧意　译　薛玉梅　校

一、病例介绍 1

GJ 是一名 94 岁男性，既往有持续性心房颤动、因病态窦房结综合征植入 s/p 双腔起搏器病史，因缺血性心肌病伴 EF20%～30%，s/p 升级至双心室植入式心律转复除颤器。在基础心率为 40～50 次 / 分时，GJ 心室起搏率为 97%。他的 ICD 电池还剩 9 个月。该患者到门诊就诊，并表示在过去几个月内已跌倒 4 次，生活质量持续下降，命不久矣。他担心如果妻子先去世，就没有人照顾他了。他希望他的妻子能够去日本看望家人，过自己的生活。因此，GJ 要求关闭 ICD 治疗，但不确定是否需要更换发生器。

二、概述

据估计，每年有 100 万人植入心脏植入式电子器械，如起搏器（pacemaker，PM）和植入式心律转复除颤器。虽然这些进步提高了生活质量，降低了死亡率，但所有患者最终都会因为心脏病或其他健康问题（如癌症、神经或呼吸系统疾病）的进展而走向死亡。在他们生命的最后数周，大约 20% 植入 ICD 的患者会接受电击，引起疼痛降低生活质量[1-3]。不想延长生命或经历痛苦的想法可能使患者及其家人要求停用 ICD 或起搏器，或改变治疗方法。

三、讨论热点

停用 CIED 可能导致情感困扰，并带来伦理、宗教和某些情况下的法律问题。一些人可能会质疑撤销 CIED 治疗是否类似于辅助自杀或安乐死。关于在接近生命末期或要求停止治疗的患者中管理 CIED 的 HRS 专家共识声明[4]（HRS Expert Consensus Statement）驳斥了这一观点。在这种情况下，临床医师的目的是停止不再需要的治疗，并允许患者自然死于基础疾病，而不是终止患者的生命[5, 6]。患者自主决策至关重要。患者自主决定法案（Patient Self-Determination Act）为患者或其代理人提供保护，使其在与临床团队讨论后决定最适合自己的方案。如果患者、家属或代理决策者之间存在冲突，则应考虑进行伦理咨询。

研究表明，患者、家属和一些临床医师对停用 CIED 与停用其他治疗（如机械通气、透析或营养管）的看法不同。临床医师有责任对患者、家属和同事进行讨论和教育，告诉他们体内治疗和体外治疗之间没有伦理或法律上的区别。此外，临床医师应告知临终患者停用 CIED 是一种选择，就像撤除或停止其他治疗一样（图 17-1）。

在 CIED 植入前，临床医师必须利用共同决策，并与患者及其家人进行主动对话，以最大限度地减少生命末期的痛苦。我们应强烈鼓励 CIED 患者提前接受指导，以避免代理决策者面临伦理困境。

在与患者和家属进行这些讨论时，重要的是明确 ICD 和起搏器之间的差异。ICD 可提供快速治疗或心律失常治疗，如室性心动过速或心室颤动。起搏器用于预防心动过缓或治疗房室结传导阻滞。可以关闭 ICD 但维持起搏器功能，也可

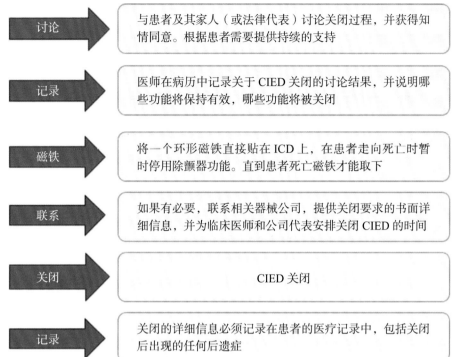

◀ 图 17-1　CIED 关闭流程
CIED. 心脏植入式电子器械；
ICD. 植入式心律转复除颤器

讨论　与患者及其家人（或法律代表）讨论关闭过程，并获得知情同意。根据患者需要提供持续的支持

记录　医师在病历中记录关于 CIED 关闭的讨论结果，并说明哪些功能将保持有效，哪些功能将被关闭

磁铁　将一个环形磁铁直接贴在 ICD 上，在患者走向死亡时暂时停用除颤器功能。直到患者死亡磁铁才能取下

联系　如果有必要，联系相关器械公司，提供关闭要求的书面详细信息，并为临床医师和公司代表安排关闭 CIED 的时间

关闭　CIED 关闭

记录　关闭的详细信息必须记录在患者的医疗记录中，包括关闭后出现的任何后遗症

以将两者同时关闭。患者和家属需要意识到，如果他们依赖起搏器，关闭起搏器后可能很快会死亡。有关各方需要明确心动过速疗法（ICD）和心动过缓疗法（起搏器）之间的区别。临床医师有权以任何理由拒绝关闭心脏起搏器。在这种情况下，另一名医生应该承担起患者的护理任务。

四、如何关闭起搏器和除颤器

植入和随访 CIED 的所有医师或机构都应具有明确起搏器和 ICD 撤除流程或标准化流程。多学科团队的成员，包括咨询团队、社会工作、姑息治疗等，应在适当情况下参与停用过程。理想情况下，应尽早就停用 CIED 展开讨论，而不是在最后阶段。

在与患者及其家属讨论时，应讨论以下几点。

- 停用 CIED 并不痛苦。
- 如果患者的情况在停用 CIED 后发生变化，患者可以要求重新启用 CIED。
- 停用 ICD 的除颤功能并不停用起搏功能。
- 依赖起搏器的患者可能很快死亡。

五、关闭 CIED 的后续管理

- 关闭 CIED 可在急症治疗机构、门诊、专业护理机构或患者家中进行。
- 如果患者有认知能力，在患者无法参与治疗过程时，应与患者及其家属或指定的替代决策者讨论后，签署知情同意。
- 病历中应详细记录讨论过程，包括关闭装置的后果和关闭装置的计划。
- 应在病历中记录责任医师发出的关闭装置的命令，包括要关闭的特定治疗，如果有不需要关闭的治疗也需要记录。
- 有经验的临床医生或行业雇佣的专业人员（industry employed allied professional，IEAP）可以在医务人员的指导和监督下关闭设备或关闭特定治疗。
- 关闭 CIED 后患者可能会出现症状，应在关闭之前准备相关药物，确保随时可以使用。

六、关闭 ICD

- 如果关闭抗心动过速治疗在后续管理方面出现延迟，则可以在 ICD 上方放置一个环形磁铁，

以停用抗心动过速治疗，心动过缓起搏不受影响。

• 应根据医嘱重新程控治疗区域以关闭抗心动过速治疗。

• 重要的是要明确电击疗法和抗心动过速起搏疗法是否应同时关闭，因为一些患者可能不想接受电击，但希望接受无疼痛的起搏疗法。

• 所有报告抗心动过速停用的远程监控和声音警报都应该关闭。

七、关闭起搏器

• 通过程控至特定模式（如 OOO、ODD 或 OSO）以关闭起搏治疗。

• 如果这些模式不可用，可以降低心率并将输出调整到阈值以下。

• 所有报告起搏停止的远程监测和声音警报都应该关闭。

• 再次提醒患者及其家属，如果患者依赖起搏器，可能很快死亡。

• 如果患者正在使用遥测技术，应考虑关闭监视器，因为警报令人痛苦。

八、病例总结

在与 GJ 及其妻子讨论后，他选择了关闭 ICD 治疗。GJ 决定更换脉冲发生器，但要等到设备寿命耗尽才做最终决定。GJ 选择在更换发生器时关闭抗心动过速治疗。他的健康状况持续恶化，他和妻子搬到另一个离家人更近的城市寻求支持治疗。

九、病例介绍 2

MP 先生是一名 78 岁的男性，因心肌缺血导致左心室收缩功能障碍而进展成心力衰竭。最近的超声心动图显示，他的射血分数为 15%。在过去的 6 个月里，他曾两次住进当地医院。现在，他每晚憋醒 2 次，走到洗手间都感到呼吸急促，双下肢浮肿。他的监护人很担心，因为他不能再和她一起旅行了。患者随后接受了 HM2 LVAD 置入，术后并发肺炎。最终他出院回家，在数周后

的随访中发现恢复良好。6 个月后，患者因疲劳而入院，并出现室性心动过速，需要电复律。他说，他经常感到疲劳，疼痛加剧，情绪低落。我们咨询了姑息治疗和精神病学。他们建议更好地控制疼痛，患者开始服用 SSRI。6 个月后，他仍有无法控制的疼痛。在患者、护理者和心脏科医师就治疗目标进行了交谈后，患者表明，如果他的疼痛继续恶化，导致功能状态下降，他将倾向于以舒适为重点的治疗。他的护理人员问道，植入 LVAD 后的舒适护理是怎样的？

姑息治疗中的 LVAD 注意事项

2013—2016 年，美国大约有 620 万心力衰竭患者[7]。随着心力衰竭发生率增加，接受左心室辅助装置治疗的患者数量也在增加，从 2006 年的 98 例增加至 2014 年的 2423 例[8]。LVAD 是一种机械循环支持装置，适用于 D 期心力衰竭患者，可作为心力衰竭恢复前、心脏移植前、决定治疗决策前的桥接过渡治疗或作为终生替代治疗。LVAD 最初主要作为其他治疗的过渡，现在 LVAD 作为 DT 的比例从 2006 年的 14.7% 增加到 2014 年的 45.7%[8]。LVAD 作为 DT 比例升高可能是因为与药物治疗相比，LVAD 可以改善进展性心力衰竭患者的症状和生存率[9]，这些进展继续提高了生存率[10]。然而，除了这些潜在获益之外，植入 LVAD 还会发生感染、出血和脑卒中等常见的并发症，甚至导致死亡。在植入 LVAD 之前，患者必须了解该装置的获益和风险，此外还有一个重要的考虑因素：何时停止该装置的治疗。鼓励医师对所有晚期心力衰竭患者进行生命末期护理讨论，考虑到 LVAD 引起的独特伦理讨论，对有 LVAD 的患者进行这一讨论更为重要[11]。

十、讨论热点

在植入 LVAD 前，了解患者和护理者对生命末期的期望很重要，原因有几个。首先，大多数 LVAD 患者会死于 LVAD。这可能是因为该装置是作为终生替代治疗植入的，或者最初是作为过

渡治疗，但后续没有进行心脏移植。其次，植入
LVAD 后生命的终结很难想象，患者和照护者经常
对这一过程表示困惑。因此，医生必须就该过程
和某些撤机的指征诚实地与患者和照护者进行交
谈。最后，在植入前进行这些对话很重要，因为
患者可能会迅速失代偿，无法参与治疗决策。一
般来说，关于停止 LVAD 治疗的讨论必须包括停
止的原因，关闭 LVAD 的过程，包括设置、症状
管理和预后。对于这些情况，咨询姑息治疗提供
者可能会有帮助，他们可以为这些讨论提供额外
的支持。

　　LVAD 在以下三种临床场景中可能需要关闭：
突然出现泵衰竭或 LVAD 并发症（脓毒症或脑卒
中）、生活质量差或出现严重合并症（如癌症或痴
呆）（图 17-2）[11, 12]。如果发生上述情况，患者或
照护者将要求关闭设备，或者医疗保健提供者可
能会建议关闭设备。撤除 LVAD 确实引起了独特
的伦理讨论，因为一些患者和照护者可能将撤除
LVAD 视为医师协助自杀或安乐死，还有一些人认
为这与他们的宗教信仰相矛盾[13]。然而，根据患
者自主决定法案，患者有权撤除或拒绝药物治疗，
从而走向自然死亡[13]。这一行为保护了患者撤除
左心室辅助装置的权利，从终末期心力衰竭自然
进展至死亡[4]。与此相反，安乐死或医生协助自
杀是代表患者或医务人员采取致命行为导致死亡。
向患者及其照护者解释这一差异有助于指导关于
设备关闭的决策对话。

　　其他重要的需要考虑的内容包括哪些其他形
式的治疗需要继续或停止。具体而言，医护人员
应考虑在 LVAD 停用时停用抗生素、血管加压药、
鼻饲、ICD 和机械通气。这对患者及其照护者来
说可能难以承受。因此，医护人员应向他们提供
更具体的建议，并且保证无论是因为停止哪种特
定治疗而引起的不适，都将予以治疗。这可能对
患者及其照护者有所帮助[13, 14]。最后，临床团队
应停止所有非针对症状缓解的监测，包括无创血
压监测和脉搏血氧仪。

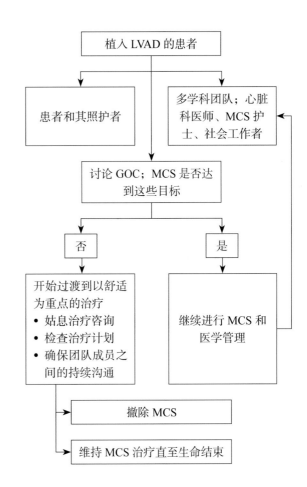

▲ 图 17-2　LVAD 处理和姑息治疗流程
LVAD. 左心室辅助装置；GOC. 治疗目标；MCS. 机械循
环支持

十一、关闭 LVAD

　　如果要求关闭装置，重要的是审查关闭过
程、即将开始和（或）停止的药物，以及明确撤
除 LVAD 的预期预后。LVAD 关闭通常在医院进
行，但也有一些患者是在家里进行的[15]。在这种
情况下，需要由心脏病学、姑息治疗、个案管理
师和社会工作者组成的多学科团队来完成。首先，
向家属描述过程。接下来，患者和照护者会决定
何时何地进行关闭。他们应该意识到，一旦关闭
装置，患者的寿命可能只剩数小时，尽管有一些
患者在关闭左心室辅助装置后仍然可以存活几天。
一旦时间和地点确定，团队的其他成员就可以与
患者及其护理人员见面。

　　在 LVAD 关闭之前，团队要记住一旦关闭

LVAD，心输出量将显著减少，限制药物的循环。因此，在装置停用之前，患者进行适当用药很重要[16]。术前用药的一般目标包括使用SQ阿片类药物将呼吸频率降低至16～20次/分，使用SQ抗焦虑药缓解器械停用后发生的呼吸困难和焦虑[17]。其他药物可能包括舌下含服阿片类药物或抗焦虑药、用于增加分泌的抗胆碱能药、用于治疗焦虑的氟哌啶醇。症状可能很快出现，因此医务人员应提高警惕，以备随时快速给药，最大限度地缓解患者不适。

在充分的术前用药后，患者可以开始关闭LVAD。在关闭泵的同时必须关闭警报，以避免设备报警困扰患者和他们的照护者。LVAD的关闭可由熟悉该设备的MCS团队供应商完成。虽然LVAD有不同的类型，但基本的关闭顺序相似，可由供应商或设备代表完成（框17-1）。或者，HeartMate Ⅱ或HeartMate 3可以分别将速度降低至8000转或4000转以下，以激活延长关闭报警选项（关闭所有报警4h）。一旦关闭泵，患者可能会出现呼吸急促和焦虑，可以通过舌下药物缓解。患者可能会迅速失代偿，因此在患者附近配备能够有效用药的医务人员非常重要。

框 17-1 关闭 LVAD

HeartMate Ⅱ或HeartMate 3 LVAD* 的基本关闭步骤清单
- 移除系统控制器上的电池，关闭备份警告
- 按下控制器上的静音报警按钮
- 通过移除主电源底座上的黑白电缆来移除控制器电源（同时移除2条电缆将限制报警）
- 将LVAD驱动线从控制器上分离

---

*. HeartWate生产的左心室辅助装置（LVAD）的关闭可以跳过步骤1，其余步骤基本相似（改编自Gafford et al[17].）

医务人员还应讨论患者死亡后的计划，因为LVAD可能需要在火化前移除。在这种情况下，医务人员应与殡仪馆沟通以明确他们应该怎么处理LVAD。如果患者在家中去世，医务人员还需要知道哪些设备可以保留，哪些设备应该归还（如电池、电缆等）。

十二、病例总结

数周过去了，MP先生的功能状况继续恶化。最终，他因气短恶化到医院就诊，并且反复发作室性心动过速，需要再次复律。在与心内科、姑息治疗和精神科团队讨论，并明确患者的治疗目标后，医师决定停用LVAD，继续进行以舒适为重点的治疗。患者及其照护者得知其剩余寿命不到一天，在患者的家人和朋友聚集在一起后，由心内科和LVAD团队开始关闭装置，并给予抗焦虑药和止痛药以预防患者呼吸困难并缓解疼痛。关闭器械8h后，患者舒适地离开人世。团队人员对患者家属表示哀悼。

十三、关键点

- 应患者或其指定的替代决策者的要求，CIED和LVAD可合法停用。
- 治疗CIED和LVAD患者的机构应具备CIED停用方案。
- 在停用CIED或LVAD之前，临床医师应与患者和（或）其代理决策者讨论停用过程和可能的潜在结局并记录在病历中。
- 停用CIED需要责任医师出具命令，明确哪些治疗应关闭，哪些治疗应继续启用。
- CIED或LVAD的关闭应由有专业知识且有能力的临床医师或行业雇用的相关专业人员按照医嘱进行。有的临床医师可以选择不参与CIED的停用，但他们应该找到有资质的临床医师代替。

参考文献

[1] Ahmad M, Bloomstein L, Roelke M, Bernstein AD, Parsonnet V. Patients' attitudes toward implanted defibrillator shocks. Pacing Clin Electrophysiol. 2000;23(6):934–38. 7.

[2] Schron EB, Exner DV, Yao Q, et al. Quality of life in the antiarrhythmics versus implantable defibrillators trial: impact of therapy and influence of adverse symptoms and defibrillator shocks. Circulation.

2002;105(5):589–94.

[3] Goldstein NE, Lampert R, Bradley E, Lynn J, Krumholz HM. Management of implantable cardioverter defibrillators in end-of-life care. Ann Intern Med. 2004; 141(11):835–8. 2.

[4] Lampert R, Hayes DL, Annas GJ, et al. HRS expert consensus statement on the management of cardiovascular implantable electronic devices (CIEDs) in patients nearing end of life or requesting withdrawal of therapy. Heart Rhythm. 2010;7(7):1008–26. https://doi. org/10.1016/ j.hrthm.2010.04.033.

[5] The Ethics and Human Rights Committee. American College of Physicians (ACP) Ethics Manual: Fifth Edition. Ann Intern Med. 2005;142:560–82.

[6] Meisel A, Snyder L, Quill T. Seven legal barriers to end-of-life care: myths, realities, and grains of truth. JAMA. 2000;284(19):2495–501.

[7] Agency for Clinical Information, NSW Guidelines for Deactivation of Implantable Cardioverter Defibrillators at the End of Life 2015, NSW Department of Health.

[8] Benjamin et al. Heart disease and stroke statistics – 2019 Update. Circulation 31 Jan 2019.

[9] Rose EA, Gelijns AC, Moskowitz AJ, et al. Long-term use of a left ventricular assist device for end-stage heart failure. N Engl J Med. 2001;345(20):1435–43. https://doi.org/10.1056/ nejmoa012175.

[10] Slaughter MS, Rogers JG, Milano CA, et al. Advanced heart failure treated with continuous- flow left ventricular assist device. N Engl J Med. 2009;361(23):2241–51. https://doi. org/10.1056/nejmoa0909938.

[11] Adler ED, Goldfinger JZ, Kalman J, Park ME, Meier DE. Palliative care in the treatment of advanced heart failure. Circulation. 2009;120(25):2597–606. https://doi.org/10.1161/ circulationaha.109.869123.

[12] Brush S, Budge D, Alharethi R, et al. End-of-life decision making and implementation in recipients of a destination left ventricular assist device. J Heart Lung Transplant. 2010; 29:1337e1341.

[13] Mueller PS, Swetz KM, Freeman MR, et al. Ethical analysis of withdrawing ventricular assist device support. Mayo Clin Proc. 2010;85(9):791–7. https://doi.org/10.4065/ mcp.2010.0113.

[14] Palliative care and end-of-life issues in patients treated with left ventricular assist devices as destination therapy Curr Heart Fail Rep. 2011;8:212e218.

[15] Dunlay SM, Strand JJ, Wordingham SE, Stulak JM, Luckhardt AJ, Swetz KM. Dying with a left ventricular assist device as destination therapy. Circ Heart Fail. 2016;9(10). https:// doi.org/10.1161/ circheartfailure.116.003096.

[16] Gafford E, Luckhardt A, Swetz K. Deactivation of a left ventricular assist device at the end of life #269. J Palliat Med. 2013;16. https://doi. org/10.1089/jpm.2013.9490.

[17] Panke JT, Ruiz G, Elliott T, et al. Discontinuation of a Left Ventricular Assist Device in the Home Hospice Setting. J Pain Symptom Manag. 2016;52(2):313–7. https://doi. org/10.1016/ j.jpainsymman.2016.02.010.

第五篇

心脏再同步化治疗
Cardiac Resynchronization Therapy (CRT)

Gordon Ho 著

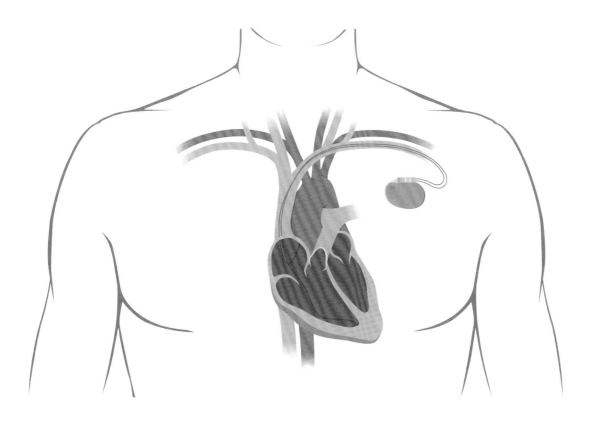

第18章 心脏再同步化治疗的适应证
Indications for Cardiac Resynchronization Therapy

Douglas Darden　Jonathan C. Hsu　著
薛　凌　译　　周成斌　校

一、病例介绍

患者，男性，70岁，患有慢性缺血性心肌病，NYHA Ⅲ级，左心室射血分数20%。1年前左前降支和右冠状动脉接受过经皮冠状动脉介入治疗，有高脂血症病史。现来诊室讨论心脏再同步化治疗是否可行。他目前已经接受了最大耐受剂量的卡维地洛、赖诺普利和醛固酮。心电图提示正常的窦性心律，电轴左偏，伴非特异性的室内传导阻滞，QRS时限140ms。过去的1年里多次心脏超声检查提示左心房显著扩大，左心室轻度扩大，左心室射血分数20%，弥漫性的室壁搏动减弱。是否应该推荐这位患者接受CRT治疗呢？

二、概述

心力衰竭的进展过程中，电机械偶联受损比较常见，表现为心电图室间传导延长或QRS波持续时间延长＞120ms。大约1/3的射血分数降低（HFrEF）的心力衰竭患者QRS波持续时间延长。相比于宽QRS波伴右束支阻滞（right bundle branch block，RBBB）形态，表现为左束支阻滞（left bundle branch block，LBBB）形态的患者死亡率更高[1]。这种不同步可以导致心排血量进一步减少，二尖瓣功能性反流恶化，左心室重构不良，最终患者预后更差[2-7]。心脏再同步化治疗通过同时起搏双侧心室，可以逆转左心室重塑，改善二尖瓣反流、心肌收缩功能和扩大的心腔，已成为一种治疗策略[8,9]。来自几个大型随机对照临床研究的可靠数据证实了CRT在经过选择合适的患者中可以获益，包括减轻症状、减少住院、提高生存率[10,11]。

在本章中，我们将概述CRT目前的适应证，重点关注2012年ACC/AHA/HRS关于设备植入治疗的指南更新，强调具有里程碑意义的临床研究。

三、CRT适应证

在过去的20年里，CRT应用快速发展。起初只是部分严重左心室收缩功能障碍合并LBBB患者的最后治疗手段，发展成为经过大型随机对照临床研究检验和证实的心力衰竭标准治疗（表18-1）。在了解适应证的细节之前，首先了解何时考虑CRT潜在的适宜患者是非常重要的。CRT适宜患者是EF≤35%的HFrEF患者，接受指南指导的最大耐受剂量药物治疗3个月以上，心肌梗死未血运重建至少40天以后，或者接受血运重建3个月以上，并且对所有可能造成左心功能不全的可逆原因进行了治疗[12]。同样重要的是，避免将CRT用于有严重合并症或者预期生存时间小于1年的衰竭患者。

（一）对窦性心律患者的推荐

针对2008年ACC/AHA/HRS指南中关于CRT的推荐，2012年更新的指南提出几个关键的更改（表18-2）[12]。首先，Ⅰ类指征仅限于经过最佳的指南推荐药物治疗，NYHA Ⅱ级、Ⅲ级或非卧床的Ⅳ级，QRS时限≥150ms。多项临床研究和分析表

表 18-1　心脏再同步化治疗的里程碑式临床试验

试验，出版年份	n	患者群体	试验设计（随访时长）	终　点	研究结果
正常窦性节律和晚期心力衰竭					
MIRACLE，2002[15]	453	• NYHA Ⅲ～Ⅳ • LVEF≤35% • QRS≥130ms	CRT-P vs. OMT（6 个月）	主要：NYHA 分级，QoL 次要：VO₂ 峰值、LVEDD、临床复合反应	CRT-P ↑ 6min 步行试验（+39m vs. +10m），↑ QoL，↓ NYHA 分级，↑ 峰值 VO₂，↑ LVEF（4.6% vs. −0.2%）
COMPANION，2004[10]	1520	• NYHA Ⅲ～Ⅳ • LVEF≤35% • QRS≥120ms	CRT-P/CRT-D vs. OMT（15 个月）	主要：全因死亡和住院治疗 次要：全因死亡	↓ 主要终点事件发生率：CRT-P 和 CRT-D vs. OMT（分别为 34% 和 40%）；↓ 全因死亡率［CRT-P ↓ 24%（P=0.06），CRT-D ↓ 36%］
CARE-HF，2005[37]	813	• NYHA Ⅲ～Ⅳ • LVEF≤35% • QRS≥120ms • LVEDD＞30mm	CRT-P vs. OMT（29.4 个月）	主要：全因死亡或因心血管住院治疗 次要：全因死亡、NYHA、QoL	CRT-P ↓ 全因死亡率或住院治疗；↓ 全因死亡率；↑ 左心室测量和 QoL
正常窦性节律和轻度心力衰竭					
REVERSE，2008[47]	610	• NYHA Ⅰ～Ⅱ • LVEF≤40% • QRS≥120ms • LVEDD＞5.5cm	CRT-on vs. CRT-off（12 个月）	主要：心力衰竭临床综合评分 次要：LVESV 指数、心力衰竭住院率和全因死亡	对比 CRT-on 和 CRT-off，主要终点没有改善（16% vs. 21%，P=0.10）CRT-on 确实降低 LVESV、改善 LVEF 和延迟首次再住院时间（HR=0.47，P=0.03）
MADIT-CRT，2009[48]	1820	• NYHA Ⅰ～Ⅱ • LVEF≤30% • QRS≥130ms	CRT-D vs. ICD（2.4 年）	主要：全因死亡或心力衰竭住院治疗 次要：全因死亡率或 LVESV	CRT-D ↓ 主要终点（17% vs. 25%，HR=0.66，P=0.001），心力衰竭事件减少 41%，↓ LVSEV，全因死亡率没有降低
RAFT，2010[11]	1798	• NYHA Ⅱ～Ⅲ • LVEF≤30% • QRS≥120ms	CRT-D vs. ICD（40 个月）	主要：全因死亡或心力衰竭住院治疗 次要：全因死亡或心血管疾病死亡	CRT-D ↓ 主要终点（33% vs. 40%），↓ 死亡率（29% vs. 35%）
长期右心室起搏与永久性心房颤动					
BLOCK-HF，2013[32]	918	• NYHA Ⅰ～Ⅲ • LVEF≤50% • 房室传导阻滞起搏适应证	CRT vs. 右心室起搏（37 个月）	主要：全因死亡率、急性心力衰竭、LVESV 增长＞15% 次要：全因死亡、急性心力衰竭和住院复合终点	CRT ↓ 复合结局（HR=0.74，95%CI 0.60～0.90），CRT ↓ 除死亡外的次要结局

（续表）

试验，出版年份	n	患者群体	试验设计（随访时长）	终　点	研究结果
APAF-CRT, 2018[49]	102	• 永久性心房颤动 • 窄 QRS（≤110ms） • 近 1 年内有 1 次心力衰竭住院	房室结消融联合 CRT vs. OMT（16 个月）	主要：心力衰竭死亡、心力衰竭住院、心力衰竭恶化 次要：全因死亡、心力衰竭住院、心力衰竭恶化	消融联合 CRT ↓主要终点（20% vs. 38%），消融联合 CRT ↓次要终点
窄 QRS 波形					
RethinQ, 2007[17]	172	• NYHA Ⅲ • LVEF≤35% • QRS<130ms	CRT-D vs. ICD（6 个月）	主要：峰值 VO_2	峰值 VO_2 无变化
ECHO-CRT, 2013	1680	• NYHA Ⅰ～Ⅳ • LVEF≤35% • QRS<130ms • 心脏超声检查发现不同步的证据	CRT-on vs. CRT-off（19 个月）	主要：全因死亡或心力衰竭住院 次要：心力衰竭事件	由于对 LVEF≤35% 伴窄 QRS 患者显著增加死亡率，研究终止

NYHA. 纽约心脏协会；LVEF. 左心室射血分数；OMT. 最优药物治疗；CRT-P. 心脏再同步化治疗及起搏；CRT-D. 心脏再同步化治疗及除颤；QoL. 生活质量；LVEDD. 左心室舒张末期内径；LVESV. 左心室收缩末期容积；ICD. 植入式心律转复除颤器

明 CRT 的获益于取决于 QRS 时限，特别是 QRS 时限超过 150ms 的患者获益显著高于 QRS 时限小于 150ms 的患者[13-16]。Ⅱ类推荐针对其他条件符合仅 QRS 时限为 120～150ms 的患者。患者 QRS 时限<120ms，即使心脏超声检查有机械不同步的证据，也不能从 CRT 获益。因此，在不需要频繁心室起搏的情况下，QRS 时限<120ms 是 CRT 的禁忌[17, 18]。

其次，目前的指南也将Ⅰ类适应证限制在 LBBB 的患者。在包括 5356 名患者在内的四项临床试验的 Meta 分析中，CRT 显著降低 LBBB 患者的综合不良临床事件达 36%[19]。而在 RBBB 或非特征性室间传导延迟（nonspecific intraventricular conduction delay，NICD）的患者中未观察到任何疗效。尽管如此，一些研究仍然提示，晚期 HF 合并非 LBBB 的宽 QRS 患者中 CRT 的应用与左心室重构逆转、远期预后改善相关[11, 20]。

最后，更新的指南中也许最显著的变化是

CRT 的Ⅰ类推荐扩展到 NYHA Ⅱ级患者（QRS 时限≥150ms 合并 LBBB），并增加了对 NYHA Ⅰ级患者（伴有 EF≤30%，缺血性心力衰竭病因，LBBB 且 QRS 时限≥150ms）的Ⅱb 类推荐。这些变化主要缘于三个重要的临床研究的公布：REVERSE、MADIT-CRT 和 RAFT 研究（表 18-1）。

（二）对永久性心房颤动患者的推荐

针对永久性心房颤动且 LVEF<35% 患者，2012 年指南的另一个更新涉及 CRT Ⅱ类推荐的重要注意事项：如果患者需要心室起搏，或其他条件适用于 CRT 治疗，房室结消融术或药物速率控制将允许接近 100% 的心室起搏[12]。由于 CRT 的临床试验纳入患者主要以窦性心律为主，永久性心房颤动的患者是否也能获得类似的效果并不清楚。心房颤动的存在可能造成感知事件而与 CRT 起搏竞争，阻碍有效的双心室起搏。RAFT 仍然是迄今为止最大的随机试验，其中相当一部分心房

表 18-2　2012 年 ACCF/AHA/HRS 的器械治疗指南聚焦更新的 CRT 植入适应证

窦性心律伴中至重度心力衰竭（NYHA Ⅲ～Ⅳ级）	
Ⅰ 类推荐，A 级证据	• 接受了 OMT 仍然 LVEF≤35% • LBBB • QRS≥150ms
Ⅱa 类推荐，A 级证据	• 接受了 OMT 仍然 LVEF≤35% • 非 LBBB • QRS≥150ms
Ⅱa 类推荐，B 级证据	• 接受了 OMT 仍然 LVEF≤35% • LBBB • QRS 120～149ms
Ⅱb 类推荐，B 级证据	• 接受了 OMT 仍然 LVEF≤35% • 非 LBBB • QRS 120～150ms
Ⅲ 类推荐，无益	受限于并发症和（或）虚弱，预期良好功能生存状态<1 年
窦性心律伴轻度心力衰竭（NYHA Ⅱ级）	
Ⅰ 类推荐，B 级证据	• 接受了 OMT 仍然 LVEF≤35% • LBBB • QRS≥150ms
Ⅱa 类推荐，B 级证据	• 接受了 OMT 仍然 LVEF≤35% • LBBB • QRS 120～149ms
Ⅱb 类推荐，B 级证据	• 接受了 OMT 仍然 LVEF≤35% • 非 LBBB • QRS≥150ms
Ⅲ 类推荐，无益	• LVEF≤35% • 非 LBBB • QRS≤150ms
窦性心律和轻度心力衰竭（NYHA Ⅰ级）	
Ⅱb 类推荐，C 级证据	• 接受 OMT 仍然 LVEF≤35% • LBBB • QRS≥150ms • 缺血性心肌病
Ⅲ 类推荐，无益	• QRS≤150ms • 非 LBBB
特殊 CRT 适应证	
Ⅱa 类推荐，B 级证据	LVEF≤35% 并且预期需要频繁的心室起搏（>40%）
Ⅱa 类推荐，B 级证据	心房颤动，如果需要心室起搏和心率控制，将产生接近 100% 的双心室起搏

CRT. 心脏再同步化治疗；NYHA. 纽约心脏协会；LVEF. 左心室射血分数；OMT. 最佳药物治疗；LBBB. 左束支传导阻滞

颤动患者接受了 CRT 装置（n=229 或 12.7%）[11]。RAFT 的事后分析显示，与单独使用 ICD 相比，随机接受 CRT-D 治疗的心房颤动患者未能获益[21]。然而，一些研究表明，CRT 与房室结消融术相结合，对患者的益处最为明显，可以避免长期 RV 起搏的潜在有害影响[22-26]。尽管对于心室率持续高的永久性心房颤动患者，可以考虑将房室结消融术与 CRT 相结合，但房室结消融术会导致患者依赖起搏器，这并非没有风险。其他策略，特别是在心力衰竭合并阵发性或持续性心房颤动患者中使用肺静脉隔离消融术，被认为是首选的治疗方法[27]。

（三）对预期显著心室起搏患者的推荐

长期右心室起搏可模拟 LBBB 产生的心室不同步效应，导致进行性左心室功能障碍，特别当患者既往已经有左心室功能障碍时[28]。DAVID 试验评估了长期 RV 起搏的不良影响。该试验表明，对于 LVEF≤40% 的患者，与窦性心律比较，采用双腔起搏的植入式心律转复除颤器增加心力衰竭住院和死亡率[29]。事后分析发现，RV 起搏率＞40% 的患者预后较差[30]。在 MADIT Ⅱ 试验中观察到类似的现象，那些 RV 起搏率＞50% 的患者预后更差[31]。根据当时可获得的文献，2012 更新的指南推荐：患者 LVEF≤35%，新植入或更换起搏设备时，预期 RV 起搏显著（RV 起搏率＞40%），植入 CRT 是合理的（Ⅱa 类推荐）。

自 2012 年更新的指南发布以来，BLOCK-HF 研究结果揭示了另一个未被当时指南涵盖的 CRT 获益人群。该研究发表于 2013 年，结果显示，对于 NYHA Ⅰ～Ⅲ级，EF≤50% 合并房室传导阻滞的患者（这些患者必需右心室起搏），接受 CRT 比单纯 RV 起搏预后更好[32]。BLOCK-HF 研究结果已经改变了临床实践。在今后的指南中，对预期高 RV 起搏率的患者可能不再设定 EF 界值。

（四）对升级至 CRT 的推荐

根据 2012 年更新的指南，HFrEF 患者植入单腔或双腔起搏器或 ICD 之后，出现心力衰竭加重，伴有高 RV 起搏负荷，并且 QRS 波增宽符合 CRT 标准，可考虑将起搏器或 ICD 升级为 CRT。尽管缺乏基于证据的数据，但这样的升级操作正变得越来越普遍，特别是当人们意识到高 RV 起搏负荷带来的危害[33]。但是需要强调的是，与直接植入 CRT 相比，升级操作可能与不良结局相关[34-36]。因此，需要权衡 CRT 升级带来的获益与复杂的升级操作（增加导线）带来的风险。

（五）关于 CRT-D 与 CRT-P 的推荐

指南并未就 CRT-D 和 CRT-P 之间的选择提出具体建议。COMPANION 研究未能显示 CRT-P 和 CRT-D 对预后影响的差异[10]。CARE-HF 试验首次证实，与药物治疗相比，使用 CRT-P 可降低死亡率，但未对 CRT-D 进行比较[37]。目前尚不清楚 CRT 是否通过逆转重构和减轻心律失常负担从而降低了对 ICD 的需求。尽管 REVERSE 研究的事后分析显示，CRT 逆转重构与室性心动过速的减少相关[38]，但尚不能做出因果推论。由此可知，如果一个患者根据目前的指南，计划进行 ICD 植入，并且适合接受 CRT 治疗且预期寿命＞1 年，也可以考虑 CRT-D。然而，CRT-P 可能用于只需缓解症状而无须除颤的特定患者，如高龄、虚弱伴有严重的并发症，以及严重的肾功能不全或透析、晚期心力衰竭[12, 39, 40]，或有争议的非缺血性心肌病患者[41, 42]。在获得随机化研究数据以深入理解这些临床抉择之前，设备的选择将在很大程度上取决于实施植入手术的医生。

（六）植入前预期 CRT 患者反应性的注意事项

至少 1/3 的患者未能从 CRT 治疗[43]获益。虽然目前还没有一个界定 CRT 反应性的标准定义，已有多项研究采用了多种临床、功能学和结构学的指标来预测 CRT 反应性（表 18-3）。在 MADIT-CRT 的亚组分析中，Hsu 等确定了预测 CRT-D 患者 LVEF 超反应性的 6 个基线指标。超反应性定义为 LVEF 改善的前四分位数（平均增加 $17.5\% \pm 2.7\%$ ）[44]。预测指标包括女性、无心肌梗死病史、LBBB、QRS 时限≥150ms、BMI＜$30kg/m^2$、更低的左心房容积指数基线。正如临床试验和指南所证明，LBBB 和 QRS 持续时间≥150ms 的患者具有植入反应性的可能性最高，因此获得了最高级别的推荐[12]。然而，在关于 CRT 研究的大规模临床试验中，女性患者一直未被充分研究，指南也未能区分性别对 CRT 疗效的影响。现已证实，性别对 CRT 反应性与 QRS 时限的相关性产生影响；当 QRS＜150ms 时，女性比男性更倾向于有显著增高的 CRT 反应率[45]。此外，无论 QRS 时限长短，RBBB 患者都几乎不能从 CRT 治疗获益[46]。了解 CRT 反应性的临床预测因素，有助于优化患者选择和最大限度地提高 CRT 反应性。

四、病例总结

回顾这个病例，一名 70 岁男性缺血性心肌病（LVEF 20%）患者，尽管接受了最佳药物治疗

表 18-3　植入前心脏再同步化治疗反应性的预测因素		
高反应性可能	**低反应性可能**	**可能无益**
• 女性 • 左束支传导阻滞 • QRS≥150ms • 非缺血性心肌病 • 体重指数＜$30kg/m^2$ • 低左心房容积指数 a	• QRS 120～150ms • 高左心室瘢痕负担 • 心房颤动 • 晚期并发症 • 药物治疗未优化 • 非特异性心室内传导延迟 • 右心功能不全	• 右束支传导阻滞 • 肾脏终末期疾病 • QRS≤120ms，无起搏要求 • 预期寿命＜1 年

a. 每低于平均值 1U 的标准差

（OMT），心功能仍然 NYHA Ⅲ级，正常窦性节律，QRS 时限为 140ms，无 LBBB 形态。他预估生存期超过 1 年。对于该患者，CRT 推荐治疗级别为Ⅱb 类推荐，B 级证据。重要的是，该患者有些不利的因素，表明他不太可能对 CRT 有反应性，包括缺血性病因、非 LBBB、QRS 时限＜150ms 和男性。在与患者就持续症状、潜在治疗益处和手术风险进行了共同决策讨论后，患者还是选择进行 CRT 植入。考虑到他的预期寿命和个人选择，采用了 CRT-D。

五、未来方向

通过开发和测试改进的算法，以优化患者选择，并使用心电图和成像技术优化 CRT 和 LV 导联定位，以识别非同步化部位。

六、关键点

• CRT 最高级别的推荐适用于窦性心律、LVEF＜35%、QRS＞150ms、心电图 LBBB 形态的患者。

• 随着 QRS 时限的缩短，或无 LBBB 形态，CRT 的指南推荐级别减低。

• 永久性心房颤动患者从 CRT 获益小于窦性心律的患者。这类患者可能受益于 CRT 联合 AVN 消融。

• 与双腔起搏器相比，心力衰竭合并预期或高 RV 起搏（＞40%）的患者更受益于 CRT。

• CRT-D 与 CRT-P 相比较的数据有限，通常留给医生来决定如何选择。

参考文献

[1] Baldasseroni S, Gentile A, Gorini M, Marchionni N, Marini M, Masotti G, Porcu M, Maggioni AP and Investigators INoCHF. Intraventricular conduction defects in patients with congestive heart failure: left but not right bundle branch block is an independent predictor of prognosis. A report from the Italian Network on Congestive Heart Failure (IN-CHF database). Ital Heart J. 2003;4:607–13.

[2] Vaillant C, Martins RP, Donal E, Leclercq C, Thébault C, Behar N, Mabo P, Daubert JC. Resolution of left bundle branch block-induced cardiomyopathy by cardiac resynchronization therapy. J Am Coll Cardiol. 2013;61:1089–95.

[3] Sze E, Dunning A, Loring Z, Atwater BD, Chiswell K, Daubert JP, Kisslo JA, Mark DB, Velazquez EJ, Samad Z. Comparison of incidence of left ventricular systolic dysfunction among patients with left bundle branch block versus those with normal QRS duration. Am J Cardiol. 2017;120:1990–7.

[4] Baldasseroni S, Opasich C, Gorini M, Lucci D, Marchionni N, Marini M, Campana C, Perini G, Deorsola A, Masotti G, Tavazzi L, Maggioni AP and Investigators INoCHF. Left bundle-branch block is associated with increased 1–year sudden and total mortality rate in 5517 outpatients with congestive heart failure: a report from the Italian network on congestive heart failure. Am Heart J. 2002;143:398–405.

[5] Khan NK, Goode KM, Cleland JG, Rigby AS, Freemantle N, Eastaugh J, Clark AL, de Silva R, Calvert MJ, Swedberg K, Komajda M, Mareev V, Follath F, Investigators EFS. Prevalence of ECG abnormalities in an international survey of patients with suspected or confirmed heart failure at death or discharge. Eur J Heart Fail. 2007;9:491–501.

[6] Iuliano S, Fisher SG, Karasik PE, Fletcher RD, Singh SN and Failure DoVASToATiCH. QRS duration and mortality in patients with congestive heart failure. Am Heart J. 2002;143:1085–91.

[7] Masci PG, Marinelli M, Piacenti M, Lorenzoni V, Positano V, Lombardi M, L'Abbate A, Neglia D. Myocardial structural, perfusion, and metabolic correlates of left bundle branch block mechanical derangement in patients with dilated cardiomyopathy: a tagged cardiac

magnetic resonance and positron emission tomography study. Circ Cardiovasc Imag. 2010;3:482–90.

[8] Yu CM, Chau E, Sanderson JE, Fan K, Tang MO, Fung WH, Lin H, Kong SL, Lam YM, Hill MR, Lau CP. Tissue Doppler echocardiographic evidence of reverse remodeling and improved synchronicity by simultaneously delaying regional contraction after biventricular pacing therapy in heart failure. Circulation. 2002;105:438–45.

[9] Saxon LA, De Marco T, Schafer J, Chatterjee K, Kumar UN, Foster E, Investigators VCHF. Effects of long-term biventricular stimulation for resynchronization on echocardiographic measures of remodeling. Circulation. 2002;105:1304–10.

[10] Bristow MR, Saxon LA, Boehmer J, Krueger S, Kass DA, De Marco T, Carson P, DiCarlo L, DeMets D, White BG, DeVries DW, Feldman AM and Comparison of Medical Therapy Pc, and Defibrillation in Heart Failure (COMPANION) Investigators. Cardiacresynchronization therapy with or without an implantable defibrillator in advanced chronic heart failure. N Engl J Med. 2004;350:2140–50.

[11] Tang AS, Wells GA, Talajic M, Arnold MO, Sheldon R, Connolly S, Hohnloser SH, Nichol G, Birnie DH, Sapp JL, Yee R, Healey JS, Rouleau JL and Investigators R-DfAHFT. Cardiac-resynchronization therapy for mild-to-moderate heart failure. N Engl J Med. 2010;363:2385–95.

[12] Epstein AE, DiMarco JP, Ellenbogen KA, Estes NA, Freedman RA, Gettes LS, Gillinov AM, Gregoratos G, Hammill SC, Hayes DL, Hlatky MA, Newby LK, Page RL, Schoenfeld MH, Silka MJ, Stevenson LW, Sweeney MO, Tracy CM, Darbar D, Dunbar SB, Ferguson TB, Karasik PE, Link MS, Marine JE, Shanker AJ, Stevenson WG, Varosy PD, Foundation ACoC, Guidelines AHATFoP and Society HR. ACCF/AHA/HRS focused update incorporated into the ACCF/AHA/HRS 2008 guidelines for device-based therapy of cardiac rhythm abnormalities: a report of the American College of Cardiology Foundation/American Heart Association Task Force on practice guidelines and the heart rhythm society. J Am Coll Cardiol.

2012;2013(61):e6–75.

[13] Cazeau S, Leclercq C, Lavergne T, Walker S, Varma C, Linde C, Garrigue S, Kappenberger L, Haywood GA, Santini M, Bailleul C, Daubert JC and Investigators MSiCMS. Effects of multisite biventricular pacing in patients with heart failure and intraventricular conduction delay. N Engl J Med. 2001;344:873–80.

[14] McAlister FA, Ezekowitz J, Hooton N, Vandermeer B, Spooner C, Dryden DM, Page RL, Hlatky MA, Rowe BH. Cardiac resynchronization therapy for patients with left ventricular systolic dysfunction: a systematic review. JAMA. 2007;297:2502–14.

[15] Abraham WT, Fisher WG, Smith AL, Delurgio DB, Leon AR, Loh E, Kocovic DZ, Packer M, Clavell AL, Hayes DL, Ellestad M, Trupp RJ, Underwood J, Pickering F, Truex C, McAtee P, Messenger J and Evaluation MSGMIRC. Cardiac resynchronization in chronic heart failure. N Engl J Med. 2002;346:1845–53.

[16] Stavrakis S, Lazzara R, Thadani U. The benefit of cardiac resynchronization therapy and QRS duration: a meta-analysis. J Cardiovasc Electrophysiol. 2012;23:163–8.

[17] Beshai JF, Grimm RA, Nagueh SF, Baker JH, Beau SL, Greenberg SM, Pires LA, Tchou PJ, Investigators RS. Cardiac-resynchronization therapy in heart failure with narrow QRS complexes. N Engl J Med. 2007;357:2461–71.

[18] Thibault B, Harel F, Ducharme A, White M, Ellenbogen KA, Frasure-Smith N, Roy D, Philippon F, Dorian P, Talajic M, Dubuc M, Guerra PG, Macle L, Rivard L, Andrade J, Khairy P, Investigators L-E. Cardiac resynchronization therapy in patients with heart failure and a QRS complex < 120 milliseconds: the Evaluation of Resynchronization Therapy for Heart Failure (LESSER-EARTH) trial. Circulation. 2013;127:873–81.

[19] Sipahi I, Carrigan TP, Rowland DY, Stambler BS, Fang JC. Impact of QRS duration on clinical event reduction with cardiac resynchronization therapy: meta-analysis of randomized controlled trials. Arch Intern Med. 2011;171:1454–62.

[20] Rickard J, Bassiouny M, Cronin EM, Martin DO, Varma N, Niebauer MJ, Tchou PJ, Tang WH, Wilkoff BL. Predictors of response to cardiac resynchronization therapy in patients with a non-left bundle branch block morphology. Am J Cardiol. 2011;108:1576–80.

[21] Healey JS, Hohnloser SH, Exner DV, Birnie DH, Parkash R, Connolly SJ, Krahn AD, Simpson CS, Thibault B, Basta M, Philippon F, Dorian P, Nair GM, Sivakumaran S, Yetisir E, Wells GA, Tang AS, Investigators R. Cardiac resynchronization therapy in patients with permanent atrial fibrillation: results from the Resynchronization for Ambulatory Heart Failure Trial (RAFT). Circ Heart Fail. 2012;5:566–70.

[22] Gasparini M, Auricchio A, Regoli F, Fantoni C, Kawabata M, Galimberti P, Pini D, Ceriotti C, Gronda E, Klersy C, Fratini S, Klein HH. Four-year efficacy of cardiac resynchronization therapy on exercise tolerance and disease progression: the importance of performing atrioventricular junction ablation in patients with atrial fibrillation. J Am Coll Cardiol. 2006;48:734–43.

[23] Brignole M, Botto G, Mont L, Iacopino S, De Marchi G, Oddone D, Luzi M, Tolosana JM, Navazio A, Menozzi C. Cardiac resynchronization therapy in patients undergoing atrioventricular junction ablation for permanent atrial fibrillation: a randomized trial. Eur Heart J. 2011;32:2420–9.

[24] Wilton SB, Leung AA, Ghali WA, Faris P, Exner DV. Outcomes of cardiac resynchronization therapy in patients with versus those without atrial fibrillation: a systematic review and meta-analysis. Heart Rhythm. 2011;8:1088–94.

[25] Ganesan AN, Brooks AG, Roberts-Thomson KC, Lau DH, Kalman JM, Sanders P. Role of AV nodal ablation in cardiac resynchronization in patients with coexistent atrial fibrillation and heart failure a systematic review. J Am Coll Cardiol. 2012;59:719–26.

[26] Doshi RN, Daoud EG, Fellows C, Turk K, Duran A, Hamdan MH, Pires LA and Group PS. Left ventricular-based cardiac stimulation post AV nodal ablation evaluation (the PAVE study). J Cardiovasc Electrophysiol. 2005;16:1160–5.

[27] Marrouche NF, Brachmann J, Andresen D, Siebels J, Boersma L, Jordaens L, Merkely B, Pokushalov E, Sanders P, Proff J, Schunkert H, Christ H, Vogt J, Bänsch D, Investigators C-A. Catheter ablation for atrial fibrillation with heart failure. N Engl J Med. 2018;378:417–27.

[28] Hussain MA, Furuya-Kanamori L, Kaye G, Clark J and Doi SA. The effect of right ventricular apical and nonapical pacing on the short- and long-term changes in left ventricular ejection fraction: a systematic review and meta-analysis of randomized-controlled trials. Pacing Clin Electrophysiol. 2015;38:1121–36.

[29] Wilkoff BL, Cook JR, Epstein AE, Greene HL, Hallstrom AP, Hsia H, Kutalek SP, Sharma A and Investigators DCaVIDT. Dual-chamber pacing or ventricular backup pacing in patients with an implantable defibrillator: the Dual Chamber and VVI Implantable Defibrillator (DAVID) Trial. JAMA. 2002;288:3115–23.

[30] Sharma AD, Rizo-Patron C, Hallstrom AP, O'Neill GP, Rothbart S, Martins JB, Roelke M, Steinberg JS, Greene HL, Investigators D. Percent right ventricular pacing predicts outcomes in the DAVID trial. Heart Rhythm. 2005;2:830–4.

[31] Steinberg JS, Fischer A, Wang P, Schuger C, Daubert J, McNitt S, Andrews M, Brown M, Hall WJ, Zareba W, Moss AJ, Investigators MI. The clinical implications of cumulative right ventricular pacing in the multicenter automatic defibrillator trial II. J Cardiovasc Electrophysiol. 2005;16:359–65.

[32] Curtis AB. Biventricular pacing for atrioventricular block and systolic dysfunction. N Engl J Med. 2013;369:579.

[33] Linde CM, Normand C, Bogale N, Auricchio A, Sterlinski M, Marinskis G, Sticherling C, Bulava A, Pérez Ó, Maass AH, Witte KK, Rekvava R, Abdelali S, Dickstein K. Upgrades from a previous device compared to de novo cardiac resynchronization therapy in the European Society of Cardiology CRT Survey II. Eur J Heart Fail. 2018;20:1457–68.

[34] Cheung JW, Ip JE, Markowitz SM, Liu CF, Thomas G, Feldman DN, Swaminathan RV, Lerman BB, Kim LK. Trends and outcomes of cardiac resynchronization therapy upgrade procedures: a comparative analysis using a United States National Database 2003–2013. Heart Rhythm. 2017;14:1043–50.

[35] Vamos M, Erath JW, Bari Z, Vagany D, Linzbach SP, Burmistrava T, Israel CW, Duray GZ, Hohnloser SH. Effects of upgrade versus de novo cardiac resynchronization therapy on clinical response and long-term survival: results from a multicenter study. Circ Arrhythm Electrophysiol. 2017;10:e004471.

[36] Poole JE, Gleva MJ, Mela T, Chung MK, Uslan DZ, Borge R, Gottipaty V, Shinn T, Dan D, Feldman LA, Seide H, Winston SA, Gallagher JJ, Langberg JJ, Mitchell K, Holcomb R, Investigators RR. Complication rates associated with pacemaker or implantable cardioverter-defibrillator generator replacements and upgrade procedures: results from the REPLACE registry. Circulation. 2010;122:1553–61.

[37] Cleland JG, Daubert JC, Erdmann E, Freemantle N, Gras D, Kappenberger L, Tavazzi L and Investigators CR-HFC-HS. The effect of cardiac resynchronization on morbidity and mortality in heart failure. N Engl J Med. 2005;352:1539–49.

[38] Gold MR, Linde C, Abraham WT, Gardiwal A, Daubert JC. The impact of cardiac resynchronization therapy on the incidence of ventricular arrhythmias in mild heart failure. Heart Rhythm. 2011;8:679–84.

[39] Ponikowski P, Voors AA, Anker SD, Bueno H, Cleland JGF, Coats AJS, Falk V, González- Juanatey JR, Harjola VP, Jankowska EA, Jessup M, Linde C, Nihoyannopoulos P, Parissis JT, Pieske B, Riley JP, Rosano GMC, Ruilope LM, Ruschitzka F, Rutten FH, van der Meer P and Group ESD. 2016 ESC Guidelines for the diagnosis and treatment of acute and chronic heart failure: The Task Force for the diagnosis and

treatment of acute and chronic heart failure of the European Society of Cardiology (ESC)Developed with the special contribution of the Heart Failure Association (HFA) of the ESC. Eur Heart J. 2016;37:2129–200.

[40] Normand C, Linde C, Bogale N, Blomström-Lundqvist C, Auricchio A, Stellbrink C, Witte KK, Mullens W, Sticherling C, Marinskis G, Sciaraffia E, Papiashvili G, Iovev S, Dickstein K. Cardiac resynchronization therapy pacemaker or cardiac resynchronization therapy defibrillator: what determines the choice?–findings from the ESC CRT Survey II. Europace. 2019;21:918–27.

[41] Køber L, Thune JJ, Nielsen JC, Haarbo J, Videbæk L, Korup E, Jensen G, Hildebrandt P, Steffensen FH, Bruun NE, Eiskjær H, Brandes A, Thøgersen AM, Gustafsson F, Egstrup K, Videbæk R, Hassager C, Svendsen JH, Høfsten DE, Torp-Pedersen C, Pehrson S, Investigators D. Defibrillator implantation in patients with nonischemic systolic heart failure. N Engl J Med. 2016;375:1221–30.

[42] Leyva F, Zegard A, Acquaye E, Gubran C, Taylor R, Foley PWX, Umar F, Patel K, Panting J, Marshall H, Qiu T. Outcomes of cardiac resynchronization therapy with or without defibrillation in patients with nonischemic cardiomyopathy. J Am Coll Cardiol. 2017;70:1216–27.

[43] Sieniewicz BJ, Gould J, Porter B, Sidhu BS, Teall T, Webb J, Carr-White G, Rinaldi CA. Understanding non-response to cardiac resynchronisation therapy: common problems and potential solutions. Heart Fail Rev. 2019;24:41–54.

[44] Hsu JC, Solomon SD, Bourgoun M, McNitt S, Goldenberg I, Klein H, Moss AJ, Foster E and Committee M-CE. Predictors of super-response to cardiac resynchronization therapy and associated improvement in clinical outcome: the MADIT-CRT (multicenter automatic defibrillator implantation trial with cardiac resynchronization therapy) study. J Am Coll Cardiol. 2012;59:2366–73.

[45] Varma N, Manne M, Nguyen D, He J, Niebauer M, Tchou P. Probability and magnitude of response to cardiac resynchronization therapy according to QRS duration and gender in nonischemic cardiomyopathy and LBBB. Heart Rhythm. 2014;11:1139–47.

[46] Kawata H, Bao H, Curtis JP, Minges KE, Mitiku T, Birgersdotter-Green U, Feld GK, Hsu JC. Cardiac resynchronization defibrillator therapy for nonspecific intraventricular conduction delay versus right bundle branch block. J Am Coll Cardiol. 2019;73:3082–99.

[47] Linde C, Abraham WT, Gold MR, St John Sutton M, Ghio S, Daubert C and Group RRrRiSlvdS. Randomized trial of cardiac resynchronization in mildly symptomatic heart failure patients and in asymptomatic patients with left ventricular dysfunction and previous heart failure symptoms. J Am Coll Cardiol. 2008;52:1834–43.

[48] Moss AJ, Hall WJ, Cannom DS, Klein H, Brown MW, Daubert JP, Estes NA, Foster E, Greenberg H, Higgins SL, Pfeffer MA, Solomon SD, Wilber D, Zareba W and Investigators M-CT. Cardiac-resynchronization therapy for the prevention of heart-failure events. N Engl J Med. 2009;361:1329–38.

[49] Brignole M, Pokushalov E, Pentimalli F, Palmisano P, Chieffo E, Occhetta E, Quartieri F, Calò L, Ungar A, Mont L, Investigators A-C. A randomized controlled trial of atrioventricular junction ablation and cardiac resynchronization therapy in patients with permanent atrial fibrillation and narrow QRS. Eur Heart J. 2018;39:3999–4008.

第 19 章　心脏再同步化治疗器械植入的考量

Implant Considerations for the CRT Device

Douglas Darden　Jonathan C. Hsu　著
莫与京　译　　周成斌　校

一、病例介绍

患者，女性，65 岁，有缺血性心肌病病史，NYHA Ⅲ 级，左心室射血分数 30%，左束支传导阻滞和 QRS 持续时间 150ms，冠状动脉搭桥手术，高血压和高脂血症，在心脏再同步化治疗植入后 6 个月就诊。她目前服用最大耐受剂量的卡维地洛、沙库巴曲 / 缬沙坦和螺内酯。随访超声心动图保持不变，LVEF 为 30%，她的症状无变化。应审查哪些重要的 CRT 植入注意事项？

二、概述

CRT 设备包括右心房、右心室和左心室三个电极、一个三电极脉冲发生器。RV 起搏导线或除颤导线固定在 RV 心尖、心尖隔、室间隔中段或流出道。通常它会首先放置，以便在完全心脏传导阻滞的情况下提供后备。右心房电极可以感应和跟踪窦性心律以同步心室激活，尽管在永久性心房颤动患者中偶尔可以省略右心房电极。它通常在最后步骤放置，以避免在 LV 电极放置期间移位。虽然插入右心房和右心室电极通常很简单，但 LV 电极植入可能更复杂。有几个因素会影响最终的 LV 引线位置，包括不同的静脉解剖结构、LV 电极植入工具的输送和稳定性、对膈神经的刺激、高 LV 起搏阈值。植入者需要做好所有潜在可能的应对准备，以提供长期有效的治疗。

1. 冠状静脉窦的位置和插管

冠状静脉窦开口位于右心房的后下部，下腔静脉开口的内侧，三尖瓣隔叶上方（图 19-1A）。

通过连接到对比剂注射系统的伸缩式鞘中鞘系统，改进了 CS 开口的定位，该系统允许使用小导丝进行直接的可视化 CS 插管 [1]。首先将指引导管放置在三尖瓣环或右心室中，然后施加逆时针扭矩以将指引导管向后、向上朝向 CS 口。可以使用对比剂来帮助定位 CS 开口。确认后，推进导丝。如果插管困难，可以选择新的导管，或者可以使用电生理 CS 导管（记录心内心电图）或介入导管 [2]。

未能对冠状静脉窦进行插管是 LV 电极植入失败的常见原因 [3]。各种形状的导管可用于辅助插管，选择的方法取决于植入者的技术和患者特定的右心房解剖变化。

2. 冠状静脉窦静脉造影及靶静脉选择

尽管可以在没有静脉造影的情况下放置 LV 电极，但建议看到分支以确保最佳放置。一旦成功进入 CS，非闭塞性静脉造影足以识别最佳目标静脉、CS 的外侧、后外侧或前外侧分支（图 19-1B）。如果不成功，可以使用球囊尖端导管进行闭塞性静脉造影。应使用多个视图来识别所有可能的目标分支，并留出足够的电影时间来识别晚期充盈血管（图 19-2）。

3. LV 电极放置

根据解剖结构，此步骤可能很简单，也可能很烦琐。为了将 LV 电极推进到 CS 静脉系统中，导丝和 LV 电极穿过指引导管。可以使用内部引导组件来保持稳定性并帮助推进。将导丝尽可能远地推进到目标静脉中，电极沿着导丝指引到所需位置。

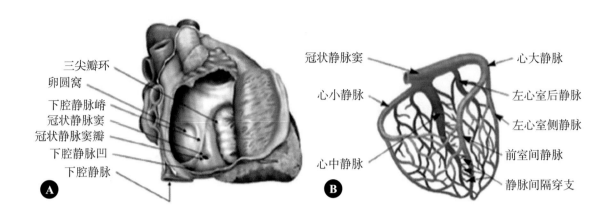

▲ 图 19-1　A. 冠状静脉窦开口位置的解剖；B. 心脏静脉解剖

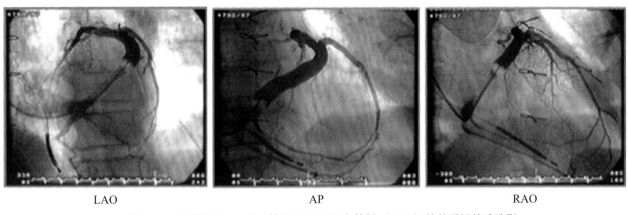

LAO　　　　　　　　　AP　　　　　　　　　RAO

▲ 图 19-2　左前斜（LAO）、前后（AP）和右前斜（RAO）位的透视静脉造影

LV 电极最佳目标静脉是优选一个最大电机械延迟并且避免瘢痕的位置。由于外侧壁是在 LBBB 情况下收缩的最后一段，因此首选 CS 的前外侧、外侧、后侧或后外侧分支（图 19-3）[4]。应避免 LV 心尖部起搏，因为 MADIT-CRT 试验的事后分析表明，LV 心尖部起搏与心力衰竭住院和死亡的高风险相关[5]。此外，在右心室和左心室电极之间实现最大的电机械分离已证明可以改善同步性和血流动力学[6]。

在目标静脉部位，进行阈值测试以确认足够的起搏阈值，而瘢痕区域可能难以捕捉[7]。此外，高输出起搏用于评估膈神经刺激，因为它在解剖学上靠近外侧起搏部位[8]。最佳起搏向量的选择通常通过 QRS 复合波的最大变窄或最低阈值来选择。此外，可以通过计算表面 QRS 和初始感应的 LV 导联心电图（Q-LV）之间的延迟来评估植入期间的电延迟。在 Q-LV 增加的部位放置 LV 电极已被证明与更高的逆重塑率和症状改善率相关[9]。

使用四极起搏电极（三个间隔电极和一个尖端电极）允许更多的起搏选择，以避免高起搏阈值和膈神经刺激，并确保在植入期间和植入后优化 LV 电极放置[10-12]。四极 LV 电极与降低 LV 电极失活、更换和死亡率有关[13]。重要的是，如果经静脉 LV 电极改善血流动力学不理想，则考虑心外膜电极植入是合理的。

一旦获得可接受的位置，就撤回导丝和指引导管。LV 电极冗余最好在右前斜视图中观察，并且应该过长，如果预留不足可能导致电极脱落。

4. 希氏束起搏

希氏束起搏可能是 CRT 的潜在替代方案。理

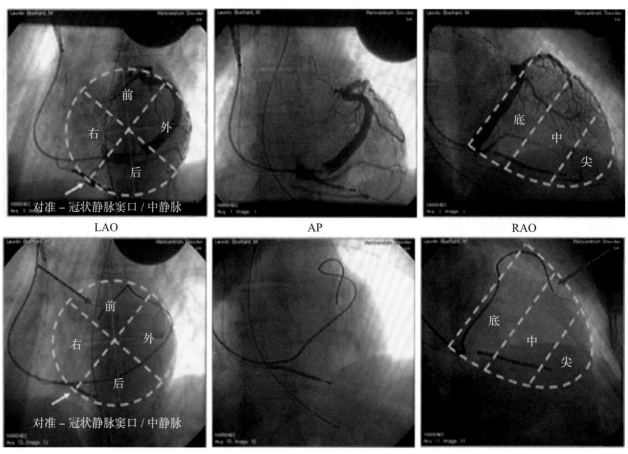

▲ 图 19-3　透视投影显示在心脏前外侧静脉中适当放置的左心室电极（红箭）
LAO. 左前斜位；AP. 前后位；RAO. 右前斜位

论上希氏束起搏（His bundle pacing，HBP）是同步心室起搏的理想部位，因为它保留了内在传导系统和窄 QRS 波[14]。第一个试验 His-SYNC 将 41 名患者随机分配至 His-CRT 或双心室 -CRT，随访 12 个月[15]。该试验显示在 QRS 或 LVEF 改善或心血管住院或死亡时间方面没有差异。鉴于小样本量和高交叉率，需要更大规模的前瞻性试验。

5. 故障排除

CRT 植入的成功率超过 90%，但手术医生仍需要解决一些问题[16]。表 19-1 列出了常见问题和潜在的解决方案。

（1）入路问题：特别是在 CRT 升级中，同侧锁骨下静脉可能会出现闭塞。最初应进行静脉造影。如果确认了闭塞，可以考虑以下选择。首先，可以尝试用导丝穿过闭塞处进行静脉成形术。其次，在 CRT 升级中，可以使用隧道技术将导线放置在对侧，然后将导线向前穿隧道至胸骨，然后再到原始设备袋。同样，可以考虑在放弃原始导线的同时植入对侧。最后，还可以使用心外膜导线放置。

（2）冠状静脉窦插管和推进问题：如果使用对比剂注射和导管定位冠状静脉窦不成功，应考虑冠状静脉窦闭锁[17]。此外，有时突出的 Thebesian 瓣、冠状静脉窦起点处的皱襞或近端曲折段可能会阻止外导管前行。一些选项可以考虑，从瓣膜不太突出的下部和心室部分进入。或者，推进可操纵的 EP 导管为指引导管提供支撑。另一种技术包括推进导丝，然后将 5F 亲水性内导管推进导丝，形成"导轨"便于通过冠状静脉窦鞘管。如果冠状静脉窦鞘管仍有阻力，则可以使用 0.035 英寸硬导丝来提供额外的支撑。另一种方法是使用闭合球囊扩张以拉直曲折段，允许冠状静脉窦鞘

表 19-1 CRT 植入故障解除办法	
故障	解决办法
静脉入路困难	• 在同侧手臂进行左心室静脉造影 • 经皮静脉成形术 • 从对侧穿隧道放置左心室电极 • 放弃原有装置，对侧植入装置 • 心外膜左心室电极放置
冠状静脉窦插管及推进困难	使用对比剂的伸缩式鞘中鞘系统 • 用于冠状静脉窦瓣或扭曲的近端节段 　– 沿导丝推进 5F 内芯的指引导管，形成"轨道"，便于推进 CS 鞘管 　– 球囊扩张和导丝引导 • 用于 Vieussens 瓣 　– 小心使用 0.035 英寸导丝或可操纵的 EP 导管
左心室电极植入困难	• 使用加硬导丝 • 鹅颈圈的圈套技术 • 目标静脉的静脉造影 • 考虑外科左心室电极植入

CRT. 心脏再同步化治疗；CS. 冠状静脉窦

管推进[1]。Vieussens 瓣膜位于心大静脉和冠状静脉窦的交界处，也可能产生阻力。通常，轻轻地通过 0.035 英寸导丝，为推进电极提供足够的支撑。

（3）放置 LV 电极的困难：在导丝被输送到目标静脉，但 LV 电极无法推进的情况下，较硬的导丝将提供额外的支撑并允许推进。如果仍然不成功，圈套导丝远端可能会提供所需的额外支撑。圈套技术首先涉及将导丝逆行通过目标静脉分支到达 CS，然后通过侧支血管回到 CS 主体。如果使用了 9F 导管 CS 导向器，则 4F 导管鹅颈圈套器和导线通过导向器进入管腔。较小的 CS 鞘需要单独的静脉通路来进行圈套和另一个 CS 插管。圈套技术的使用避免了静脉成形术的使用，后者可能是另一种选择[18]。如果仍然无法输送 LV 电极，则应考虑手术行 LV 电极放置，而不是选择不合适的目标静脉位置。

6. 总结

CRT 装置的 LV 电极最佳位置是良好的 CRT 反应的必要条件。为了确保 CRT 设备的成功和优化，了解植入策略和克服挑战的技术必不可少。

三、病例总结

回顾这名 65 岁女性患者，患有缺血性心肌病（LVEF 35%，NYHA III 级），植入 CRT 6 个月后，LVEF 和症状均没有改善。她根据指南推荐接受检查（I A 类推荐），心电图显示 V_1 电极 QRS 信号为负，胸部 X 线检查显示 LV 电极可能放置在前室间静脉中。患者返回电生理实验室，成功将 LV 导线重新定位到后外侧静脉分支。在 3 个月的随访中，患者的 LVEF 改善至 45%，症状也有所改善，现为 NYHA II 级。

四、关键点

• 伸缩式护套系统可使 CS 插管和 LV 电极插入取得更高的成功率。

• CS 的外侧或后外侧分支是 LV 电极输送的首选位置。应进行测试以避免瘢痕位置。

• 使用四极 LV 电极与降低 LV 电极失功、更换和患者死亡率降低有关。

• 成功的 CRT 植入需要掌握克服困难的工具和技术，如选择入路、CS 插管和推进、LV 电极植入等困难。

参考文献

[1] Friedman DJ, Jackson KP. How to implant cardiac resynchronization therapy in a busy clinical practice. Card Electrophysiol Clin. 2019;11:67–74.

[2] Gunes H, Aksu E, Nacar H, Kerkutluoglu M, Ozgul S. What is the most appropriate method for coronary sinus cannulation? The telescopic method or the electrophysiologic method? PLoS ONE.

2018;13:e0203534.

[3] Al-Khadra AS. Use of preshaped sheath to plan and facilitate cannulation of the coronary sinus for the implantation of cardiac resynchronization therapy devices: preshaped sheath for implantation of biventricular devices. Pacing Clin Electrophysiol. 2005;28:489–92.

[4] Butter C, Auricchio A, Stellbrink C, Fleck E, Ding J, Yu Y, Huvelle E,

Spinelli J and Group PTfCHFIS. Effect of resynchronization therapy stimulation site on the systolic function of heart failure patients. Circulation. 2001;104:3026–9.

[5] Singh JP, Klein HU, Huang DT, Reek S, Kuniss M, Quesada A, Barsheshet A, Cannom D, Goldenberg I, McNitt S, Daubert JP, Zareba W, Moss AJ. Left ventricular lead position and clinical outcome in the multicenter automatic defibrillator implantation trial-cardiac resynchronization therapy (MADIT-CRT) trial. Circulation. 2011;123:1159–66.

[6] Singh JP, Heist EK, Ruskin JN, Harthorne JW. "Dialing-in" cardiac resynchronization therapy: overcoming constraints of the coronary venous anatomy. J Interv Card Electrophysiol. 2006;17:51–8.

[7] Bleeker GB, Kaandorp TA, Lamb HJ, Boersma E, Steendijk P, de Roos A, van der Wall EE, Schalij MJ, Bax JJ. Effect of posterolateral scar tissue on clinical and echocardiographic improvement after cardiac resynchronization therapy. Circulation. 2006;113:969–76.

[8] Stellbrink C, Breithardt O-A, Hanrath P. Technical considerations in implanting left ventricular pacing leads for cardiac resynchronisation therapy. Europ Heart J Suppl. 2004;6:D43–6.

[9] Gold MR, Yu Y, Singh JP, Stein KM, Birgersdotter-Green U, Meyer TE, Seth M, Ellenbogen KA. The effect of left ventricular electrical delay on AV optimization for cardiac resynchronization therapy. Heart Rhythm. 2013 Jul;10(7):988–93.

[10] Shetty AK, Duckett SG, Bostock J, Rosenthal E, Rinaldi CA. Use of a quadripolar left ventricular lead to achieve successful implantation in patients with previous failed attempts at cardiac resynchronization therapy. Europace. 2011;13:992–6.

[11] Oswald H, Asbach S, Köbe J, Weglage H, Schulte-Pitzke B, Brachmann J. Effectiveness and reliability of selected site pacing for avoidance of phrenic nerve stimulation in CRT patients with quadripolar LV leads: the EffaceQ study. Pacing Clin Electrophysiol. 2015;38:942–50.

[12] Boriani G, Connors S, Kalarus Z, Lemke B, Mullens W, Osca Asensi J, Raatikainen P, Gazzola C, Farazi TG, Leclercq C. Cardiac resynchronization therapy with a quadripolar electrode lead decreases complications at 6 months: results of the MORE-CRT randomized trial. JACC Clin Electrophysiol. 2016;2:212–20.

[13] Turakhia MP, Cao M, Fischer A, Nabutovsky Y, Sloman LS, Dalal N, Gold MR. Reduced mortality associated with quadripolar compared to bipolar left ventricular leads in cardiac resynchronization therapy. JACC Clin Electrophysiol. 2016;2:426–33.

[14] Lewis AJM, Foley P, Whinnett Z, Keene D, Chandrasekaran B. His bundle pacing: a new strategy for physiological ventricular activation. J Am Heart Assoc. 2019;8:e010972.

[15] Upadhyay GA, Vijayaraman P, Nayak HM, Verma N, Dandamudi G, Sharma PS, Saleem M, Mandrola J, Genovese D, Tung R and Investigators H-S. His corrective pacing or biventricular pacing for cardiac resynchronization in heart failure. J Am Coll Cardiol. 2019.

[16] León AR. New tools for the effective delivery of cardiac resynchronization therapy. J Cardiovasc Electrophysiol. 2005;16(Suppl 1):S42–7.

[17] Worley SJ. Challenging implants require tools and techniques not tips and tricks. Card Electrophysiol Clin. 2019;11:75–87.

[18] Worley SJ, Gohn DC, Pulliam RW. Goose neck snare for LV lead placement in difficult venous anatomy. Pacing Clin Electrophysiol. 2009;32:1577–81.

第 20 章　心脏再同步化治疗的程控和故障排除
Cardiac Resynchronization Therapy Programming and Troubleshooting

Kunal Shah　Farshad Raissi　著

谭桐　译　刘健　校

一、病例介绍

患者，女性，55 岁，患有非缺血性心肌病（LVEF 25%），慢性左束传导支阻滞，因持续呼吸困难就诊。她在爬楼梯或遛狗距离超过 1 个街区时即感到呼吸急促。在过去的 4 个月里，她一直在指导下接受卡维地洛、缬沙坦、螺内酯和呋塞米等药物治疗。她的心电图（electrocardiogram，EKG）见图 20-1。

根据她的临床情况和 ACC 指南中作为 ⅡA 类推荐等级的建议，该患者符合接受 CRT-D 的植入条件[1]。尽管 QRS 间期不超过 150ms，但鉴于持续的 NYHA Ⅱ 级症状，她仍有可能从 CRT 中获益。

二、CRT 起搏

与植入式心脏复律除颤器（ICD）相比，CRT 的目标是 100% 双心室起搏，以克服传导延迟并改善心脏功能。适当的 CRT 可以降低死亡率、住院率并改善症状[2, 3]。

改善 CRT 反应始于患者选择。通常情况下，左束传导支阻滞超过 150ms 的女性非缺血性患者更有可能出现 CRT 反应[3]。这其中有细微差别，图 20-2 显示的 ACC/HRS 指南描述了 CRT 可能有益的其他情景[1]。

在左心室导线植入过程中，电生理学家会定位理想的外侧和基底部导线位置，以确保与右心室导线的充分分离。当代 LV 导线有四极，提供多种起搏矢量选项[4]。矢量的选择因制造商而异（图 20-3）。

从电激活延迟最大的部位起搏可改善临床结果[4, 5]。该电激活延迟测量为 QLV，定义为从体表 EKG 上最早开始的 QRS 波到单极左心室导联心电图上最大峰值中心的时间间隔。QLV 与 QRS 持续时间（QLV over QRS duration，QRSd）之比可作为最佳位置的标志。研究已经表明 QLV/QRSd > 0.7 与死亡率和心力衰竭住院率的降低相关[5, 6]（图 20-4）。

理想电延迟的另一个标志是右心室和左心室导联 EGM 之间存在更长的传导。大于 67ms 的右心室至左心室时限已被证明与更好的临床结果相关，包括无心力衰竭的生存率[7]（图 20-5）。

左心室捕获管理（Medtronic）等功能有助于自动调整左心室起搏输出，以确保左心室捕获，从而实现真正的双心室起搏。现在这些功能许多都是自动化的，可以扫描所有可能的矢量，以获得阈值输出、最佳间期和对电池寿命的预期影响。Medtronic Vector Express 是这种自动化的一个例子（图 20-6）。

起搏模式

一般来说，DDD（或 DDDR）模式是窦性心律患者最大化 CRT 的首选模式。在这种模式下，传感和起搏在心房和心室都能进行。对于患有心房颤动或房性心律失常的患者，VVI（和多次 VDIR 模式）更为合适。

三、CRT 程控

过去的 20 年里，人们在优化电生理和机械同

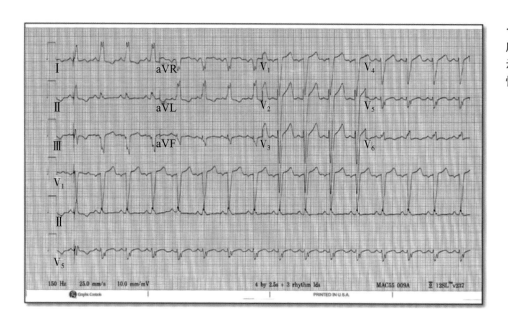

◀ 图 20-1　从该病例的临床就诊中获得的心电图，提示 QRS 波时限 140ms 的窦性心律伴左束支传导阻滞

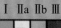

对于左心室射血分数（LVEF）≤35%、有左束支阻滞、QRS 波时限 120~149ms、NYHA Ⅱ 级或 Ⅲ 级或存在有非卧床 Ⅳ 级的窦性心律患者，已接受指南导向药物治疗（GDMT），建议进行心脏再同步化治疗（CRT）（Ⅱa 类推荐，B 级证据）

对于 LVEF≤35%、没有左束支传导阻滞、QRS 波时限≥150ms、NYHA Ⅲ 级或存在有非卧床 Ⅳ 级的窦性心律患者，已接受 GDMT，建议进行 CRT（Ⅱa 类推荐，A 级证据）

◀ 图 20-2　考虑心脏再同步治疗的其他临床情景，列为 Ⅱ A 类适应证（2012 年 ACC/AHA 指南）
引自 Tracy et al, Circulation, 2012.

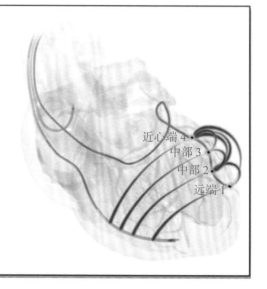

矢量	阴极到阳极
矢量 1	远端 1 到中部 2
矢量 2	远端 1 到近心端 4
矢量 3	远端 1 到右心室线圈
矢量 4	中部 2 到近心端 4
矢量 5	中部 2 到右心室线圈
矢量 6	中部 3 到中部 2
矢量 7	中部 3 到近心端 4
矢量 8	中部 3 到右心室线圈
矢量 9	近心端 4 到中部 2
矢量 10	近心端 4 到右心室线圈

◀ 图 20-3　当代左心室四极导线提供更多起搏选择以优化心脏再同步化治疗，如避免膈肌捕获

步方面已经做了很多努力，并且尝试了许多模式试图从 CRT 中获得最佳反应。例如，早期的方法包括基于实时超声心动图结果调整间期，试图最大化左心室充盈。表 20-1 概述了各种模式及其优缺点。严谨的 2008 年 PROSPECT 研究分析了 12 个不同的超声心动图参数，以辨别其是否可预测 CRT 反应；然而，不同步的超声心动图参数没有改善 CRT 的患者选择，也没有始终如一地提供准

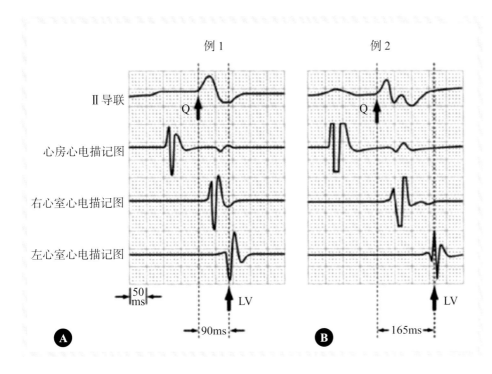

◀ 图 20-4 测量 LV 导线电极的电延迟（QLV），是测量 QRS 波的起始处至左心室导线感知波最高峰的时间间距

QLV. 固有左心室延迟；LV. 左心室（经许可转载，引自 Gold et al, Heart Rhythm, 2017.）

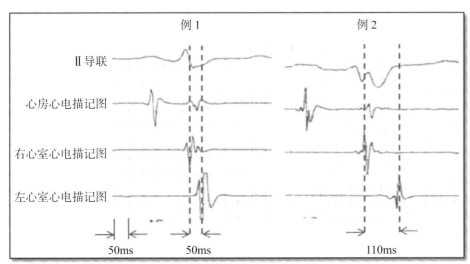

◀ 图 20-5 来自 Medtronic 的左心室捕获管理特征，以确保真正的左心室捕获

经许可转载，引自 Medtronic Inc.

确的结果预测。

然而，没有一种方法被证明在提高临床结果方面更胜一筹。

目前的趋势是在临床日常实践中使用心电图和基于设备的方法来优化 CRT，而每个设备公司都有自己独特的优化算法，从而使 CRT 尽可能有效。

（一）房室间期

程控首先考虑的是识别最佳 AV 延迟。次优 AV 延迟可导致次优的 CRT 效果、心输出量下降和更差的预后[8]。在过去，人们尝试了超声心动图引导的 AV 延迟设置，但随后的试验否定了其一贯的益处，并且这种劳动密集型方法已经不受青睐了[8-10]。

一种优化方法是利用动态、缩短的房室延迟来创建固有传导和起搏之间的融合，并可以导致更多的电同步[11]。

例如，Abbott 利用一种名为 SyncAV 的算法来优化 AV 间期。每 256 次心跳，它会延长起搏和感知的房室延迟，以测量固有 AV 传导时间。从本次

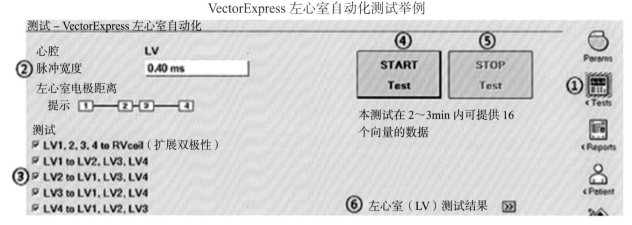

VectorExpress 左心室自动化测试举例

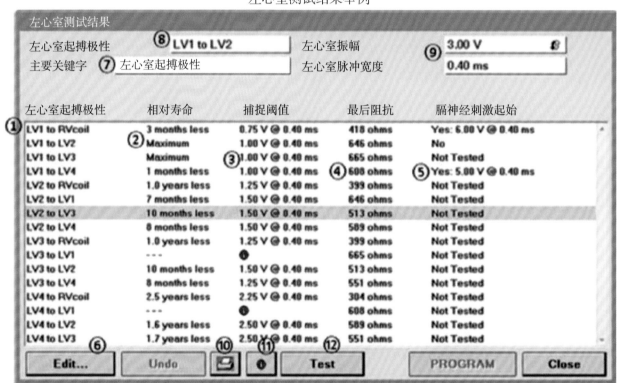

左心室测试结果举例

▲ 图 20-6　Medtronic Vector Express 优化工具包示例（2 个界面），用于优化心房 – 心室、心室 – 心室间期和阈值
经许可转载，引自 Medtronic Inc.

传导时间中减去可编程偏移（标称 50ms），并应用于接下来 255 次心跳的 AV 延迟。产生的动态房室延迟会根据全天的生理变化进行调整（表 20-2）。

（二）心室 – 心室间期

程控的下一个考虑应该是右心室和左心室电激活之间的时差。所有 CRT 系统都提供 LV 或 RV 优先偏移选项。名义上，这被设置为 0ms，意味着左心室和右心室起搏同时发生。由于右心室和左心室电激活之间的差异，这种标准设置可能并不总是导致最有效的起搏方法。

虽然优化心室 – 心室（ventriculoventricular，VV）间期可能对选定的患者亚组有益，但在 RHYTHM II ICD 或 FREEDOM 等试验中没有证明这种益处。

受自主输入和负载条件影响的传导周期的动态性质可能需要动态 VV 间期。

表 20-1　优化心脏再同步治疗方法的优点和缺点

CRT 优化方法	优　点	缺　点
超声心动图	＞无创＞便携＞广泛可用＞一次检查可评估多个变量	＞费用 \$\$＞时间＞重复性有限＞取决于操作员
MRI	＞高空间分辨率＞精确的心腔尺寸测量＞可重复性	＞费用 \$\$\$＞时间＞复杂的后处理技术＞有限的可用性
有创血流动力学 / 压力容积环	＞关于收缩力和真实心输出量的实时信息	＞费用 \$\$\$\$＞有创性＞时间＞重复性有限
基于 EKG 和 EGM	＞选择 CRT 平台上的自动选项＞易用性，可在临床环境中重复进行	＞准确性可变＞与临床结果不一致

CRT. 心脏再同步化治疗；EKG. 心电图；EGM. 心电描记图

表 20-2　来自不同制造商的各种 CRT 优化算法

	Abbott	Biotronik	Boston scientific	Medtronic
四极导联（可用起搏向量）	是（14）	是（20）	是（17）	是（16）
提供多点起搏	14 个多点起搏（MPP）向量	15 个多极起搏向量	17 个多点起搏（MSP）向量	VectorExpress 5 个向量
优化算法名称	SyncAV、QuickOpt	AutoAdapt	SmartCRT、SmartDelay	Adaptiv CRT
算法基础	• 每 256 个周期动态调整房室延迟：固有房室延迟 –50ms（SyncAV CRT Delta） • 仅 BiV 或 LV 起搏可程控多点起搏	• 必要标准：心房率＜100 次 / 分和房室传导＜250ms • 测量 A 至 RV 和 A 至 LV 延迟 　– A-RV＞A-LV：自适应 AV 延迟仅用于 LV 起搏 　– A-RV=A-LV：带自适应 AV 延迟的 BiV 起搏 　– A-RV＞A-LV：具有编程 AV 延迟的 BiV 起搏 • 自适应 AV 延迟（两者中较短者）：AV 延迟 70% 或 AV 延迟 –40ms	• 测量 A 到 RV 和 A 到 LV 的延迟 • 如果 RV 感知和 LV 感知相距＜20ms，则提示 AV 延迟以实现最大融合：BiV 起搏 • 如果 RV 感知和 LV 感知相距＞20ms，并且固有传导＜270ms：左心室起搏	• 持续评估心律、传导、心率 • 如果心律正常、传导完整且心率＜100 次 / 分）：仅左心室起搏，AV= 短于固有房室的 70% 或固有房室 –40ms • 如果心律不规则、传导延长或心率增加：BiV 起搏，AV= 短于 P 波 + 30ms 或固有房室 –50ms
相关临床试验	Varma、JAHA、Feb 2018 FREEDOM	N/A	SMART-AV	ADAPTIV-CRT

CRT. 心脏再同步化治疗；BiV. 双心室；LV. 左心室；A. 心房；RV. 右心室

（三）其他优化

　　各种制造商已经结合了各种基于设备的算法来最大化 CRT 功效。例如，美敦力使用一种名为 AdaptivCRT 的算法来最小化右心室起搏，而最大化左心室起搏。如果房室传导完整，它仅在固有右心室激活前定时进行左心室起搏。如果房室传导延迟超过 200ms 或心率超过 100 次 / 分，它提供的 BIV 起搏比自然房室传导稍快，并选择允许左心室预激活的最短 VV 间期（表 20-2）。这种持续调整起搏间隔的方法已被证明可以改善临床结果，并且易于程控[12]。重要的是，如果存在完全性心脏传导阻滞或患者接受了房室结消融术，则应关闭这些算法。

此外，从左心室导联的多极起搏（多点起搏）可以捕获更大面积的心肌，并可能提高效率和临床结果[13]。

（四）CRT 患者的速率反应

对于心脏变时性功能不全或房室结消融术后的患者，速率反应特征可能会改善运动耐量，并可能改善生存率等硬指标[14, 15]。速率反应功能允许患者的基线心率随着运动而增加，通常是基于加速度测量仪或分钟通气量。所有 CRT 患者都应考虑速率反应的需求。

（五）膈神经刺激

由于膈神经沿左侧心脏边界的解剖学路线，它偶尔会受到左心室导联起搏的刺激。这种刺激会导致膈肌收缩，对患者来说非常麻烦。为了避免这种临床情况，在每次植入左心室导线时都要评估膈神经捕获。然而，由于左心室导联的位置变化或移动，植入后可能会发生膈肌刺激。

出现这种情况时，故障排除流程具体如下。

1. 尝试对不同 LV 起搏向量编程，该向量将捕获心肌而不是膈神经。

2. 尝试降低 LV 起搏输出，使得 LV 起搏发生而不刺激膈神经。

3. 在 CXR 两个视图上评估左心室导联位置，如果前两个步骤仍有膈肌刺激，则转诊至电生理专科医生。

（六）植入后优化

虽然设备查询可能报告高比例的 BiV 起搏，但遵循逐步方法以确保每个患者实际上获得最大益处是至关重要的。

每个 CRT 患者需要获得的 3 个关键要素具体如下。
- 设备报告的 BiV 起搏百分比（挂线图 20-1）。
- 12 导联心电图。
- 胸部 X 线片的正侧位（挂线图 20-2）。

四、CRT 无应答者

尽管进行了最佳的装置植入和编程，但 20%～40% 的 CRT 患者仍被视为"无反应者"，不会出现症状改善或左心室重塑的影像学表现[17]。与无应答者最常见的相关因素具体如下[17]。

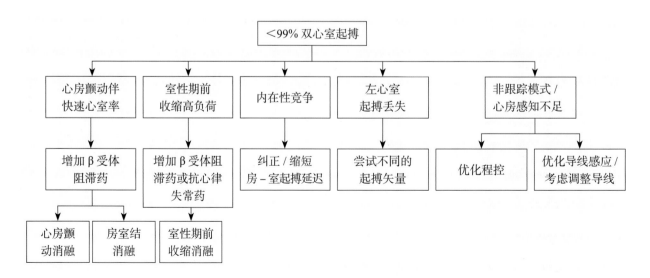

▲ 挂线图 20-1　双心室起搏负荷低的原因

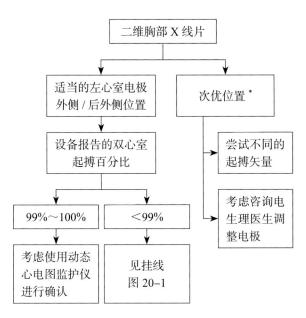

▲ 挂线图 20-2　使用胸部 X 线片评估心脏再同步化治疗无反应

*. 偶尔需要胸部 CT 来确认精确的左心室导联位置，因为胸部 X 线片定位可能具有欺骗性，不准确且不可再现[16]

- 男性。
- 缺血性病变。
- 大面积瘢痕。
- NYHA Ⅳ 级。
- 重度二尖瓣反流。
- 重度左心房扩张。

有明确的临床反应终点是很重要的。在随访影像学研究中，这些特征包括左心室射血分数改善、左心室收缩末期直径 / 容积降低或功能性二尖瓣反流改善。

当潜在的无应答者出现在临床评估中时，遵循逐步评估患者的方法是重要的。挂线图 20-3 总结了"无应答者"检查的步骤。该检查应包括调查非 CRT 相关病因，如次优心力衰竭药物治疗、合并症和并发心律失常。

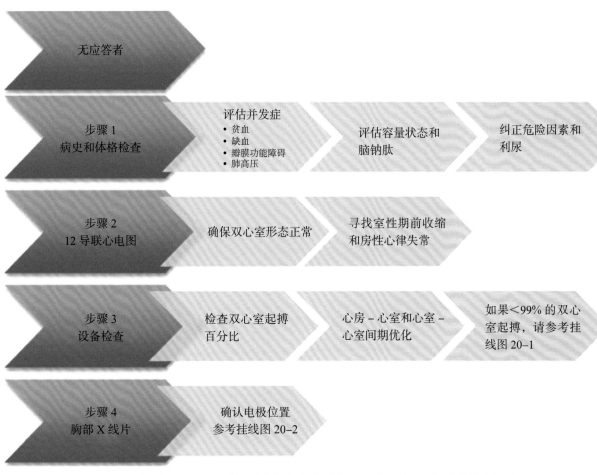

▲ 挂线图 20-3　对心脏再同步化治疗反应不良的潜在原因进行检查的推荐流程

五、病例总结

在植入过程中，患者的 QLV 为 100ms，QLV/QRSd 为 0.8，BiV 起搏的 12 导联 EKG 如图 20-7 所示。植入后的 2 个月内，她的症状明显改善，现在能够一次性行走 30min，没有明显的呼吸急促。植入后 EKG 如图 20-7 所示，QRS 波变窄为 110ms（植入前为 140ms）。

六、关键点

- CRT 是心力衰竭患者的有效治疗方法，尤

其是 LBBB＞150ms 和 NYHA Ⅱ 级或更高的症状性心力衰竭患者。

- CRT 的目标是成功且有效起搏超过 99% 的时间。
- LV 导线位置是成功 CRT 的最关键因素之一。
- 基于设备的编程可通过调整延迟和起搏向量来帮助优化 CRT。
- 当发生＜99%BiV 起搏或患者被视为无应答者时，应遵循逐步排除故障的方法。

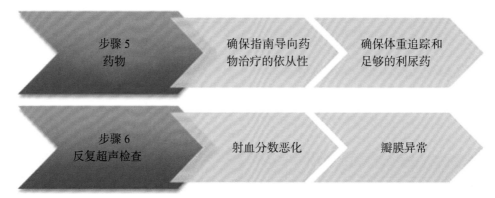

▲ 挂线图 20-3（续） 对心脏再同步化治疗反应不良的潜在原因进行检查的推荐流程

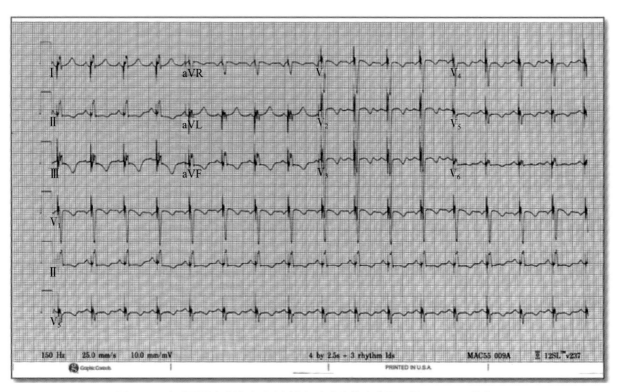

▲ 图 20-7 心脏再同步化治疗后病例介绍中患者的心电图，提示 110ms 的窄 QRS

参 考 文 献

[1] Tracy CM, Epstein AE, Darbar D, DiMarco JP, Dunbar SB, Estes NAM III, Ferguson TB, Hammill SC, Karasik PE, Link MS, Marine JE, Schoenfeld MH, Shanker AJ, Silka MJ, Stevenson LW, Stevenson WG, Varosy PD. 2012 ACCF/AHA/HRS focused update of the 2008 guidelines for device-based therapy of cardiac rhythm abnormalities: a report of the American College of Cardiology Foundation/American Heart Association Task Force on Practice Guidelines. Circulation 2012; September 10, 2012, https://doi.org/10.1161/ cir.0b013e3182618569.

[2] McAlister FA, Ezekowitz J, Hooton N, et al. Cardiac resynchronization therapy for patients with left ventricular systolic dysfunction: a systematic review. JAMA. 2007;297(22):2502–14. https://doi.org/10.1001/jama.297.22.2502.

[3] Linde C, Ellenbogen K, McAlister FA. Cardiac resynchronization therapy (CRT): clinical trials, guidelines, and target populations. Heart Rhythm. 2012;9(8 Suppl):S3–13.

[4] Leyva F, Zegard A, Qiu T, et al. Cardiac resynchronization therapy using quadripolar versus non-quadripolar left ventricular leads programmed to biventricular pacing with single- site left ventricular pacing: impact on survival and heart failure hospitalization. J Am Heart Assoc. 2017;6(10):e007026. Published 2017 Oct 17. https://doi.org/10.1161/ jaha.117.007026.

[5] Kutyifa V, Kosztin A, Klein HU, et al. Left ventricular lead location and long-term outcomes in cardiac resynchronization therapy patients. JACC Clin Electrophysiol. 2018;4(11):1410–20.

[6] Roubicek T, Wichterle D, Kucera P, et al. Left ventricular lead electrical delay is a predictor of mortality in patients with cardiac resynchronization therapy. Circ Arrhythm Electrophysiol. 2015;8(5):1113–21.

[7] Gold MR, Yu Y, Wold N, Day JD. The role of interventricular conduction delay to predict clinical response with cardiac resynchronization therapy. Heart Rhythm. 2017;14(12):1748–55.

[8] Auger D, Hoke U, Bax JJ, Boersma E, Delgado V. Effect of atrioventricular and ventriculoventricular delay optimization on clinical and echocardiographic outcomes of patients treated with cardiac resynchronization therapy: a meta-analysis. Am Heart J. 2013;166(1):20–9.

[9] Gillis AM. Optimal pacing for right ventricular and biventricular devices: minimizing, maximizing, and right ventricular/left ventricular site considerations. Circ Arrhythm Electrophysiol. 2014;7(5):968–77.

[10] Brenyo A, Kutyifa V, Moss AJ, et al. Atrioventricular delay programming and the benefit of cardiac resynchronization therapy in MADIT-CRT. Heart Rhythm. 2013;10(8):1136–43.

[11] Thibault B, Ritter P, Bode K, et al. Dynamic programming of atrioventricular delay improves electrical synchrony in a multicenter cardiac resynchronization therapy study. Heart Rhythm. 2019;16(7):1047–56.

[12] Birnie D, Lemke B, Aonuma K, et al. Clinical outcomes with synchronized left ventricular pacing: analysis of the adaptive CRT trial. Heart Rhythm. 2013;10(9):1368–74.

[13] Zanon F, Baracca E, Pastore G, et al. Multipoint pacing by a left ventricular quadripolar lead improves the acute hemodynamic response to CRT compared with conventional biventricular pacing at any site. Heart Rhythm. 2015;12(5):975–81.

[14] Olshansky B, Richards M, Sharma A, et al. Survival after rate-responsive programming in patients with cardiac resynchronization therapy-defibrillator implants is associated with a novel parameter: the heart rate score. Circ Arrhythm Electrophysiol. 2016;9(8).

[15] Sims DB, Mignatti A, Colombo PC, et al. Rate responsive pacing using cardiac resynchronization therapy in patients with chronotropic incompetence and chronic heart failure. Europace. 2011;13(10):1459–63.

[16] Jackson LR, Piccini JP, Daubert JP, Hurwitz Koweek LM, Atwater BD. Localization of pacing and defibrillator leads using standard x-ray views is frequently inaccurate and is not reproducible. J Interv Card Electrophysiol. 2015;43(1):5–12.

[17] Daubert C, Behar N, Martins RP, Mabo P, Leclercq C. Avoiding non-responders to cardiac resynchronization therapy: a practical guide. Eur Heart J. 2017;38(19):1463–72.

第21章 心脏再同步化治疗的希氏束和生理起搏
His Bundle and Physiologic Pacing for Cardiac Resynchronization Therapy

Amir A. Schricker　Jonathan Salcedo　著

滕云 译　　周成斌 校

一、病例介绍

患者，男性，69 岁，患有慢性非缺血性心肌病（NYHA Ⅲ 级，左心室射血分数 25%），根据最佳指南接受心脏再同步化治疗并植入式心律转复除颤器（CRT-D）。患者的心电图显示窦性心律伴左束支传导阻滞，QRS 时限 161ms。患者同意接受 CRT-D 植入，但在冠状静脉窦（coronary sinus，CS）电极导线植入过程中遇到了困难。静脉造影显示闭锁性 CS，除了一条前间静脉（interventricular vein，AIV）外没有其他可用的分支。这导致冠状静脉窦电极导线植入困难而中止，患者只能接受单腔植入式心律转复除颤器。1 个月后患者接受随访，以进一步探讨这位患者的治疗选择。这位患者可以选择哪些心脏再同步化治疗？

二、概述

心脏再同步化治疗用以治疗与心脏失同步相关的心肌疾病和晚期心力衰竭（即机电延迟），其临床价值已经被充分肯定。来自多个临床试验的大量数据表明，CRT 可以改善生活质量、左心室收缩功能、住院人数和死亡率[1-6]。然而，传统的 CRT 普遍是通过使用冠状静脉窦电极导线的双心室起搏来实现左心室起搏，其无应答率为 30%~40%。这种治疗方式的特点是缺乏额外的临床收益，包括改善临床症状、左心室射血分数或左心室大小[2, 7, 8]。无应答可能是多因素共同造成的，存在多种策略试图优化 CRT 应答[9]。此外，LV 电极植入的总失败率为 3.6%，但有时失败率也可高达 17.9%，这通常是由于无法进入冠状静脉窦或缺少合适的静脉分支[10]。

考虑到这一点，希氏束起搏（His bundle pacing，HBP）近来已成为双心室起搏的可行替代方案。本章将概述希氏束起搏和另一种用于实现 CRT 的生理性起搏技术：左束支起搏（left bundle branch pacing，LBBP）。虽然目前 HBP 还没有进入北美和欧洲的主要专业协会指南中，但多项已发表的研究证明了 HBP 用于再同步的可行性和有效性，这些文献将在后文中被介绍。本书描述了应用 HBP 和 LBBP 的最普遍方法，并对涉及的重要问题进行了简要讨论。

三、希氏束起搏：理论和证据

2000 年，Deshmukh 等首次描述了人类的希氏束起搏，他们确定了在扩张型心肌病和接受房室节点消融的心房颤动患者中，通过一个固定的螺旋式电极直接进行希氏束起搏是可行的[11]。他们的研究表明，在 18 名患有心房颤动、扩张型心肌病和窄 QRS 的患者中，有 12 名患者的希氏束能通过永久性起搏器电极进行稳定的刺激。与基线相比，他们表现出左心室收缩功能和大小的改善。

在随后的几年里，多篇已发表的研究探讨了永久性 HBP 的可行性，并确定了其相对于右心室起搏的潜在早期临床益处[12-16]。HBP 与左心室或双心室（BiV）起搏的比较为 HBP 是否适用于 CRT 人群提供了意见，因为在非 LBBB[17] 和 LBBB[18] 患者中的研究已经证明，直接 HBP 和

BiV 起搏改善急性血流动力学的效果接近。

　　HBP 似乎能中长期改善临床结局，虽然很少有研究证明它的远期收益。在需要植入起搏器的随机人群中，一家医院应用永久性 HBP，成功率为 80%；而另一家医院应用 RV 起搏。随访 2 年后，在心室起搏效果显著（＞40%）的患者中，与 RV 起搏相比，HBP 明显降低了患者心力衰竭住院率，并有改善死亡率的趋势[19]。随访 5 年后，与 RV 起搏组相比，HBP 组继续表现出较低的死亡率或心力衰竭住院率。此外，HBP 能够保持 LVEF 不变和较低的起搏诱发的心肌病发生率[20]。最近，同一批研究人员进行了一项大样本的临床研究。他们将患者分为 HPB 和 RV 两组，平均随访（725±423）天。研究发现 HBP 与死亡、心力衰竭住院或进一步 BiV 起搏的联合终点事件发生率显著降低相关。这种差异主要存在于心室起搏负荷＞20% 的患者中[21]。

四、希氏束用于心脏再同步化

　　虽然经 CS 电极的双心室起搏是 CRT 的基石，但希氏束起搏已经逐渐成为满足 CRT 条件患者的替代治疗方案。HBP 具有利用原生传导系统恢复机电同步的理论优势，它既可以作为一种首选方案，也可以在植入失败、CS 电极移位或 CRT 无应答等情况出现时作为应急方案。基于纵向分离理念，HBP 能够通过募集自身传导束绕过希氏 – 浦肯野传导阻滞或束支阻滞[22]，潜在地纠正束支阻滞（图 21–1）。这一理论在 2005 年被第一次描述，之后，特定的希氏束起搏被用于治疗下希氏束阻滞[23]。多项研究证实了 HBP 在治疗束支阻滞、改善功能状态、减少同步性障碍和提高左心室射血分数方面的可行性[24-26]。

　　最近更多的数据拓宽了 HBP 对除 LBBB 以外、伴有希氏束 – 浦肯野疾病的心力衰竭患者的潜在作用。在左心室功能障碍和 RBBB（QRS 时限＞120ms）的患者中，Sharma 等成功对 39 例患者中的 95% 实施了 HBP，78% 的患者 QRS 时限缩短。平均随访 15 个月后，左心室功能改善[27]。

　　最近，一种直接起搏左束支的技术被证明是可行的。当 HBP 不能纠正 LBBB 时，这可能作为另一种治疗策略[28]。在 325 例适用 CRT 的患者中，

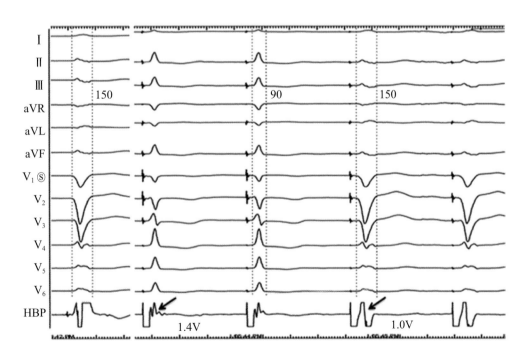

▲ 图 21–1　左束支传导阻滞中的选择性希氏束起搏（HBP）
改编自参考文献 [39]

LBBB 起搏改善了临床和超声心动图结果[29]。最后，在对 23 例患者进行 HBP 和传统双心室 CRT 的比较中，HBP 在心室再同步方面更有效，有更好的急性血流动力学反应[30]。

1. 定义

永久性希氏束起搏缺乏标准化的术语，这使观察到的希氏束夺获类型易混淆。最近，多个中心合作建立了一套统一的定义，包含不同类型的永久性 HBP[31]。

一般来说，当希氏束附近的区域受到电刺激时，有两种形式的夺获：选择性夺获（只夺获希氏束）或非选择性夺获（希氏束与邻近心室组织共同捕获）（图 21-2）。在存在或不存在希氏束 - 浦肯野传导疾病的情况下，标准进一步被修改，具体如下。

（1）希氏束 -QRS（H-QRS）间隔与刺激 -QRS

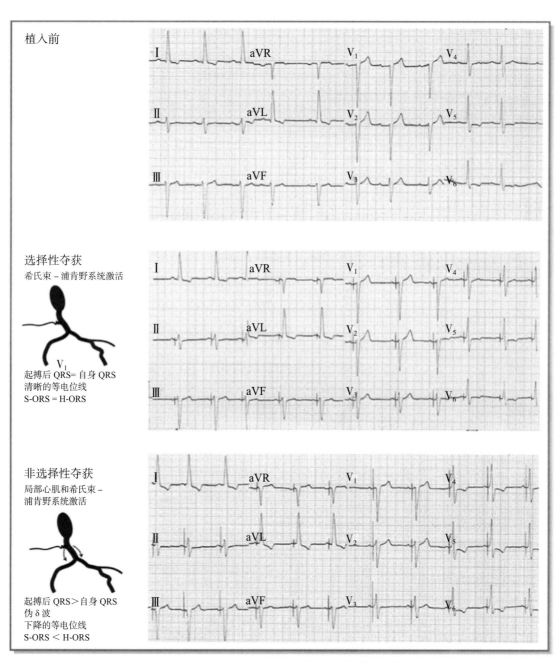

▲ 图 21-2 同一患者的心电图显示选择性和非选择性希氏束夺获
改编自参考文献 [38]

（S-QRS）间隔的关系。

(2) 在起搏器电极上局部心室心电图是否出现直接夺获。

(3) QRS 波时限和形态。

(4) 夺获阈值。

表 21-1 总结了选择性和非选择性 HBP 伴和不伴希氏束 - 浦肯野传导疾病的标准。选择性 HBP 与非选择性 HBP 相比，是否更有效尚不清楚，目前正在探究中。

2. 植入技术：希氏束起搏

Vijayaraman 等最早提出，目前植入式希氏束起搏电极最常用的是美敦力（Minneapolis，MN）产品[19]。这需要 69cm 的 3830 希氏束电极导线，1.8mm 暴露的螺旋器和 4.2F 外径的美敦力 C315 不可偏转希氏束（C315-His）递送鞘，希氏束递送鞘包含一个近端宽的弧度，将电极前端递送至三尖瓣环，然后是远端锋利的第二弧度，将电极引向室间隔。其他使用导丝引导的方法也被描述过，这种方法要求导丝的形状与 C315 希氏束鞘的形状相似，或使用传统的冠状静脉窦递送鞘与导丝[32]。后文主要对如何使用美敦力 3830 电极导线

和 C315 希氏束递送鞘进行说明。

(1) 患者准备和获取：患者应使用全 12 导联心电图，理想状态下，起搏器电极的感应电极线应该通过美敦力分析仪和具有标准滤波器设置（30～500Hz）的 EP 记录系统被区分开，以使术者能够准确识别希氏束信号。右侧或左侧静脉入路都可以使用，但左侧更容易，因为递送鞘管被设计为从左侧使用。一旦获得静脉入路，插入一个 7F 剥离式导管鞘，放置一个 Weitlaner 拉钩或其他保持开口状态的手术器械。通过这个鞘管，将 C315 希氏束递送鞘穿过一根交换长度的导丝（至少 60cm）插入右心房（right atrium，RA）。然后，插入一个 69cm 的 3830 电极导线，直到看到螺旋刚刚进至鞘的末端。以单极结构连接电极导线，阳极一端夹在导线尖端，阴极夹在牵开器或皮肤上。

(2) 定位希氏束信号：操纵 C315 递送鞘至中隔，通常顺时针旋转，鞘向前推进，然后逆时针旋转，此时心房和心室电信号（EGM）振幅相等。细微的调整鞘，并通过心电图分析以定位希氏束区域。单极结构的起搏可能有助于进一步确定希氏束详细位置。

表 21-1　希氏束起搏的标准		
	标准 QRS 波	**希氏束 - 浦肯野传导疾病**
选择性 HBP	• S-QRS=H-QRS 伴有等电位线 • HBP 电极局部离散心室电图显示 S-V=H-V • 起搏后 QRS=1/4 自身 QRS • 单一的夺获阈值（希氏束）	• S-QRS 间隔可能比 H-QRS 间隔短，如 BBB 或 H-V 阻滞患者，是由于潜在束状组织的夺获 • 起搏后 QRS 时长可能比 BBB 或者心律逸搏的自身 QRS 短 • 有可能看到 2 个不同的希氏束夺获阈值（伴或不伴有潜在 BBB 的校正）
非选择性 HBP	• S-QRS＜H-QRS（S-QRS=0，S-QRSend=H-QRSend）含或不含等电位线（伪 δ 波 ±） • 在 HBP 电极下，通过刺激伪影局部心室电图的直接夺获（局部心肌夺获） • 心前区导联和肢体导联 QRS 的快速 dV/dt 分量相关的归一化显示起搏后 QRS＞自身 QRS • 2 个不同的夺获阈值（希氏束夺获，右心室夺获）	• 由于潜在的 BBB 被校正，起搏后 QRS 时限可能比自身 QRS 时限短 • 在不同的组合中可以观察到 3 种不同的夺获阈值（右心室夺获、BBB 校正后的希氏束夺获和 BBB 未校正时的希氏束夺获）

HBP. 希氏束起搏；BBB. 束支传导阻滞；H-V. 希氏束 - 心室
改编自参考文献 [31]

（3）植入：确定希氏束位置后，将电极导线推入鞘内，使电极与心内膜表面接触（图21-3），然后顺时针旋转整个电极5～7圈。在希氏束信号上可以观察到损伤电流，约有37%的时间会出现[33]。

（4）测试：在高输出量和低输出量时进行起搏，同时观察12导联心电图，以区分左束支狭窄、非选择性希氏束夺获、选择性希氏束夺获和右心室间隔夺获[31,34]。确定稳定的传感、阻抗和阈值应在单极结构初始时进行。在推进电极的同时，将鞘拉回，暴露近端电极，并将阴极和阳极夹连接到电极，然后在双极结构中再次进行这些测试。

（5）外鞘的移除、确认、固定：一旦电极稳定并且位置合适，就可以使用标准的切割工具切割C315希氏束递送鞘，同时关注电极，以确保稳定性。推进或回拉电极，以确保适当的松弛。在另一轮测试以确定稳定的电极值后，剥离7F鞘。先把缝合线往下扎到肌肉上，然后用缝合线的末端缠在硅橡胶缝合线套上，通过这样的方式将电极固定到胸肌筋膜上。

其余的操作可以照常进行，包括植入其他电

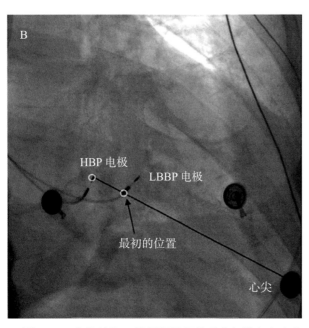

▲ 图21-3　右前斜位 X 线透视显示希氏束起搏和左束支起搏的刺激部位

HBP. 希氏束起搏；LBBP. 左束支起搏

改编自参考文献 [36]

极导线（右心房、左心室或 ICD）、连接电源和闭合荷包。

3. 植入技术：左束支起搏

Huang 等于2017年首次提出，左束支（left bundle branch，LBB）起搏电极可以通过深部穿刺植入右心室间隔[28]。使用与 HBP 相同的美敦力 C315 希氏束递送鞘和3830电极导线，但其植入路径是沿着室间隔的更深处。这是本书中描述的唯一直接通过 LBB 起搏的方法（即通过室间隔起搏）。

（1）准备：按照前文 HBP 相关部分中描述的方法做患者准备，使用12导联心电图监护、心内心电图监护、7F 剥离式递送鞘、C315 希氏束鞘、69cm 的3830电极导线。

（2）定位相邻右心室间隔：定位希氏束信号后，将荧光透视仪旋转至右前斜位30°。在荧光透视检查中，沿着从导管尖端到右心室心尖的假想线向前推进组件1～1.5cm（图21-3），进行单极起搏标测，并对鞘管位置进行轻微调整，以识别 V1 导联中的缺口 S 波，也称为 W 模式[36]。

（3）植入：一旦找到 W 型的位置，旋转电极1～2圈，将电极导线连接到室间隔。然后推进鞘管平稳地进入室间隔，进一步逆时针旋转90°～180°，以确保鞘管垂直于室间隔。旋转透视仪至左前斜30°～45°以确定该位置。开始起搏以评估 QRS 形态的变化，特别是 V1 导联，当用双手一次性快速旋转电极体4～5次（在两组旋转之间放松）时。最好让一个助手握住护套，并尽量保持电极导线夹在电极的末端，以便在电极深入室间隔时能够观察起搏形态。当在导联 V4~6 中注意到起搏刺激的左心室激活时间（Stim-LV AT）突然缩短到<100ms 时，V1 导联中 S 波凹陷开始上升到基线水平，然后融入 QR 复合波或右束支起搏复合体[35,36]。同时，也会看到起搏阻抗上升200～300Ω。当螺旋接近左心室间隔时，阻抗开始下降至100Ω，这时应该停止旋转，因为电极可能穿孔进入左心室腔。向鞘内注射1ml X 线对比剂，以显示右心室间隔壁到螺旋顶端的距离及植

入深度。如果发生穿孔（阻抗下降伴失夺获），电极就必须定位在其他位置，因为单纯的回拉进室间隔是不够的。

一旦获得足够的起搏形态和夺获阈值，C315 鞘切开后，植入操作其余部分可以照常进行。

(4) 问题解决：有时由于右心房和右心室间隔的解剖结构，C315 希氏束鞘无法完整到达希氏束区或右心室间隔近端，进而无法植入室间隔左束支深部。以下是优化到达这些区域的选项。

• 手动重塑 C315 希氏束鞘，将扩张器插入到更前或更靠近中隔处 [37]。

• 尝试另一种固定的弧度鞘，如美敦力 C315 Model S10，它提供了更长的和更多的前伸；它也可在插入扩张器过程中手动重塑。

• 通过标准冠状静脉窦多功能右鞘（multipurpose right，MPR）的鞘中鞘技术，用于常规左静脉分支输送。这包括将 7F 剥离鞘扩大到 9F，并切割 MPR 鞘近端 10～15cm（手握的一端），预切开，并在近端边缘钳夹止血钳以控制 [37]。

• 如果可以，美敦力 C304 希氏束递送鞘有一个关节手柄来调整起始弧度，而调整后的间隔弧度有一个类似于 C315 希氏束鞘末端的固定形状。

五、未来方向

未来广泛应用 HBP 和 LBB 实现 CRT 依赖于更多的研究和设备。His-SYNC 试验是首个比较 HBP 与传统双心室起搏实现 CRT 的前瞻性随机临床试验，术后随访 6 个月时两组间左心室功能改善无显著差异，术后随访 12 个月时两组间心血管住院或死亡无显著差异。然而，该研究受到了双向交叉率较高的限制。在撰写本书时，正在进行的 LBBP-RESYNC 研究（ClinicalTrials.gov 标识号 NCT04110431）将符合 CRT 条件的患者随机分为

LBB 起搏和双心室起搏，并将评估超声心动图左心室参数、起搏后 QRS 时限、心力衰竭的临床和生物指标。

更多的工具需要开发，包括针对不同结构的不同固定形状的鞘管，类似于 CS 输送系统。另一个发展领域是在电极或鞘管端集成改进心电图传感技术。此外，对于室间隔深部左束支植入而言，3830 电极的自动旋转或钻孔工具相对于较长的螺旋可以简化植入机制。对于标准螺旋式起搏器导线，更长的可延伸活动（即起搏器）的螺旋也使室间隔深部左束支植入成为可能。

六、病例总结

回顾这名患有非缺血性心肌病和左束支传导阻滞的患者。在标准 CS 双心室起搏失败时，医生建议其用希氏束起搏来代替，患者同意了。植入起搏器过程中获得非选择性希氏束夺获，QRS 时限缩短至 118ms，伴有残余心室内传导延迟。缩小 LBBB 的夺获阈值为 2.0V。将希氏束电极导线连接到脉冲发生器的 LV 端口，并植入 RA 电极。1 年后的超声心动图随访显示 LVEF 改善至 43%。

七、关键点

• 心脏再同步化治疗是一种很好的方法，用以治疗伴有非同步化的心力衰竭。

• 希氏束起搏主要通过保持心室的正常电激活来预防心室不同步。

• HBP 已成为双心室起搏的替代方案，可实现 CRT。

• HBP 可在常规临床实践中使用携带无偏转鞘的无腔导线。

• 直接左束支起搏是实现生理性起搏的另一种可行策略。

参考文献

[1] Gold MR, Birgersdotter-Green U, Singh JP, Ellenbogen KA, Yu Y, Meyer TE, Seth M, Tchou PJ. The relationship between ventricular electrical delay and left ventricular remodelling with cardiac resynchronization therapy. Eur Heart J. Oct 2011;32:2516–24.

[2] Hsu JC, Solomon SD, Bourgoun M, McNitt S, Goldenberg I, Klein H, Moss AJ, Foster E, Committee M-CE. Predictors of super-response

to cardiac resynchronization therapy and associated improvement in clinical outcome: the MADIT-CRT (multicenter automatic defibrillator implantation trial with cardiac resynchronization therapy) study. J Am Coll Cardiol. Jun 19 2012;59:2366–73.

[3] Saxon LA, De Marco T, Schafer J, Chatterjee K, Kumar UN, Foster E, Investigators VCHF. Effects of long-term biventricular stimulation for resynchronization on echocardiographic measures of remodeling. Circulation. Mar 2002;105:1304–10.

[4] Yu CM, Chau E, Sanderson JE, Fan K, Tang MO, Fung WH, Lin H, Kong SL, Lam YM, Hill MR, Lau CP. Tissue Doppler echocardiographic evidence of reverse remodeling and improved synchronicity by simultaneously delaying regional contraction after biventricular pacing therapy in heart failure. Circulation. Jan 2002;105:438–45.

[5] Bristow MR, Saxon LA, Boehmer J, et al. Cardiac-resynchronization therapy with or without an implantable defibrillator in advanced chronic heart failure. N Engl J Med. May 2004;350:2140–50.

[6] Tang AS, Wells GA, Talajic M, et al. Cardiac-resynchronization therapy for mild-to-moderate heart failure. N Engl J Med. Dec 2010;363:2385–95.

[7] Sieniewicz BJ, Gould J, Porter B, Sidhu BS, Teall T, Webb J, Carr-White G, Rinaldi CA. Understanding non-response to cardiac resynchronisation therapy: common problems and potential solutions. Heart Fail Rev. Jan 2019;24:41–54.

[8] European Society of C, European Heart Rhythm A, Brignole M, et al. 2013 ESC guidelines on cardiac pacing and cardiac resynchronization therapy: the task force on cardiac pacing and resynchronization therapy of the European Society of Cardiology (ESC). Developed in collaboration with the European Heart Rhythm Association (EHRA). Europace: European pacing, arrhythmias, and cardiac electrophysiology: journal of the working groups on cardiac pacing, arrhythmias, and cardiac cellular electrophysiology of the European Society of Cardiology. Aug 2013;15:1070–118.

[9] Gorcsan J 3rd. Finding pieces of the puzzle of nonresponse to cardiac resynchronization therapy. Circulation. 2011;123:10–2.

[10] Gamble JHP, Herring N, Ginks M, Rajappan K, Bashir Y, Betts TR. Procedural success of left ventricular lead placement for cardiac resynchronization therapy: a meta-analysis. JACC Clin Electrophysiol. Feb 2016;2:69–77.

[11] Deshmukh P, Casavant DA, Romanyshyn M, Anderson K. Permanent, direct His-bundle pacing: a novel approach to cardiac pacing in patients with normal His-Purkinje activation. Circulation. 2000;101:869–77.

[12] Catanzariti D, Maines M, Cemin C, Broso G, Marotta T, Vergara G. Permanent direct his bundle pacing does not induce ventricular dyssynchrony unlike conventional right ventricular apical pacing. An intrapatient acute comparison study. J Intervent Cardiac Electrophysiol: An Int Journal Arrhythmias Pacing. Aug 2006;16:81–92.

[13] Zanon F, Bacchiega E, Rampin L, Aggio S, Baracca E, Pastore G, Marotta T, Corbucci G, Roncon L, Rubello D, Prinzen FW. Direct his bundle pacing preserves coronary perfusion compared with right ventricular apical pacing: a prospective, cross-over mid-term study. Europace: European Pacing, Arrhythmias, and Cardiac Electrophysiology: Journal of the Working Groups on Cardiac Pacing, Arrhythmias, and Cardiac Cellular Electrophysiology of the European Society of Cardiology. May 2008;10:580–7.

[14] Pastore G, Aggio S, Baracca E, Fraccaro C, Picariello C, Roncon L, Corbucci G, Noventa F, Zanon F. Hisian area and right ventricular apical pacing differently affect left atrial function: an intra-patients evaluation. Europace: European Pacing, Arrhythmias, and Cardiac Electrophysiology: Journal of the Working Groups on Cardiac Pacing, Arrhythmias, and Cardiac Cellular Electrophysiology of the European Society of Cardiology. Jul 2014;16:1033–39.

[15] Zhang J, Guo J, Hou X, Wang Y, Qian Z, Li K, Ge P, Zou J. Comparison of the effects of selective and non-selective His bundle pacing on cardiac electrical and mechanical synchrony. Europace:

European Pacing, Arrhythmias, and Cardiac Electrophysiology: Journal of the Working Groups on Cardiac Pacing, Arrhythmias, and Cardiac Cellular Electrophysiology of the European Society of Cardiology. 2018;20:1010–7.

[16] Kronborg MB, Mortensen PT, Poulsen SH, Gerdes JC, Jensen HK, Nielsen JC. His or para- His pacing preserves left ventricular function in atrioventricular block: a double-blind, randomized, crossover study. Europace: European Pacing, Arrhythmias, and Cardiac Electrophysiology: Journal of the Working Groups on Cardiac Pacing, Arrhythmias, and Cardiac Cellular Electrophysiology of the European Society of Cardiology. Aug 2014;16:1189–96.

[17] Sohaib SMA, Wright I, Lim E, et al. Atrioventricular optimized direct his bundle pacing improves acute hemodynamic function in patients with heart failure and pr interval prolongation without left bundle branch block. JACC Clin Electrophysiol. Dec 2015;1:582–91.

[18] Padeletti L, Pieragnoli P, Ricciardi G, Innocenti L, Checchi L, Padeletti M, Michelucci A, Picariello F, Valsecchi S. Simultaneous his bundle and left ventricular pacing for optimal cardiac resynchronization therapy delivery: acute hemodynamic assessment by pressure- volume loops. Circ Arrhythm Electrophysiol. May 2016;9.

[19] Sharma PS, Dandamudi G, Naperkowski A, Oren JW, Storm RH, Ellenbogen KA, Vijayaraman P. Permanent His-bundle pacing is feasible, safe, and superior to right ventricular pacing in routine clinical practice. Heart Rhythm. Feb 2015;12:305–12.

[20] Vijayaraman P, Naperkowski A, Subzposh FA, Abdelrahman M, Sharma PS, Oren JW, Dandamudi G, Ellenbogen KA. Permanent His-bundle pacing: long-term lead performance and clinical outcomes. Heart Rhythm. May 2018;15:696–702.

[21] Abdelrahman M, Subzposh FA, Beer D, Durr B, Naperkowski A, Sun H, Oren JW, Dandamudi G, Vijayaraman P. Clinical outcomes of his bundle pacing compared to right ventricular pacing. J Am Coll Cardiol. 2018;71:2319–30.

[22] El-Sherif N, Amay YLF, Schonfield C, Scherlag BJ, Rosen K, Lazzara R, Wyndham C. Normalization of bundle branch block patterns by distal His bundle pacing. Clinical and experimental evidence of longitudinal dissociation in the pathologic his bundle. Circulation. Mar 1978;57:473–83.

[23] Morina-Vazquez P, Barba-Pichardo R, Venegas-Gamero J, Herrera-Carranza M. Cardiac resynchronization through selective His bundle pacing in a patient with the so-called InfraHis atrioventricular block. Pacing Clin Electrophysiol. Jul 2005;28:726–9.

[24] Lustgarten DL, Crespo EM, Arkhipova-Jenkins I, Lobel R, Winget J, Koehler J, Liberman E, Sheldon T. His-bundle pacing versus biventricular pacing in cardiac resynchronization therapy patients: a crossover design comparison. Heart Rhythm. Jul 2015;12:1548–57.

[25] Ajijola OA, Upadhyay GA, Macias C, Shivkumar K, Tung R. Permanent His-bundle pacing for cardiac resynchronization therapy: Initial feasibility study in lieu of left ventricular lead. Heart Rhythm. Sep 2017;14:1353–61.

[26] Sharma PS, Dandamudi G, Herweg B, Wilson D, Singh R, Naperkowski A, Koneru JN, Ellenbogen KA, Vijayaraman P. Permanent His-bundle pacing as an alternative to biventricular pacing for cardiac resynchronization therapy: a multicenter experience. Heart Rhythm. Mar 2018;15:413–20.

[27] Sharma PS, Naperkowski A, Bauch TD, Chan JYS, Arnold AD, Whinnett ZI, Ellenbogen KA, Vijayaraman P. Permanent his bundle pacing for cardiac resynchronization therapy in patients with heart failure and right bundle branch block. Circ Arrhythm Electrophysiol. Sep 2018;11:e006613.

[28] Huang W, Su L, Wu S, Xu L, Xiao F, Zhou X, Ellenbogen KA. A novel pacing strategy with low and stable output: pacing the left bundle branch immediately beyond the conduction block. Canad J Cardiol. Dec 2017;33:1736 e1731–1736 e1733.

[29] Vijayaraman P. Left bundle branch pacing as a novel strategy for cardiac resynchronization therapy: results from international LBBP collaborative study group. Heart Rhythm Scientif Sessions. 2020;D-LBCT02–01.

[30] Arnold AD, Shun-Shin MJ, Keene D, et al. His resynchronization versus biventricular pacing in patients with heart failure and left bundle branch block. J Am Coll Cardiol. 2018;72:3112–22.

[31] Vijayaraman P, Dandamudi G, Zanon F, Sharma PS, Tung R, Huang W, Koneru J, Tada H, Ellenbogen KA, Lustgarten DL. Permanent His bundle pacing: recommendations from a multicenter his bundle pacing collaborative working group for standardization of definitions, implant measurements, and follow-up. Heart Rhythm. Mar 2018;15:460–8.

[32] Orlov MV, Casavant D, Koulouridis I, Maslov M, Erez A, Hicks A, Jahangir A, Aoun J, Wylie JV. Permanent His-bundle pacing using stylet-directed, active-fixation leads placed via coronary sinus sheaths compared to conventional lumen-less system. Heart Rhythm. Dec 2019;16:1825–31.

[33] Vijayaraman P, Dandamudi G, Worsnick S, Ellenbogen KA. Acute his-bundle injury current during permanent his-bundle pacing predicts excellent pacing outcomes. Pacing Clin Electrophysiol. May

2015;38:540–6.

[34] Upadhyay G, Vijayaraman P, Nayak H, et al. His-SYNC Investigators. On-treatment comparison between corrective His bundle pacing and biventricular pacing for cardiac resynchronization: a secondary analysis of the His-SYNC Pilot Trial. Heart Rhythm. 2019;16(12):1797–807.

[35] Vijayaraman P, Subzposh FA, Naperkowski A, Panikkath R, John K, Mascarenhas V, Bauch TD, Huang W. Prospective evaluation of feasibility and electrophysiologic and echocardiographic characteristics of left bundle branch area pacing. Heart Rhythm. Dec 2019;16:1774–82.

[36] Huang W, Chen X, Su L, Wu S, Xia X, Vijayaraman P. A beginner's guide to permanent left bundle branch pacing. Heart Rhythm. Dec 2019;16:1791–6.

[37] Vijayaraman P, Ellenbogen KA. Approach to permanent His bundle pacing in challenging implants. Heart Rhythm. Sep 2018;15:1428–31.

[38] Lewis AJM, Foley P, Whinnett Z, Keene D, Chandrasekaran B. His bundle pacing: a new strategy for physiological ventricular activation. J Am Heart Assoc. Mar 19 2019;8:e010972.

[39] Vijayaraman P, Chung MK, Dandamudi G, et al. His bundle pacing. J Am Coll Cardiol. 2018;72:927–47.

第 22 章　左心室辅助装置患者的心脏再同步化治疗

Cardiac Resynchronization Therapy in Patients with Left Ventricular Assist Devices

Andrew Lin　Gordon Ho　著

陈　尘　译　　滕　云　校

一、病例介绍

患者，男性，65 岁，有缺血性心肌病和心力衰竭病史，射血分数降低，2 年前 CRT-D 升级，因心源性休克而入院接受心力衰竭治疗。经胸超声心动图显示射血分数为 14%。考虑到在给予最大正性肌力药物支持下，生命体征仍快速下降，因此决定放置左心室辅助装置。患者的临床病程有所改善，并准备在未来几天出院。而他的 CRT 设备显示，电池寿命还有 3 年。因此，如何在 LVAD 植入后，为患者 CRT 设备的最佳管理提供电生理服务。

二、概述

众所周知，心脏再同步化治疗可改善心力衰竭患者的生存率、功能状态和生活质量。目前认为这种改善是源于传导系统电生理活动不一致得到了纠正，允许左心室和右心室以同步的方式收缩。然而，LVAD 放置后的机械装置改变了心内血流动力学，CRT 在该人群中的益处尚不清楚。由于文献中缺乏数据，目前尚无 LVAD 放置后 CRT 管理指南。本章旨在讨论持续 CRT 对 LVAD 患者的潜在益处、关闭左心室导线的原因、起搏器依赖患者进行 CRT 的最佳方案（图 22-1）。

三、CRT 对 LVAD 患者的益处

LVAD 患者的 CRT 数据有限，并且结果不一致[1]。迄今为止最高质量的数据来自一项小型随机对照研究，纳入了 83 例 LVAD 植入后打开或关闭左心室导线的患者[2]。这项研究没有显示两组之间的临床结局有任何显著差异，但缺乏显著性可能是由于样本量不足。值得注意的是，持续 CRT 后 ICD 电击次数没有显著减少，死亡率没有差异。

一项规模较小的前瞻性非随机研究纳入了 65 例患者，结果显示，与关闭左心室导线的患者相比，放置 LVAD 后继续 CRT 的患者，植入式心律转复

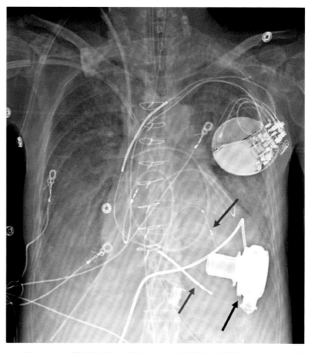

▲ 图 22-1　使用双心室植入式心律转复除颤器和左心室辅助装置患者的胸部 X 线片（后前位投影）

红箭 . 左心室导线；蓝箭 . 右心室导线；黑箭 . 左心室辅助装置

除颤器电击和室性心律失常发作显著降低[3]。然而，一项回顾性研究发现情况正好相反[4]，其他 3 个 LVAD 队列中未观察到差异[5-7]。

尽管 CRT 伴 LVAD 并未直接显示改善心脏功能，但值得注意的是，病例报道已证明在 CRT 支持下成功植入 LVAD[8-10]。虽然需要进一步的研究，但可以考虑对 LVAD 患者继续进行 CRT 治疗，以帮助患者康复。

四、LVAD 放置后停用 CRT 的原因

最近的研究表明，放置 LVAD 后，CRT 与 ICD 的右心导管血流动力学[11]和超声心动图[12]特征方面可能没有显著差异。在长期随访中，持续使用 CRT 与 ICD 的患者在降低死亡率、右心室衰竭或心力衰竭和全因住院率方面没有差异[2, 5, 6]。鉴于这些发现，停止双心室起搏以延长电池寿命并限制发电机更换需求是合理的，因为更换发电机可能给较易出血的 LVAD 患者带来放置部位的血肿和感染高风险。

此外，尽管上述对 LVAD 患者的有限研究表明，持续 CRT 患者的室性心律失常减少，但已有几项病例系列研究，报道了左心室起搏引发的室性心律失常，关闭左心室导线后室性心律失常有所改善[13-15]。因此，需要一种考虑所有因素的特定方法来确定 LVAD 患者的最佳 CRT 管理（表 22-1）。

五、起搏器依赖患者的最优规划

虽然 LVAD 患者的 CRT 未被证明优于右心室起搏，但在放置 LVAD 后，起搏器依赖性患者通常继续双心室起搏。在完全性心脏传导阻滞或交界性逃逸节律患者中，增加起搏率可改善血流动力学和 LVAD 血流[16, 17]。然而，较高的心率也会降低右心室功能[11]。在某些情况下，可以同时进

表 22-1　LVAD 术后患者继续和停止 CRT 的原因

继续 CRT 的原因	• 可能减少室性心律失常 • 可能减少 ICD 电击次数 • 可能改善左心室功能和心室重塑，最终适合 LVAD 的植入
停止 CRT 的原因	• 持续 CRT 尚未显示可降低死亡率、改善右心室衰竭和减少住院次数 • 延长电池寿命并减少更换发电机的需求，从而减少相关的感染和血肿风险 • 左心室起搏可能触发室性心律失常

LVAD. 左心室辅助装置；CRT. 心脏再同步化治疗；ICD. 植入式心律转复除颤器

行有创血流动力学监测和超声心动图影像的优化，以确定最佳起搏方案。鉴于数据匮乏且缺乏指南，应考虑采用间隔重新评估的个体化方法。

六、病例总结

在患者出院前，就 CRT 管理咨询了电生理专业人士意见。经过深思熟虑，决定关闭左心室导联线以延长电池寿命。对患者进行了密切的临床随访，未出现任何明显的室性心律失常。随后，他成功接受了心脏移植手术。

七、关键点

• 由于样本量小且结果矛盾，比较 CRT 对 LVAD 患者影响的研究有限。

• 迄今为止质量最好的研究是一项小型随机对照研究，该研究显示 CRT 开启与 ICD 电击减少的非显著趋势有关。

• 建议采用个性化方法，考虑对有室性心律失常病史的患者继续进行 CRT 治疗。同样，对剩余 CRT 电池寿命有限或认为由左心室导线触发的室性心律失常患者，考虑停止 CRT 治疗。

参考文献

[1] Ho G, Braun OO, Adler ED, Feld GK, Pretorius VG, Birgersdotter-Green U. Management of arrhythmias and cardiac implantable electronic devices in patients with left ventricular assist devices. JACC Clin Electrophysiol. 2018;4:847–59.

[2] Richardson TD, Hale L, Arteaga C et al. Prospective randomized evaluation of implantable cardioverter-defibrillator programming in

patients with a left ventricular assist device. J Am Heart Assoc. 2018;7.

[3] Schleifer JW, Mookadam F, Kransdorf EP, et al. Effect of continued cardiac resynchronization therapy on ventricular arrhythmias after left ventricular assist device implantation. Am J Cardiol. 2016;118:556–9.

[4] Choi AD, Fischer A, Anyanwu A, Pinney S, Adler E. Biventricular pacing in patients with left ventricular assist devices—Is left ventricular pacing proarrhythmic?? J Am Coll Cardiol. 2010;55(A22):E208.

[5] Gopinathannair R, Birks EJ, Trivedi JR, et al. Impact of cardiac resynchronization therapy on clinical outcomes in patients with continuous-flow left ventricular assist devices. J Cardiac Fail. 2015;21:226–32.

[6] Gopinathannair R, Roukoz H, Bhan A et al. Cardiac resynchronization therapy and clinical outcomes in continuous flow left ventricular assist device recipients. J Am Heart Assoc 2018;7.

[7] Schleifer JW, Mookadam F, Kransdorf E, et al. Cardiac resynchronization therapy does not reduce ventricular arrhythmias after left ventricular assist device implantation. J Heart Lung Transplant. 2015;34:S199.

[8] Muratsu J, Hara M, Mizote I, et al. The impact of cardiac resynchronization therapy in an end-stage heart failure patient with a left ventricular assist device as a bridge to recovery. A case report. Int Heart J. 2011;52:246–7.

[9] Nishimura M, Ogiwara M, Ishikawa M, et al. Successful bridge to resynchronization therapy with a left ventricular assist system in a patient with idiopathic dilated cardiomyopathy. J Artif Organs: Official J Jpn Soc Artif Organs. 2005;8:210–3.

[10] Keilegavlen H, Nordrehaug JE, Faerestrand S, et al. Treatment of cardiogenic shock with left ventricular assist device combined with cardiac resynchronization therapy: a case report. J Cardiothoracic Surg. 2010;5:54.

[11] Cotarlan V, Johnson F, Goerbig-Campbell J, et al. Usefulness of cardiac resynchronization therapy in patients with continuous flow left ventricular assist devices. Am J Cardiol. 2019;123:93–9.

[12] Tehrani DM, Adatya S, Grinstein J et al. Impact of cardiac resynchronization therapy on left ventricular unloading in patients with implanted left ventricular assist devices. ASAIO J (American Society for Artificial Internal Organs: 1992) 2019;65:117–22.

[13] Di Cori A, Bongiorni MG, Arena G, et al. New-onset ventricular tachycardia after cardiac resynchronization therapy. J Intervent Cardiac Electrophysiol: Int J Arrhythmias Pacing. 2005;12:231–5.

[14] Guerra JM, Wu J, Miller JM, Groh WJ. Increase in ventricular tachycardia frequency after biventricular implantable cardioverter defibrillator upgrade. J Cardiovasc Electrophysiol. 2003;14:1245–7.

[15] Shukla G, Chaudhry GM, Orlov M, Hoffmeister P, Haffajee C. Potential proarrhythmic effect of biventricular pacing: fact or myth? Heart Rhythm. 2005;2:951–6.

[16] Collart F, Dieuzaide P, Kerbaul F, Mouly-Bandini A, Mesana TG. Complete atrioventricular block decreases left ventricular assist device flow rate. Ann Thorac Surg. 2005;80:716–7.

[17] Ambardekar AV, Lowes B, Cleveland JC Jr, Brieke A. Overdrive pacing suppresses ectopy and minimizes left ventricular assist device suction events. Circul Heart Failure. 2009;2:516–7.